口腔种植关键技术实战图解

Color Atlas of the Key Techniques in Implant Dentistry

供口腔医师、研究生、进修生用

主　　编　谭　震

副主编　满　毅　袁　泉　蔡潇潇

主　　审　宫　苹

参编人员（排名不分先后）

韩　劼（北京）　郑性旻（首尔）　谢　超（西安）　赵　勇（深圳）
许庆龙（深圳）　莫安春　欧国敏　魏　娜　滕敏华　张士文
伍颖颖　叶　俊　姚　阳　杨　阳　吴孟纯（台北）　满　毅
袁　泉　蔡潇潇　谭　震（未标注者均为成都）

人民卫生出版社

图书在版编目(CIP)数据

口腔种植关键技术实战图解/谭震主编. —北京：
人民卫生出版社,2014
　　ISBN 978-7-117-18618-6

　　Ⅰ.①口…　Ⅱ.①谭…　Ⅲ.①种植牙-图解
Ⅳ.①R782.12-64

　　中国版本图书馆 CIP 数据核字(2014)第 034168 号

人卫社官网	www. pmph. com	出版物查询，在线购书
人卫医学网	www. ipmph. com	医学考试辅导，医学数据库服务，医学教育资源，大众健康资讯

口腔种植关键技术实战图解

主　　编：谭　震
出版发行：人民卫生出版社（中继线 010-59780011）
地　　址：北京市朝阳区潘家园南里 19 号
邮　　编：100021
E - mail：pmph @ pmph. com
购书热线：010-59787592　010-59787584　010-65264830
印　　刷：北京盛通印刷股份有限公司
经　　销：新华书店
开　　本：889×1194　1/16　印张：26
字　　数：824 千字
版　　次：2014 年 4 月第 1 版　2022 年 9 月第 1 版第 13 次印刷
标准书号：ISBN 978-7-117-18618-6/R・18619
定　　价：199.00 元

打击盗版举报电话:010-59787491　E -mail：WQ @ pmph. com
（凡属印装质量问题请与本社市场营销中心联系退换）

主编简介

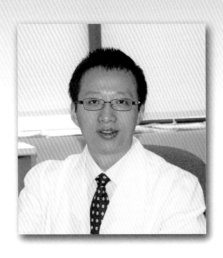

谭震,口腔种植学、修复学博士,华西口腔医学院副教授,2009～2010 年度国际种植学会 Scholar,四川省口腔种植专业委员会常委。

先后在美国哈佛大学、德国法兰克福大学、中国香港大学牙学院、日本广岛大学齿学部和瑞士、韩国、以色列等多地参加口腔种植临床培训;主持负责一项国际口腔种植学会资助临床科研项目和一项国家自然科学基金资助项目。

参编《中华口腔医学》、《种植义齿修复设计》等八部专著,2012 年主译《口腔种植彩色图谱》,目前已在国内外发表论文近三十篇。现常年担任多个种植体系统的高级讲师和培训师。

联系方式:tzdentist@ 163. com;tzdentist@ hotmail. com

序

口腔种植义齿修复在我国开展已有二十多年的时间,其科学、稳定、舒适、美观的治疗效果深受广大牙列缺损缺失患者的肯定。目前,口腔种植技术正处于一个飞速发展的阶段,越来越多的口腔医师对种植技术产生了浓厚兴趣,渴望开展种植治疗。然而,要从事这项工作不仅需要有较强的牙槽外科、口腔修复功底,还需要具备系统的牙周病学知识、良好的美学素养,并经过全面的口腔种植学学习才能成为优秀的牙种植医师,这是口腔种植临床发展面临的挑战。许多医师苦于缺少继续教育的机会和途径,阻碍了其知识更新和临床水平的进一步提高。同时,各种新技术、新器械层出不穷,如何看待这些新技术,如何运用这些技术,也让大家感到茫然。

在人民卫生出版社的支持下,谭震博士等编撰的《口腔种植关键技术实战图解》为我国口腔临床医师提供了一部高水平、高质量的参考书,具有较高学术和实用价值。该书兼具可读性、易读性、实用性及新颖性。全书分为口腔种植常规技术、外科及修复关键技术三部分。第一部分主要针对种植初学者,帮助他们入门;后面两部分则主要针对有一定经验的种植医师。全书以循证医学为指导,分析了目前口腔种植治疗中常见的关键技术,并从应用的角度,详述了相关关键技术具体的操作步骤和注意事项,并展示了大量富有代表性的临床常见病例。治疗全过程的展示可以让读者一目了然,读者能够将这些病例的治疗方法应用到临床工作中。无论是初学者还是有一定经验的临床医师,都可以通过本书提高临床技能,把握该领域发展的新动向。

恢复患者缺失牙齿的自然形态和功能是所有口腔医师的终极目标,希望本书的出版可以帮助大家向这一目标迈进,也希望该书的出版能进一步加快我国口腔种植治疗模式与国际接轨的步伐。

宫苹

四川大学华西口腔医学院教授、博士生导师、
国际牙医师学院院士
2014 年 2 月

前　言

从 1965 年 Per-Ingvar Brånemark 教授进行第一例人类现代口腔种植手术开始，口腔种植学便开始在全世界蓬勃发展。进入 21 世纪，随着新型种植体表面处理技术、美学、数字化技术在口腔种植中的应用，口腔种植更是发生了翻天覆地的变化。现在，种植义齿已成为最为常用的修复牙齿缺失的方法。种植体表面处理技术的革新使得种植体与机体骨组织的骨整合更加快速、稳定。20 世纪末，大多数种植医师关心的还仅是种植体是否能在口腔内长稳存活，而今如何将种植义齿做得更逼真更美观已成为口腔种植的一次新革命，这对种植医师提出了更高的要求。另外，三维影像技术的广泛开展，使医师可以在术前清楚局部骨质骨量，可以更好地选择种植体植入位置、轴向，预先计划好骨增量手术的方式，还可以根据这些信息制作精密的数字化外科导板，以便种植体植入过程的精确、微创。同样，由于修复过程中数字化技术的应用，CAD/CAM（计算机辅助设计和制作）加工的个性化基桩、基底冠、牙冠等上部修复体可以帮助我们快速、精密地完成修复过程。

从事口腔种植十余年，我亲历了中国口腔种植的飞速发展。但时至今日，我国与西方发达国家的口腔种植教育和临床技术的差距依然明显。2009～2010 年，我获得国际种植学会奖学金到香港大学牙学院高级牙科治疗中心进行口腔种植及牙周专科训练，其间还有幸到美国哈佛大学牙学院进行临床交流学习。在此期间，我全程参加了 Niklaus P. Lang 教授的临床研究生课程，全面系统地接受了西方的口腔种植及牙周专科医师训练。2010 年后，由于经常受邀对口腔医师进行种植治疗相关培训，我更加意识到我国口腔教育模式存在的不足。比如循证医学是目前我们国家医学教育领域的短板。循证医学意即如何将从临床获得的现有科学证据应用于患者的诊疗过程中。而任何一种新技术的出现都需要临床大宗病例的长期观察才能证明其优劣。《口腔种植关键技术实战图解》就是从循证医学观点出发，合理甄别目前出现的新技术，主要介绍那些具有大量的长期的临床证据的口腔种植临床关键技术。本书在撰写过程中，不仅进行了大量的文献回顾，还展示了大量有代表性的病例资料，因此，不管是初学者，还是有一定经验的医师都能够从中学到所需要的知识。全书突出实用性、易读性，希望对广大从事种植的全科医师和专科医师能有所帮助。

全书还首次采用难度指数来表示各种技术的难易程度，通常指数越高，风险越大，应用时需要更加谨慎。当然，对于数字化导板等技术，其难度主要依赖于病例复杂程度，单颗牙或少数牙缺失病例难度相对较低。

本书从策划到完成，所有参编作者均付出了大量的心血，我的导师宫苹教授更是在百忙之中为此书审校并作序。中华口腔医学会种植专业委员会主任委员李德华教授对本书的出版也给予了大力支持。华西口腔医院各级领导和种植科刘福祥教授等全体同仁、研究生在书稿的撰写过程中给予了大力协助。在此，向他们表示最高的敬意！

由于时间仓促，书中难免会出现错误，语言方面还不够优美，希望广大读者谅解，并给予批评指正。

谭　震

2014 年 2 月

目　录
contents

第一部分　口腔种植常规技术

第二部分　口腔种植外科关键技术

第三部分　口腔种植修复关键技术

第一部分　口腔种植常规技术

第一章 种植治疗计划的制定
Treatment planning for dental implants
难度指数: ★★★★

种植义齿与天然牙之间结构存在本质的差异(图 1-1)。其中,天然牙周围存在牙骨质和牙周膜,而种植体则没有,这是两者最大的差别。还有一个差别就是种植体颈部的结缔组织中成纤维细胞和血管量较少。这些结构差异导致了两者存在多方面的差别:

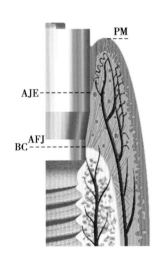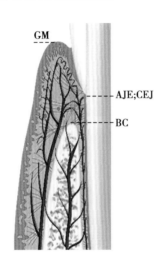

图 1-1　种植牙与天然牙的结构差异
(GM = gingival margin 龈缘;PM = peri-implant soft tissue margin 种植体周围软组织边缘;BC = bone crest 牙槽嵴;AJE = apical termination of the junctional epithelium 结合上皮尖端;CEJ = cementoenamel junction 釉牙骨质界;AFJ = abutment-fixture junction 种植体-基台结合部)

➢ 对应力的反应不一样(表 1-1),机械并发症是普通天然牙修复体的三倍以上。
➢ 局部血液循环不一样,从而要求种植体与邻牙、种植体之间有一定距离,保持局部结构的血液供应,从而保持局部软硬组织结构的稳定。
➢ 抗感染能力可能存在差异,需要更加仔细地治疗后维护。

表 1-1　种植牙与天然牙的力学特征

	天然牙	种植牙
轴向动度(Sekine et al. 1986,Schulte 1995)	$25 \sim 100 \mu m$	$3 \sim 5 \mu m$
运动模式(Schulte 1995)	第一阶段:立即运动 第二阶段:逐渐运动	逐渐运动
运动模式分期(Sekine et al. 1986)	分两期: 第一期:复杂的非线性运动 第二期:线性运动	单纯的线性运动
受侧向力后的支点	根尖 1/3(Parfitt 1960)	牙槽嵴顶(Sekine et al. 1986)
承受应力的特点	应力缓冲	嵴顶应力集中(Sekine et al. 1986)
过载后的反应	牙周膜增宽;动度加大;磨损;疼痛	螺丝松动;基桩及修复体折裂;骨吸收;种植体松动或折断。(Zarb & Schmitt 1990)

这些差异决定了种植义齿与天然牙的本质差别,而理解这种差别又是确保种植治疗成功的关键。种植治疗全过程中必须要始终考虑到这样的差异,在临床工作中通过详细的检查,得出精确的诊断,然后才能制订详细的治疗计划和方案。

一、详细的检查和诊断

1. 临床检查

准备进行种植治疗的患者在进入医院或诊所后就要进行仔细的临床检查:包括口内和口外检查。其中口外检查包括头面部结构的检查、颞下颌关节的评估、开口度的测定。口内检查包括全口腔结构的检查,包括口腔黏膜、舌、腭、牙龈等软组织结构,还要检查牙齿龋坏、牙充填、牙缺失和修复等情况。如果是牙周病患者,则要进行牙周情况的专科检查,描绘牙周状况图表。对于前牙缺失患者,则要进行美学风险的评估,包括笑线、牙龈生物类型等。检查过程中还要询问相关的病史。

2. 影像学检查在牙种植手术设计中的应用

种植体能否准确植入牙槽骨的理想部位,是种植手术成功的关键。种植术前的影像学检查可提供颌骨形态、骨质密度、重要解剖结构等方面的信息,帮助临床医师进行决策。理想的影像技术标准包括:影像失真小;能够显示横断面的影像;影像清晰,没有伪影,有足够的精准度;放射剂量低;费用低廉(Lam EW 1995)。临床中常用的影像学检查方法有:根尖片、曲面断层片、锥形束计算机体层成像技术(cone beam computed tomography,CBCT)。

➤ 根尖片:根尖片为高分辨率的二维影像,是牙种植手术前检查的常用影像学方法。

优点:①能提供局部细节;②分辨率高;③价格低廉、操作容易;④放射剂量少,患者易于接受。

缺点:①由于每次拍片的X线源、胶片的角度等不固定因素的影响,因此影像存在不可避免的失真,可比性和重复性差(Meijer HJ 1992)。为了减少误差,提高重复性,可采用平行投照技术,相对于角平分线技术来讲它能够更加准确地反映颌骨特征(Bauman GR 1992)。②无法获得颌骨的横断面信息;③由于口底肌群附着的位置和上颌穹窿的限制,常无法拍摄到根尖方向的牙槽骨,骨高度评估受限。

➤ 曲面断层片(panoramic radiography,OP):目前牙种植设计中最常用的检查方法。

优点:①可显示全口牙列、上下颌骨的全景、上颌窦和下牙槽神经管等影像,能够提供较多颌骨病变和重要解剖结构的信息;②仪器较为普及,费用低廉;③适合多牙位的检查。

缺点:①二维的影像无法获得颌骨横断面信息;②影像存在放大率,需要参照标尺或对照钢球进行比例换算,方法较为繁琐(图1-2)。放大率受X线源到胶片及到被摄骨结构的距离、有效照射半径、X线源和胶片的相对速度、射线的水平和垂直角度等多因素的影响,变化范围约为8.3%~30.7%(Brägger U

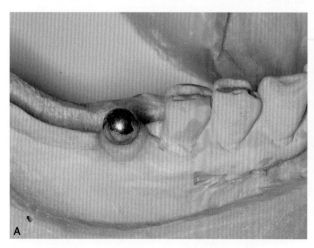

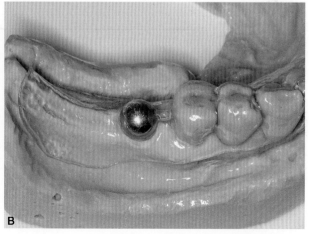

图 1-2A   在模型上缺牙部位放置小钢球   **图 1-2B   在患者模型上压模制作简易放射导板**

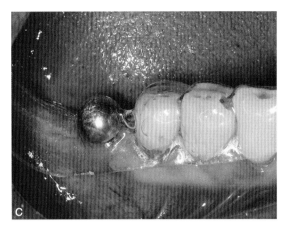

图 1-2C　将放射导板置入口
内摄曲面断层片

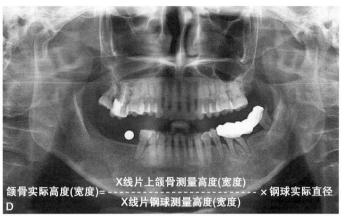

颌骨实际高度(宽度)= $\dfrac{\text{X线片上颌骨测量高度(宽度)}}{\text{X线片钢球测量高度(宽度)}}$ × 钢球实际直径

图 1-2D　将获得的曲面断层片进行测量,
按照图中公式进行计算

1988)。③细节部分显示不清晰(图 1-3A),无法评价颌骨密度。

➤ CBCT:CBCT 因其能以远小于传统 CT 的放射剂量(表 1-2)并且提供很高的各向空间分辨率,被广泛应用于颌面部的检查,包括颌面部肿瘤、外伤骨折、颞下颌关节成像以及种植区颌骨的测量等(Scarfe WC 2008)。其与螺旋 CT 的最大区别在于 CBCT 的三维图像伪影明显减小(Jiang Hsieh 2009)。

表 1-2　不同影像学检查的放射剂量

放射线检查种类	放射剂量(uSv)	放射线检查种类	放射剂量(uSv)
一张根尖片	5~7	传统的 X 线断层摄影术	26~187
一套全口根尖片	35~388	小视野 CBCT	20~70
曲面断层片	9~26	头部 CT	2000

优点:①CBCT 可以提供精确的、亚毫米级立方体体素分辨率范围在 0.076~0.4mm 的图像,以三维形式重建颌面部结构,弥补了根尖片和曲面断层仅能反映二维图像的不足,其测量数据与真实值的误差仅为 0.1mm(Martinez LA 2009)(图 1-3)。②可以与现代光学印模结合,通过软件设计出缺失牙牙冠的三维形态,然后与种植体的设计相匹配,从而获得包括牙冠、个性化基台、穿龈厚度、种植体位置等数据信

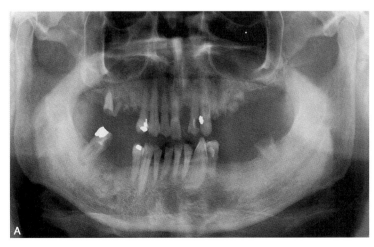

图 1-3A　患者多数牙缺失,曲面断层片可以全面反映牙槽嵴、
牙齿、周围的上颌窦、神经管情况但无法反映特殊位点三维
解剖形态

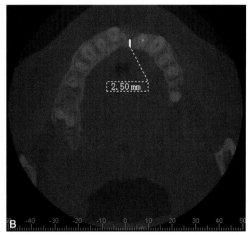

图 1-3B　尽管曲面断层片显示患者 B1 牙
槽骨高度充足,但 CBCT 剖面图显示 B1
牙槽嵴宽度不足,唇侧明显塌陷,需要进
行骨增量

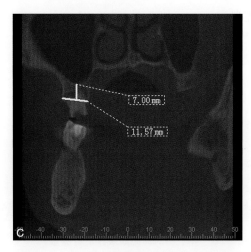

图 1-3C CBCT 剖面图显示 A7 上颌窦与牙槽嵴顶的距离不足，可以清楚了解上颌窦解剖结构

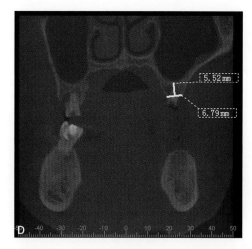

图 1-3D CBCT 剖面图显示 B7 上颌窦与牙槽嵴顶的距离不足，局部解剖形态适合进行上颌窦内提升

息。最后制作出精确设计的牙冠、基台、种植体导板及获得种植手术步骤等数据；③与螺旋 CT 相比，放射剂量低，操作简单、时间短：CBCT 的扫描时间只有几秒至几十秒，大幅度减少了照射的剂量（Ludlow JB 2006），如表 1-2。

缺点：①CBCT 密度分辨率不足，其颜色深浅仅具有相对意义，无实际意义。②仍然存在一定程度的影像学伪影；③仪器昂贵，费用较高。

综上所述，影像学检查选择除应考虑正确、充分反映颌骨的信息外，还应考虑 X 线辐射和患者经济负担等问题。争取采用花费最少、最小的放射量、能够获得最大的信息量的检查方法。

3. 制取模型

制取模型有两个功能，一者是可以从模型上准确测量缺牙间隙的近远中间隙、龌龈向间隙。还可以在模型上制作美学蜡型。如果需要，还可以将其翻制成自凝树脂材料的模拟修复体，这样可以将其置于患者口内，询问患者对修复后牙齿形态的意见。

4. 口内照相

患者口内状况仅仅通过 X 线检查、模型不一定能完全反映出来，因此，如有可能需要口内照相。通过照片，可以容易判断患者口内牙周卫生状况、余留牙色泽等等。同时，口内照片还可以用作医患交流、学术交流等。

5. 其他相关检查

除了上述检查后，如果患者还有患其他疾病的可能，还需要进行必要的实验室检查来核实，主要是确定有无种植治疗的禁忌证。对于大部分患者，还需要进行血液学检查，确认有无凝血异常、糖尿病等问题。

只有将以上几个情况汇总，才能作出精确的诊断，而这又是制定治疗计划的根本。

二、制定治疗计划

种植治疗的治疗计划制定涉及许多方面。图 1-4 显示，影响治疗计划制定和决策的因素主要有四个：患者主观意愿（包括患者的全身情况、其年龄、性别、面容、笑线和经济情况等）；患者的口内情况（缺牙间隙、局部骨质骨量、邻牙情况）；循证医学证据；医师。其中循证医学证据指的是帮助判定某种技术优劣的科学证据，或者讲目前的研究结果是否支持某种治疗策略。比如现有的研究支持在特定的情况下进行单端固定桥修复，这在一些临床状况下可以考虑采用这种修复模式。再者种植体支持的修复体其长期成功率与天然牙支持的修复体相似。而关于医师方面，医师的业务能力、当前的法律、伦理都是影响治疗计划

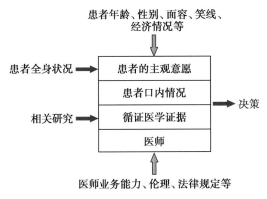

图 1-4 影响种植治疗计划制定的因素

决策的重要因素。例如患者可能需要进行上颌窦外提升,但主治医师尚没有把握开展此种技术,此时可以优先考虑转诊或者使用其他替代的治疗方案。

系统的治疗方案包括:系统期(systemic phase);卫生期(hygienic phase);校正期(corrective phase);维持期(maintenance phase、supportive periodontal therapy)。第一阶段涉及患者抽烟、全身其他系统疾病的诊断和控制等问题;第二阶段则涉及控制病因,即通过口腔卫生指导(OHI)、牙周治疗来控制口腔的细菌。具体内容可见第五章。第三阶段是治疗的核心阶段。第四阶段是治疗后的随访、维护。现主要介绍种植治疗的核心治疗计划。

核心治疗计划的制定主要包括:
拟修复牙齿的位置和形态;
种植体的数量和植入位点;
种植体的长度和直径;
种植体类型和系统的选择;
种植体植入方式;
软硬组织增量;
修复体的固位方式;

1. 拟修复牙齿的位置和形态

种植术前进行修复设计,与传统修复设计流程相同。首先需要评估 5 项基本指标,包括上前牙位置、垂直距离、下颌切缘、上颌后牙𬌗平面、下颌后牙𬌗平面,并根据需要进行相应的调改。拟修复牙齿的颈缘位置是种植体植入深度的重要参考点。而拟修复牙齿的切嵴位置又是种植体植入轴向的重要参考位置。

2. 种植体数量和植入位点

一般情况下,种植体颈缘与邻牙牙根的距离应至少 1.5mm,与相邻种植体颈缘的距离至少 3mm(Tarnow DP 2000)(图 1-5A)。因此缺牙间隙可以植入种植体的最大数量,可根据种植体颈部直径和以上原则进行计算。总的来说,在允许范围内增加种植体数量比种植体数量不足好。因为增加种植体-骨接触面积、减小修复体受力的最有效的方法就是增加种植体数量。当然,在临床遇到前牙间隙不足的患者,需要仔细测量,确实间隙不足时也不能勉强植入(图 1-6)。在确定种植位点的时候还要注意当多颗牙缺失时,种植体应避免位于牙齿邻接点(图 1-5B)。

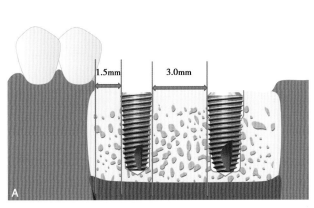

图 1-5A 种植体之间、种植体与天然牙之间的最短距离

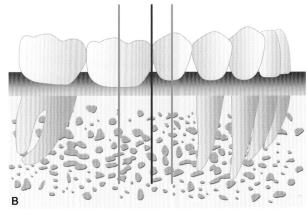

图 1-5B 种植体植入的近远中位置。绿线代表正确的植入位置,不能在红线处植入

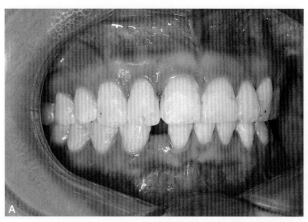
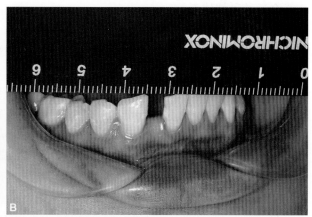

图 1-6AB　C2 缺失，间隙测量不足 4mm，不能勉强植入种植体

关于种植位点的选择，Misch 提出种植体植入位点选择需遵循以下 4 条基本原则：

（1）修复体无悬臂或尽可能减少悬臂，因此修复体双侧末端为关键种植位点。

（2）修复体不能有三个或以上连续的桥体。

（3）尖牙和第一磨牙是关键种植位点，尤其是在这两类牙的邻牙也出现缺失的情况。

（4）牙弓分为 5 个区域。牙弓可以看作是一个开放的五边形，分为 5 段：4 颗切牙为一段，两颗尖牙分别为两段，双侧后牙分别为两段。如果跨越 2 个或以上区域需要行种植义齿修复，那么每个区域的关键种植位点至少有 1 颗种植体。

当然，这些原则目前看来尚缺少科学证据支持，仅能作为参考。例如，当一侧尖牙到第一磨牙连续缺失时，仅用尖牙位和第一磨牙位两颗关键种植体是不足以支持 4 个单位的义齿的，除非义齿受力较小、骨密度较高，且种植体长度和直径理想。在多数情况下，后牙区 3 颗种植体支持 4 个单位的义齿是较为理想的。如果义齿受力较大且骨密度较低（如上颌后牙区），则需用 4 颗种植体修复 4 颗缺牙。

3. 种植体直径和长度的选择

种植体直径的选择主要需要考虑缺隙的近远中和颊舌向宽度。首先在釉牙本质界平面测量缺牙区的近远中向距离，如果选择 3mm 直径的种植体，那么加上两边种植体与邻牙至少 1.5mm 的间隙，缺隙的近远中向距离至少需要 6mm。对于非美学区，种植体植入后种植体的颊舌向至少要有 1mm 的骨质，否则就需进行骨增量手术。当然，对于美学区域，现在认为颊侧骨板往往要 2～3mm 才能保持局部边缘骨的稳定，以获得长期的较好的美学效果。如果种植体植入后，种植体颊面骨质过薄或者螺纹暴露，则可运用诱导骨组织再生技术（GBR）恢复颊侧骨壁。当然对于缺损较大的区域，采用分期的手术方式，先植骨，待骨愈合后再种植。

通过放射检查评估缺牙区情况确定种植体的长度。种植体长度的选择方面需要遵循一个原则，即种植窝的深度比实际植入的种植体长度长 1～2mm。因此，当需植入 7mm 长的种植体时，种植位点骨高度应至少是 8～9mm。但当牙槽嵴顶过窄时要注意嵴顶部分骨质在制备骨孔时就完全丧失了，选择种植体时要减去这部分高度（图 1-7）。同时还要求种植体尖端与牙槽嵴底部重要解剖结构（颏孔、下颌管、上颌窦、鼻腔）至少 2mm 的距离。另外，邻牙牙根不能侵犯到种植体植入区。

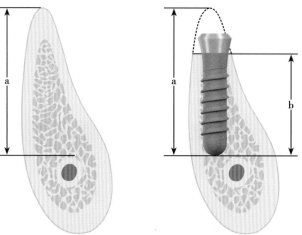

图 1-7　嵴顶骨质过窄时种植体长度的确定（a 代表可用骨质高度，b 代表可选的种植体的长度）

4. 种植体类型和系统的选择

在临床工作中，许多医师经常困惑于如何

选择合适的种植体系统,这确实是一个复杂的问题。主要考虑以下几点:

1)种植体据结构可分为软组织水平和骨水平种植体。一般来讲,前牙区使用骨水平种植体较为安全。后牙区使用软组织水平种植体则后续操作中可以减少患者的不适,操作也比较简单。

2)种植体的形态:根据形态可分为锥形、柱形及锥柱状三大类。局部骨质骨量欠佳、即刻种植或者上颌窦提升时,采用锥形及锥柱状可以在仅存少量骨组织时也能达到较好的初期稳定性。

3)种植体表面设计和处理:目前普遍认为粗糙表面的种植体可以更快、更好地达到骨整合。市面上销售的种植体主要为粗糙表面,但其种类繁多,需要从循证医学的角度考察不同的种植体系统长期的临床效果。而且,作为种植体往往需要行使数十年的功能,因此,循证医学的资料,其等级(如病例数量、观察时间)也必须要充分考虑。病例量大的、随访时间长的,更为可信。当然,粗糙表面也不是越粗糙越好,表面过于粗糙的种植体往往在发生种植体周围炎后无法控制炎症。

4)外科手术的便捷:减化操作步骤,减少人为因素对种植手术的干扰有助于新从事种植治疗医师尽快开展种植手术。

5)修复的灵活多样和便捷:种植修复不仅包括冠、桥修复,修复体的固位方式还包括粘接固位、螺丝固位或者附着体固位(覆盖义齿),因此种植体修复组件的配套是否全面也需要充分考虑到。

6)良好的边缘骨反应和美观效果:这同样需要从循证医学角度考虑长期的效果,因为在美学区种植体的美观效果非常重要,龈缘的稳定性是保持长期美学效果的关键。

5. 种植体植入方式的选择

种植体植入时是否翻瓣?这个问题一直是种植领域争论的焦点之一。笔者对此的观点主要如下:如有种植位点的骨量充足,角化黏膜宽度足够,术者在不翻瓣的情况下可以将种植体植于理想位置,此时可以选择不翻瓣植入种植体。但这个前提条件其实要求挺高,笔者在临床发现只有少数病例能满足这个要求。在前牙区不翻瓣种植风险较大,需要丰富的临床经验积累和敏锐的判断力。

而关于种植体植入是采用埋植式还是非埋植式植入则要根据临床进行相应的选择(表1-3)。所谓埋植式种植是指种植体部件完全埋植于软组织内,与口腔环境相隔离,需要两次手术来完成种植体的植入和安装愈合基台。而非埋植式种植则是指种植体在愈合期与口腔环境相通,只需一次手术将种植体植入牙槽骨后,将愈合基台或者暂时基桩直接暴露在口腔内,不需要再进行Ⅱ期手术(图1-8)。

表1-3　埋植式和非埋植式的优缺点比较

	优　　点	缺　　点
埋植式	1. 创口与口腔环境隔离,降低了感染危险 2. 种植体愈合不受咬合力的影响 3. 避免了上皮细胞向骨-种植体界面生长 4. 可以在二期手术时修整软组织,提升美学效果	1. 需要Ⅱ期手术,延长了治疗周期 2. Ⅱ期手术将软组织再次切开并从骨面剥离,造成二次创伤
非埋植式	1. 种植体周围软组织有较长的愈合期,有利于形成健康的软组织结构 2. 可以与种植体植入同期进行种植体周围软组织成形 3. 由于非埋植式种植体-基台连接平面较高,因此能形成更为有利的生物学宽度和龈缘高度 4. 不需Ⅱ期手术,可以缩短治疗周期,减少就诊次数,减轻患者心理压力	1. 口腔内的微环境可能影响局部创口的愈合 2. 要求患者保持良好的口腔卫生,防止种植体周围组织炎症

6. 是否需要进行软硬组织增量?

该内容可参考后续章节。

7. 修复体固位方式

如果是全口牙列缺失或者多数牙缺失,则要考虑修复体是种植体支持的固定修复还是种植体辅助固

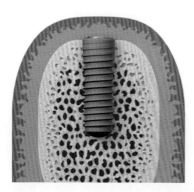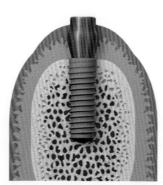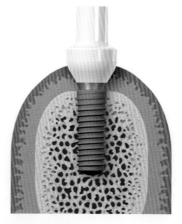

图 1-8　从左至右依次为埋植式植入、非埋植式植入、非埋植式即刻修复

位的活动覆盖义齿。如果是种植体支持的固定义齿还要考虑是采用螺丝固位还是粘接固位,它们各自的优缺点如表 1-4 所示。如果确定采用螺丝固位则要严格掌握种植体的轴向。

表 1-4　螺丝固位和粘接固位优缺点比较

螺丝固位(可拆卸式固位)	粘接固位(基桩外固位)
费用可能较高	时间和费用较低
存在微间隙	微间隙封闭
修复体易于折裂	修复体折裂可能性小
修复体有螺孔(美观和清洁问题)	无螺栓孔
与常规修复有明显差异	类似于常规固定修复
当种植体和修复体之间存在角度问题时难于应用	易于克服在种植体和修复体之间的角度的难题
存在螺栓松动的危险	存在螺栓松动的危险
修复体的完全就位得到保证	可能不能完全就位
利用机加工的各个部件的达到完全适合的表面	可能存在铸造问题
允许深边缘位,无粘接剂残留	可能存在粘接剂残留
易于修理	多无法修理
颌间距离有限时适用	对颌间距离有一定要求

三、SAC 分类概述

　　2007 年在西班牙马略卡岛(Palma de Mallorca Spain),国际种植学会的一批专家确定将 SAC 分类(最初是用于评价外科手术难度的一种工具)应用于评价种植病例的治疗难度和风险,并可作为医师选择病例及治疗设计的指导原则。其中 S 表示简单(straightforward),A 表示中等复杂(advanced),C 表示高度复杂(complex)。提出 SAC 分类的目的主要如下:①用于医患交流和患者管理;②帮助进行患者评估和制定治疗计划;③对于种植新手,帮助他们选择患者,逐步积累知识和技能;④对于种植专科医师,帮助发现风险并控制。尤其是对于刚开展种植治疗的医师,谨慎选择病例,对于树立自信、稳步前进至关重要。

　　病例分级通常可分别从外科和修复两个方面分类,但综合来说,分类的主要决定因素主要包括:是否在美学区? 治疗过程的复杂性如何? 出现并发症机率?

1. 简单病例(图 1-9):

①预计外科手术过程简单:种植体周围骨量,唇舌径骨宽度至少要保证各 1mm 的骨量(Buser 2000)。

②解剖风险小。

③修复过程简单、可预期修复效果:可用于修复的殆龈距离、临时修复体或最终修复体的负荷时间、副功能咬合等都是修复效果的影响因素。有限或过大的殆龈距离是影响修复治疗复杂程度的重要原因,并可能影响美学效果;即刻负载需要更高的专业技术水平;而副功能过度负荷会增加机械并发症的风险,包括螺丝松动和折断、基台折断、崩瓷等(Brägger 2001)。

④美学风险小。

⑤预计术后并发症少。

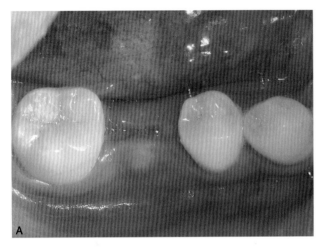

图 1-9A 患者 D6 缺失口内见牙槽嵴较宽

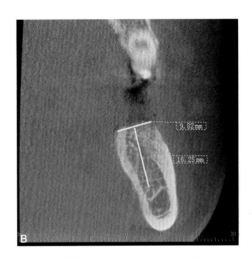

图 1-9B CBCT 剖面图显示
牙槽嵴宽度、高度理想

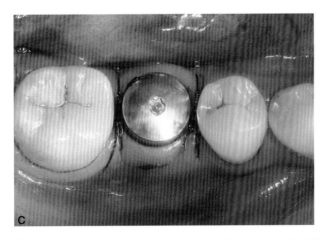

图 1-9C 简单病例,只需采用标准的种植体植入术植入种植体

2. 中等复杂病例:

①预计外科手术过程较为复杂:种植体周围存在骨缺损,仅剩两个骨壁存在,常考虑同期骨增量。

②邻近重要解剖结构,增加种植体植入的难度。

③修复步骤可能有所增加,但能够较为准确地预期修复效果。

④中度至高度美学风险:在美学区域,常需要辅助性的软硬组织增量技术来达到预期的美学效果,因此对外科操作要求较高。

⑤术后并发症的风险增加:术后并发症会影响到治疗效果,降低种植体的长期成功率。

3. 高度复杂病例(图 1-10)：

①预计外科手术过程非常复杂：种植体周围仅存一个骨壁，建议进行分阶段的骨增量方法。

②邻近重要解剖结构，种植体植入的风险高：种植体植入位置可能涉及邻牙牙根、下颌神经管、上颌窦等解剖结构。

③修复步骤繁多，治疗需要分阶段进行，治疗之前较难预期修复效果。

④高度美学风险：薄龈生物型位点的龈缘退缩风险明显高于厚龈生物型位点（Evans 2008），而且种植体唇侧骨壁过薄会增加种植体表面暴露的风险，随后增加龈缘退缩的可能（Block 1990）。

⑤术后并发症风险高：骨增量等技术的应用，增加了供区和受区的术后并发症的风险。

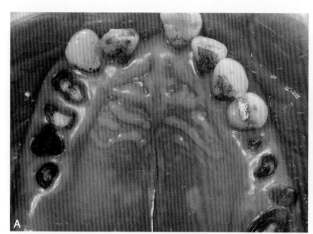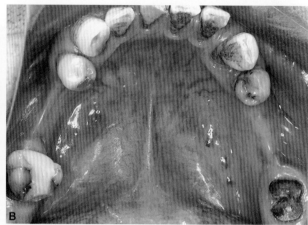

图 1-10AB　图 1-3 病例口内观

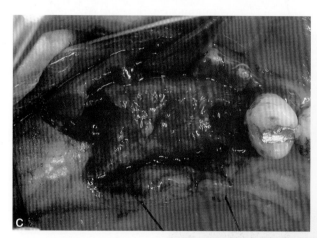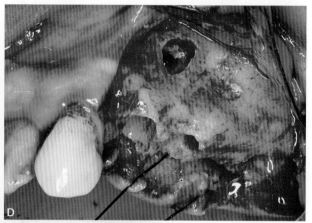

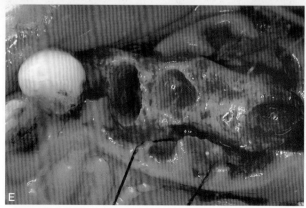

图 1-10CDE　上颌拔牙后即刻植入种植体，A7 和 B7 采用上颌窦内提升并种植体同期植入

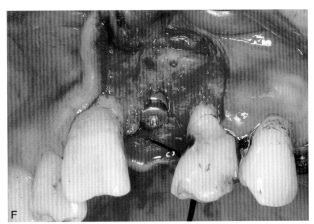
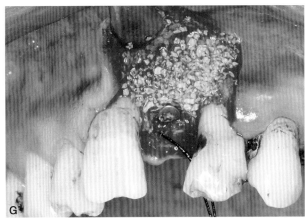

图 1-10FG　B1 植入骨水平种植体并同期植骨

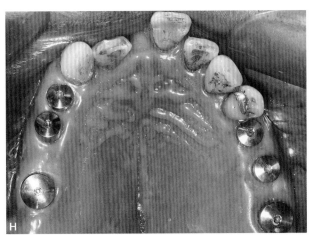
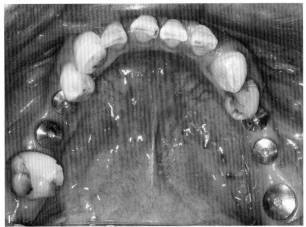

图 1-10HI　手术后口内观

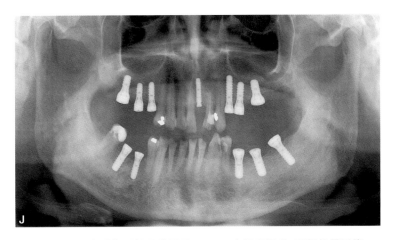

图 1-10J　术后曲面断层片显示 A7、B7 上颌窦提升,可见植骨影像

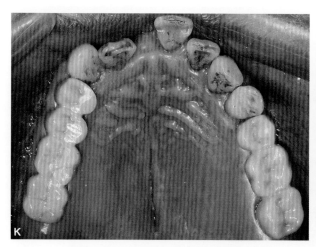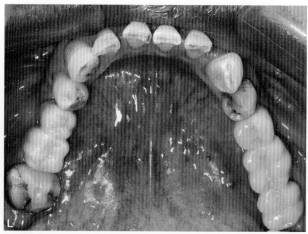

图 1-10KL 上下颌戴牙后口内观

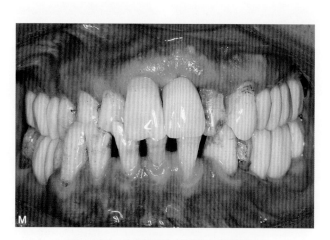

图 1-10M B1 戴牙后口内观,完成修复

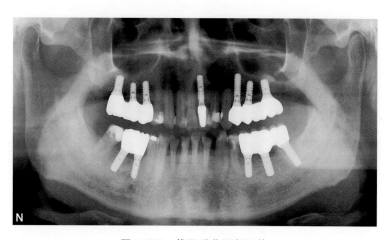

图 1-10N 戴牙后曲面断层片

前述所讲的患者诊断过程,其实也就是一个患者的评估过程,其内容包括下述内容:

（1）患者的主观意愿:患者的时间、经济、美观要求、是否暂时修复(天然牙更简单,如果是种植修复,则难度增加)。

（2）口腔及邻牙情况:邻牙完好或者缺损过大都不宜作为天然牙桥基牙。邻牙的牙体状况? 牙髓治疗情况? 根尖是否有炎症? 牙周情况? 根分叉有无病变? 是否要根切?

（3）缺牙间隙尺寸、骨质骨量。

由此即可确定该种植病例的难度。

四、小结

种植治疗方案的设计和计划不仅要考虑治疗方案的可行性和治疗效果的可靠性、持久性,还要防止相应并发症的发生。

图 1-11 所展示的为一男性患者,上前牙外伤后采用即刻种植、即刻暂时冠修复两个月后临时牙冠移位,轻微松动和不适,牙龈充血。X 线片显示种植体周围成骨失败,牙槽骨吸收超过植体长度的 1/2。这种情况的出现,除了存在患者的使用维护方面的问题,还有可能是医师对治疗方案的选择,风险控制欠佳,或者是没有严格执行治疗后回访、检查等步骤,这对患者及后续接诊医师都造成了很大的麻烦。要彻底解决这个问题,唯一的方案就是拔除原种植体,进行牙槽窝植骨,延期再进行种植治疗。由此可见,治疗计划的制定和严格执行对于种植治疗的成功是非常重要的。

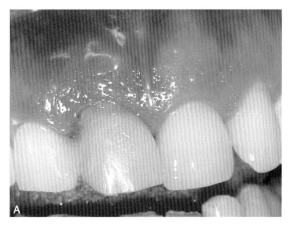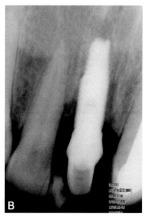

图 1-11AB　A1 即刻种植两月后松动,种植体支持式临时牙冠移位,根周牙龈黏膜充血。根尖片显示牙槽骨吸收接近根尖 1/3 区域

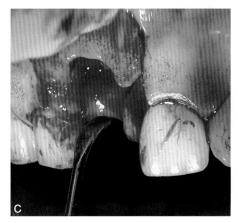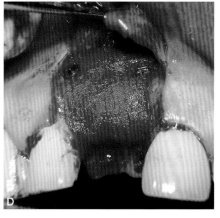

图 1-11CD　拔除松动植体,翻瓣清创,刮除肉芽组织,骨诱导活性材料充填种植窝,neomemTM 胶原膜覆盖植骨区域

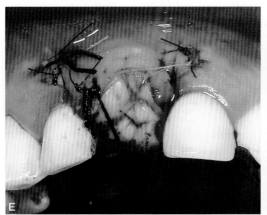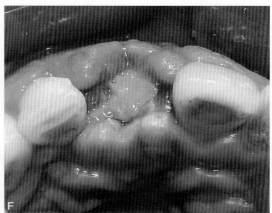

图 1-11EF　腭黏膜游离龈移植封闭 A1 牙龈袖口,18 天后创口周围上皮逐渐覆盖牙窝

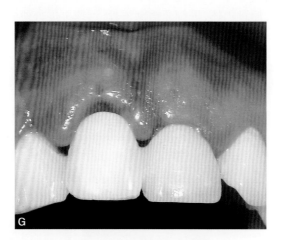

图 1-11G　粘接桥临时修复

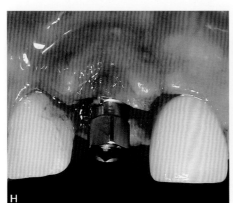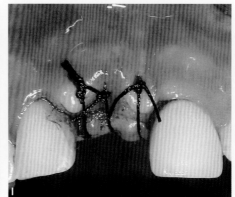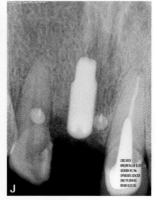

图 1-11HIJ　3.5 月后再次种植

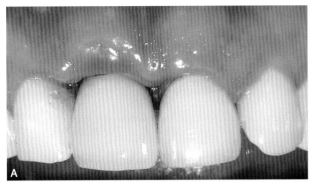
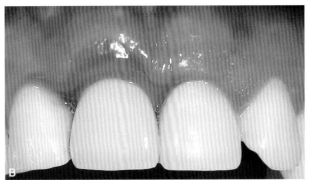
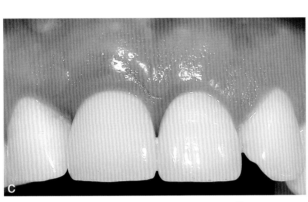
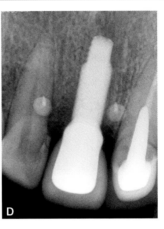

K

图 1-11K　修复完成各时期软组织形态变化

(A)种植5个月后完成修复,牙龈水平与邻牙平齐,牙间乳头尚未形成。(B)修复2.5月回访,牙龈乳头生长,逐渐充填牙龈外展隙,封闭黑三角。(C)修复8个月复诊,牙龈乳头进一步充盈邻间隙,新生牙龈黏膜角化程度增加,颜色和表面外形与邻近组织接近。(D)修复完成根尖片与种植体拆除前对照,牙槽嵴垂直向吸收的骨组织愈合良好,新生牙槽嵴顶与邻牙骨嵴高度达到一致

注意事项:
1. 治疗计划和手术方案的选择必须根据长期的、大量的循证医学证据拟定。
2. 治疗方案的选择还要考虑到具有最小的并发症发生率、最小的侵入性和最快的愈合速度。
3. 许多并发症可以通过仔细的术前评估和审慎制定治疗计划来避免,尤其是现在可以很容易通过 CBCT 进行术前的骨组织三维测量。
4. 治疗计划需要包含整个治疗过程,尤其对于复杂病例。治疗中需要多次评估患者,修订治疗计划。

参考文献

1. A Dawson, S Chen, D Buser, et al. The SAC Classification in Implant Dentistry(ISBN:978-1-85097-188-7). 2009.

2. Bauman GR, Mills M, Rapley JW, et al. Clinical parameters of evaluation during implant maintenance. Int J Oral Maxillofac Implants, 1992, 7(2):220-227.

3. Block MS, Kent JN. Factors associated with soft-and hard-tissue compromise of endosseous implants. J Oral Maxillofac Surg, 1990, 48(11):1153-1160.

4. Brägger U. Digital imaging in periodontal radiography. A review. J Clin Periodontol, 1988, 15(9):551-557.

5. Brägger U, Aeschlimann S, Bürgin W, et al. Biological and technical complications and failures with fixed partial dentures(FPD)on implants and teeth after four to five years of function. Clin Oral Implants Res, 2001,12(1):26-34.

6. Buser D, von Arx T, ten Bruggenkate C, et al. Basic surgical principles with ITI implants. Clin Oral Implants Res,2000,11:59-68.

7. Evans CD, Chen ST. Esthetic outcomes of immediate implant placements. Clin Oral Implants Res,2008, 19(1):73-80.

8. Jiang Hsieh. Computed tomography:Principles,design,artifacts and recent advance. 2nd ed,Bellingham: Wash,SPIE Press. 2009. 23-114.

9. Lam EW, Ruprecht A, Yang J. Comparison of two-al orthoradially reformatted computed tomography and panoramic radiography for dental implant treatment planning. J Prosthet Dent,1995,74(1):42-46.

10. Ludlow JB, Davies-Ludlow LE, Brooks SL, et al. Dosimetry of 3 CBCT devices for oral and maxillofacial radiology:CB Mercuray,NewTom3G and i-CAT. Dentomaxillofac Radiol,2006,35(4):219-226.

11. Martinez LA, Gioso MA, Lobos CM, et al. Localization of the mandibular canal in brachycephalic dogs using computed tomography. J Vet Dent,2009,26(3):156-163.

12. Meijer HJ, Steen WH, Bosman F. Standardized radiographs of the alveolar crest around implants in the mandible. J Prosthet Dent,1992,68(2):318-321.

13. Scarfe WC, Farman AG. What is cone-beam CT and how does it work? Dent Clin North Am,2008,52 (4):707-730.

14. Tarnow DP, Cho SC, Wallace SS. The effect of inter-implant distance on the height of inter-implant bone crest. J Periodontol,2000 Apr,71(4):546-549.

第二章　种植体植入术
The placement of dental implants
难度指数: ★★★

一、术前交流和签订手术同意书

术前充分的医患交流,是保证手术顺利进行、减少医疗纠纷的重要环节。一般来讲,术前应再次明确手术治疗方案,向患者或家属交代清楚在手术过程中或手术后可能出现的各种意外情况以及术后并发症、后遗症等。

医患交流后需签署手术同意书。同意书应尊重患者的知情权、选择权及隐私权,手术同意书内容应包括治疗的方案、术中和术后可能发生的并发症及防治措施、注意事项;种植手术存在失败的可能性及应对方式。同意书还应对费用的支付明确约定、对病情的资料尤其是影像资料的使用进行约定。

二、器械的准备和手术室准备

首先需要根据计划准备种植系统专用器械,包括各种钻针、棘轮扳手和螺丝刀等等。通常种植系统厂商都提供与种植体配套的专用外科器械盒。第二就是常规外科器械,如手术刀、组织剪、剥离匙、脉镊和持针器等。第三就是特殊器械,如上颌窦提升器械、骨挤压器、超声骨刀等。术前应根据需要将器械准备齐全,彻底清洗消毒,以免耽误手术过程。

根据要求对进行手术治疗的手术室、诊断室进行必要的空气和椅位消毒。

三、消毒铺巾

一般用0.1%氯己定溶液含漱进行口内消毒,每次1分钟,共三次。可用0.5%氯己定溶液、氯己定醇溶液、碘伏等进行口外消毒。术者和助手除了戴口罩帽子外,应洗手,穿无菌手术衣,戴无菌手套。消毒完成后进行铺巾,可用孔巾铺巾法(常用)、三角形术野铺巾法和四边形术野铺巾法等,注意显露区小于消毒区。

四、麻醉

常采用盐酸阿替卡因进行局部浸润麻醉,既可以达到麻醉效果,又可以减少出血。在下颌后牙区也要进行浸润麻醉、避免阻滞麻醉。这样在钻孔时如果接近下颌神经管,患者会有明显疼痛感,这样可以提醒术者,减少损伤下牙槽神经的风险。

麻醉范围要包括邻牙近缺隙侧部位,因为大多数手术时要作邻牙龈沟切口。

五、切开翻瓣

切开翻瓣过程如图2-1～图2-3所示。对于大多数病例,常采用偏舌侧切口以获得种植术后最佳的软组织形态。为了充分暴露术区,常需要增加松弛切口,如H形、T形、U形、角形、梯形等(Sclar A 2003)。

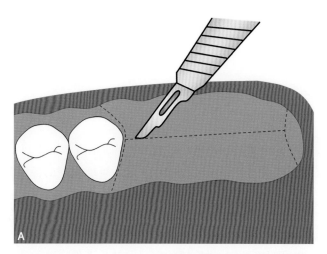

图 2-1A 在嵴顶和龈沟内进行切口。如果远中粘骨膜瓣阻挡翻瓣,则切口远中也要作垂直松解切口

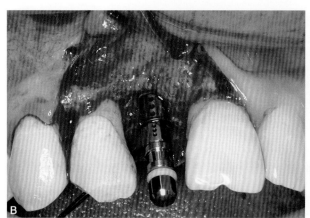
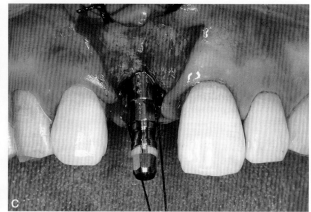

图 2-1BC 左图翻瓣时将牙龈乳头一起翻开,右图翻瓣时保存牙龈乳头

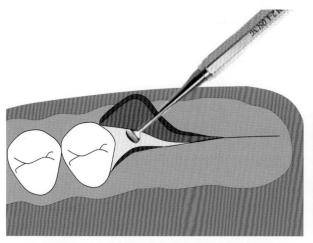
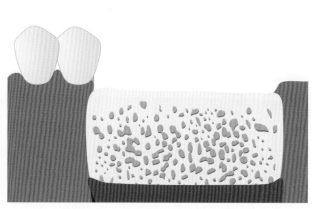

图 2-2 采用黏骨膜剥离子全层翻开黏骨膜瓣   **图 2-3** 黏骨膜翻开后暴露牙槽嵴

前牙区(图2-1BC)种植修复的美学效果要求较高,应尽量缩小切口范围,保护牙龈乳头的形态(Gomez-Roman G 2001,Sunitha V R 2008)。后牙区对美观要求不高,为避免操作时视野不清,可适当增大切口范围以充分暴露术区。切开后翻全厚瓣,在保证术野的同时,尽量减少翻瓣的范围,以减轻术后反应,减少骨吸收(Becker 2005,Jeong 2011)

也有许多学者主张不翻瓣手术。不翻瓣手术植入种植体(图2-24)有很多优点,如手术时间短,减少出血、水肿。然而,很多应用此技术的病例中的种植体方位并不理想。如果要采用这一手术方案,必须具备两个前提:①口腔内局部牙槽嵴宽度足够,覆盖在其上的角化软组织足够。②CBCT显示局部的牙槽骨宽度理想,术者充分了解种植位点的解剖条件,有把握将种植体置于理想的位置。

六、种植体植入

1. 修整牙槽嵴

如果牙槽嵴顶较窄,可以用大球钻适当降低牙槽嵴,一方面获得平整的种植区骨面便于后续备孔,另一方面获得足够的术区骨宽度。在选择种植体长度时,需同时考虑降低的骨高度。

2. 定位

采用数字化手术导板(见第七章)或常规的外科导板可以增加植入的精确性(图2-4、图2-25)。种植体只有植入在正确的三维位置上,才能获得良好的修复效果,尤其在种植美学区。种植体与邻近天然牙或种植体的距离会影响龈乳头的形态(Gastaldo 2004,Chow 2010)。故应根据修复情况合理地确定种植体近远中的距离,与邻牙要保证1~1.5mm的水平距离,与种植体要保证3mm的水平距离(Funato 2007)。Spray等认为,翻瓣手术,如果唇侧骨宽度不足1.8~2.0mm时,会发生骨吸收。国际种植学会(ITI)的种植临床治疗指南中指出在美学区唇侧理想的骨壁厚度至少为2~3mm,否则种植体周围的

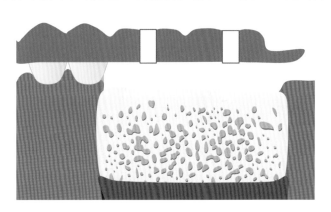

图2-4 导板就位后指示种植体准确位置

骨吸收可能引起软组织退缩,导致美学并发症。种植体的粗糙部分应位于牙槽嵴顶平齐或嵴顶下1mm范围内(Buser 2000,Cochran 2000),而理想的种植体肩台(软组织水平种植体)位于种植修复体唇侧龈缘中点根方约2mm。而骨水平种植体肩台要比标准种植体植入深约1mm(Buser & Belser 1995),即位于龈边缘中点以下3mm左右。植入过深会加重牙槽嵴顶的骨吸收(Hermann 1997,Cochran 1997,Pontes 2008)。

3. 备孔

1)用先锋钻或球钻确定种植位点,并预备6mm深的骨孔(图2-5)。

2)放入指示杆确认位置和方向(图2-6)。如果存在偏差,用球钻或侧切钻调整方向(图2-7)。确认方向后,用先锋钻备洞至所需深度,再用指示杆确认深度(图2-8~图2-10)。

3)用扩孔钻备洞(图2-11~图2-12)。按照各个种植系统的外科操作说明逐级备洞。注

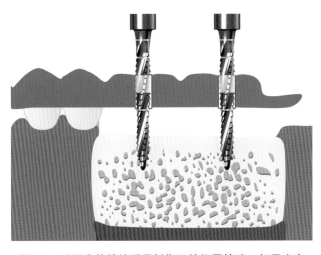

图2-5 采用先锋钻按照导板指示的位置钻孔。如果患者张口度有限,可以采用球钻定点后,取下导板再进行钻孔

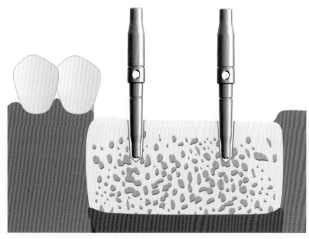

图2-6　置入指示杆(平行杆)
检查骨孔的方向

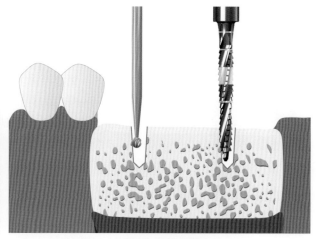

图2-7　采用球钻或者侧向切割
钻修正骨孔方向

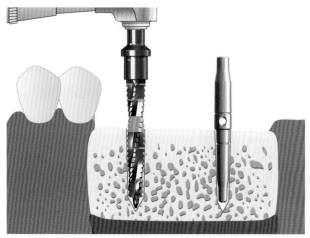

图2-8　确认方向无误后,先锋钻或引导
钻继续备孔至所需的深度

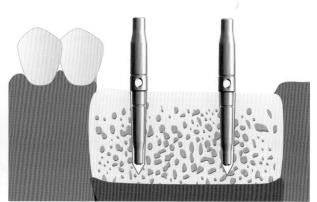

图2-9　再次检视骨孔方向和深度

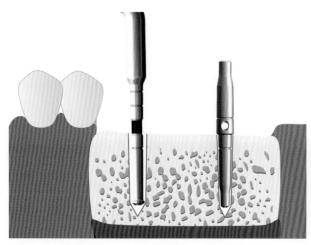

图2-10　也可以采用专门的深度
测量尺测量骨孔深度

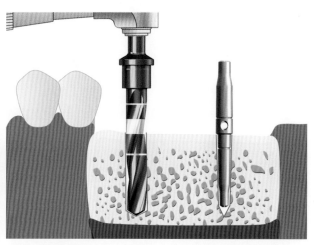

图2-11　根据指示杆的方向采用扩孔钻备孔

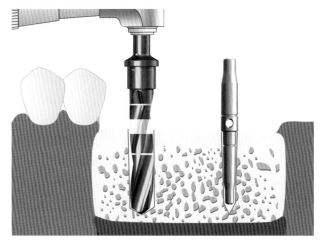

图 2-12 继续扩大骨孔，直到达到种植体
直径对应的钻针型号

意如果钻针为圆柱形，则要在每次采用大一号钻针前使用皮质骨钻去除局部骨皮质，以便于后续钻针能准确钻入。也可以使用引导钻进行备孔，根据引导钻的尖端引导钻针方向。当然，对于锥形钻针，就可以直接进入到下一步，后续钻针的尖端较细，可以轻易顺骨孔进入。

4）扩孔钻完成后，部分种植体可能需要颈部成型（图 2-13）。

5）颈部成型后，如有必要，骨孔需进行攻丝。即在种植窝内壁预备与种植体表面螺纹相一致的阴性螺纹。攻丝时，常需要根据手感确定攻丝深度，可选择全长度攻丝、仅在骨皮质攻丝和不攻丝，以保证良好的初期稳定性。然后冲洗骨孔，去除骨碎屑。

4. 植入种植体

用机用或手用适配器顺时针旋入种植体（图 2-14 ~ 图 2-16），种植体长轴与种植窝方向一致。旋入时，应避免唾液等进入种植窝。植入后，如果种植体有携带体，则取下携带体。也有些种植体敲击就位，这时需要注意把握好方向。

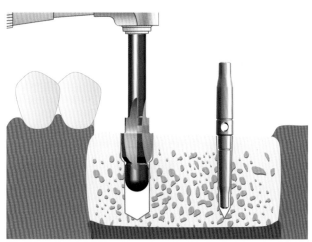

图 2-13 如有必要，需要采用颈部成型钻
或皮质骨钻修整颈部外形

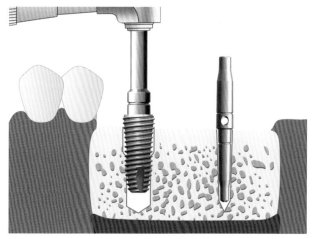

图 2-14 手机低速旋入种植体（图中为
登腾 superline 种植体模型）

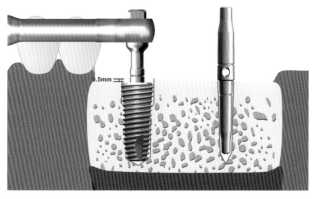

图 2-15 最后采用棘轮扳手将
种植体旋入到准确的位置

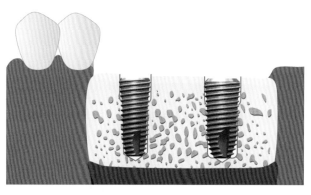

图 2-16 种植体完全就位

5. 安放覆盖螺丝或者愈合基台

　　非埋植式种植体一般以穿龈方式愈合,安放愈合基台或牙龈成型器(图2-21~图2-25)。愈合基台的高度和宽度根据缝合后软组织厚度决定,一般选择平齐或稍高于黏膜缘平面的愈合基台。埋植式种植体安放覆盖螺丝(图2-17~图2-20)。当然,埋植式种植体植入还需要在后期进行二期手术将种植体暴露出来,具体方法见后续章节。

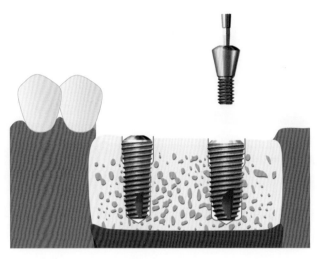

图2-17　如果采用埋植式种植,螺丝刀上覆盖螺丝

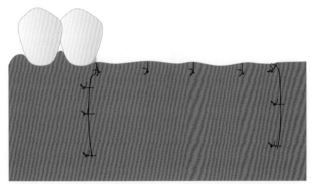

图2-18　严密缝合创口,口内看不到种植部件

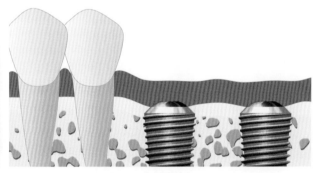

图2-19　埋植式植入的剖面图

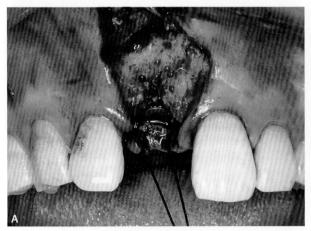

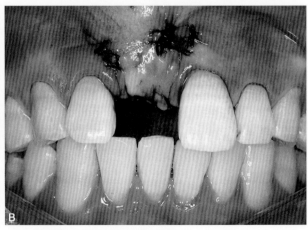

**图2-20AB　A1缺失植入种植体后,颊侧明显缺损需要通过骨增量手术增加牙槽嵴的宽度,
故采用的是埋植式手术,可以防止口腔细菌等干扰局部创口愈合**

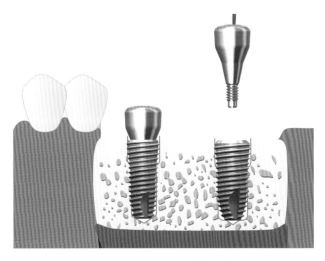

图 2-21　如果采用非埋植式种植，直接放置愈合
基台或牙龈成型器

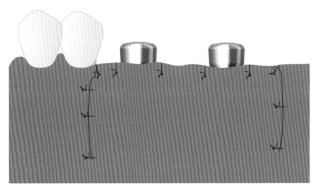

图 2-22　严密缝合创口，口内可以看到种植部件

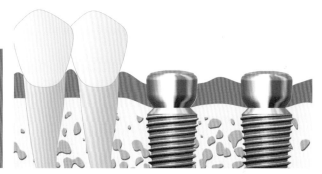

图 2-23　非埋植式植入的剖面图

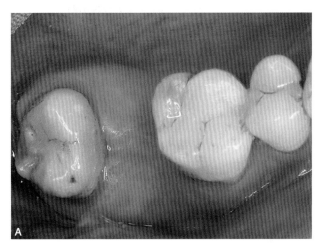

图 2-24A　术前口内观，可见局部牙槽嵴宽度
足够，角化黏膜宽

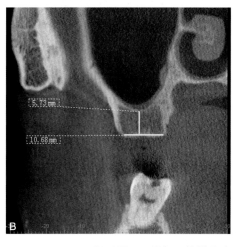

图 2-24B　CBCT 剖面图显示局部牙槽嵴宽度
达 10.68mm，骨高度不足需进行上颌窦提升

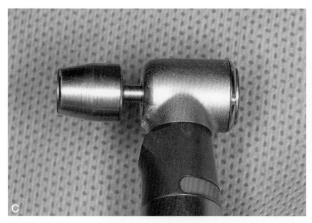

图 2-24C 黏膜环切刀

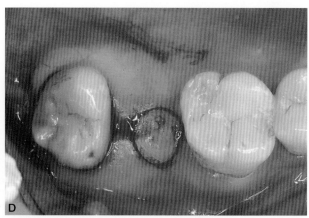

图 2-24D 环切后口内观

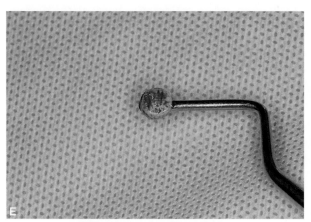

图 2-24E 取出环切黏膜

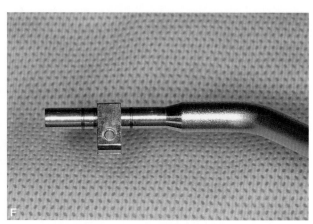

图 2-24F 上颌窦内提升器械

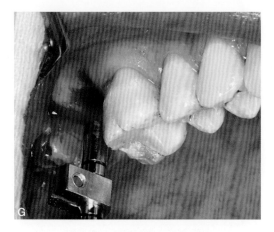

图 2-24G 局部备孔后内提升

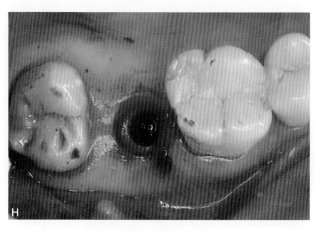

图 2-24H 内提升后口内观

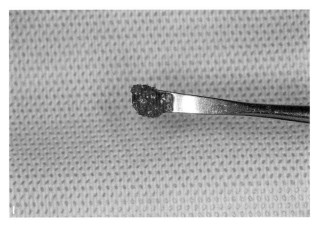

图 2-24I 植入自体骨屑或者是血液混匀的
骨替代材料

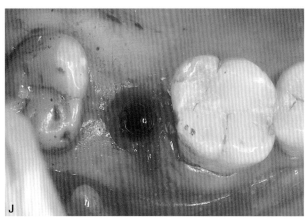

图 2-24J 植入骨替代材料后

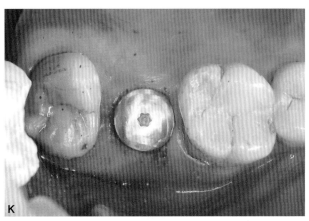

图 2-24K 非埋植式植入,术后在口内可以看到牙龈
成型器(Straumann 种植体)

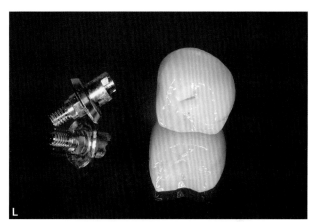

图 2-24L 制作完成的修复体

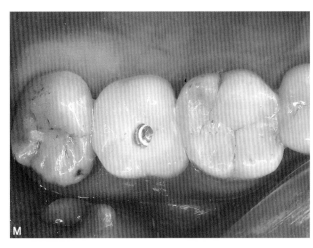

图 2-24M 修复体戴入,𬌗面螺丝孔暴露

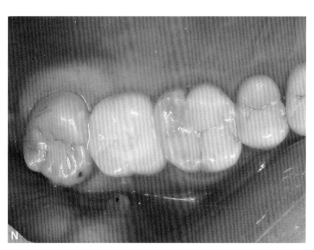

图 2-24N 复合树脂封闭螺孔,完成修复

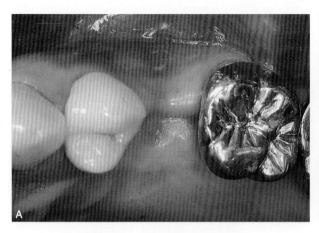

图 2-25A　种植体植入前口内像

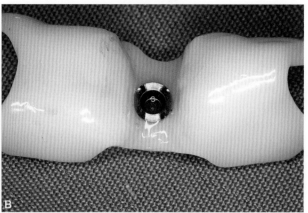

图 2-25B　制作的手术导板

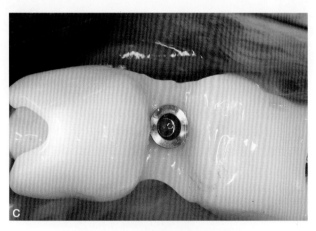

图 2-25C　外科手术导板口内就位

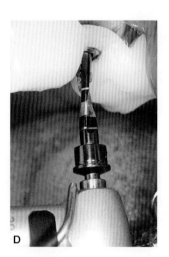

图 2-25D　备孔

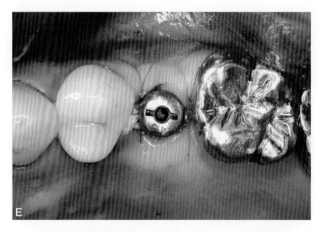

图 2-25E　植入种植体(登腾 Superline)后口内情况

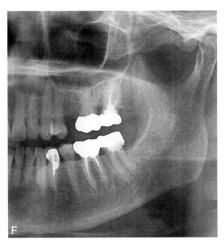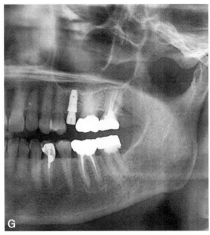

图 2-25FG 种植体植入前后 X 线片对比

理论上讲,该步骤要特别注意防止局部过热,主要注意以下几点:第一,钻针越粗,同样转速下钻针表面行程就越长,产热也可能越多,此时要适当降低转速。第二,还要注意适时更换钻针,钝钻针产热一定大于锋利钻针。第三,当钻针钻入困难时,适当加大冲洗水量,或者使用冰冻过的盐水冲洗。第四,不要给予钻针过大压力,并要间断性钻孔、上下提拉钻针。

七、缝合

软组织量充足,能直接关闭创口,可采用间断缝合法。大多数植骨病例需要进行软组织瓣骨膜切断松解,松解程度一般以软组织可以轻松对位、覆盖创口为准,这时才可以拉拢关闭创口。对于软组织量严重不足的病例,应进行局部转带蒂瓣或游离软组织移植等方式处理软组织,并将其固定,关闭创口。

参考文献

1. Becker W, Goldstein M, Becker B E, et al. Minimally invasive flapless implant surgery: a prospective multicenter study. Clinical implant dentistry and related research, 2005, 7(s1): s21-27.

2. Buser D, Arx T. Surgical procedures in partially edentulous patients with ITI implants Note. Clinical oral implants research, 2000, 11(s1): 83-100.

3. Buser D, Belser UC Esthetic implant dentistry. Single tooth replacement with ITI Dental Implants. Videotape. Berlin, Chicago: Quintessence Publishing, 1995.

4. Chow Y C, Wang H L. Factors and techniques influencing peri-implant papillae. Implant dentistry, 2010, 19(3): 208-219.

5. Cochran D L. The scientific basis for and clinical experiences with Straumann implants including the ITI® Dental Implant System: a consensus report Note. Clinical Oral Implants Research, 2000, 11(s1): 33-58.

6. Cochran DL, Hermann JS, Schenk RK, et al. Biologic width dimensions around titanium implants. A histometric study on loaded, non-sub-merged implants in the canine mandible. Journal of Period-ontology, 1997, 68: 186-198.

7. Funato A, Salama M A, Ishikawa T, et al. Timing, positioning, and sequential staging in esthetic implant therapy: a four-dimensional perspective. International Journal of Periodontics and Restorative Dentistry, 2007, 27(4): 313.

8. Gastaldo J F, Cury P R, Sendyk W R. Effect of the vertical and horizontal distances between adjacent implants and between a tooth and an implant on the incidence of interproximal papilla. Journal of periodontology, 2004, 75(9): 1242-1246.

9. Gomez-Roman G. Influence of flap design on peri-implant interproximal crestal bone loss around single-tooth implants. The International journal of oral & maxillofacial implants, 2001, 16(1): 61.

10. Hermann J, Cochran DL, Nummikowski PV, et al. Crestal bone changes around titanium implants. A radiographic evaluation of unloaded nonsubmerged and submerged implants in the canine mandible. Journal of Periodontology, 1997, 68: 1117-1130.

11. Jeong S M, Choi B H, Kim J, et al. A 1-year prospective clinical study of soft tissue conditions and marginal bone changes around dental implants after flapless implant surgery. Oral Surgery, Oral Medicine, Oral Pathology, Oral Radiology, and Endodontology, 2011, 111(1): 41-46.

12. Pontes AE, Ribeiro FS, da Silva VC, et al. Clinical and radiographic changes around dental implants inserted in different levels in relation to the crestal bone, under different restoration protocols, in the dog model. Journal of Periodontology, 2008, 79: 486-494.

13. Sclar A. Soft tissue and esthetic considerations in implant therapy. Quintessence Publishing Company, 2003.

14. Sunitha V R, Ramakrishnan T, Kumar S S, et al. Soft tissue preservation and crestal bone loss around single-tooth implants. Journal of Oral Implantology, 2008, 34(4): 223-229.

15. Spray J R, Black C G, Morris H F, et al. The influence of bone thickness on facial marginal bone response: stage 1 placement through stage 2 uncovering. Annals of Periodontology, 2000, 5(1): 119-128.

第三章 印模技术
Impression technique
难度指数：★★★

一、概述

印模制取是种植修复的一个重要环节，是保证种植修复精确度的关键步骤（Wee AG 1999）。种植体印模的精确性除了与取模方法有关，印模材料、印模帽设计、种植体角度及数量、是否使用转移夹板等同样影响印模的精确性。由于硅橡胶凝固后尺寸稳定，操作性好，精确度高（Wee A G 2000，Prithviraj D R 2011），常用于种植印模的制取。不同的印模帽设计也会影响印模的精确度（Rashidan N 2012），只有印模帽在印模内获得稳定固位才能保证很好的精确性。Assuncao WG 等（2004）认为种植体的角度会影响印模的精确性，但仍存争议（Conrad HJ 2007）。在取多颗牙种植修复的印模时，为了保持各转移桩之间相对轴向关系的稳定，可采用转移夹板技术。通常使用可固化的材料制作一连接各转移桩的刚性夹板，然后再进行常规的封闭或开窗印模取模。采用转移夹板技术能明显提高印模的精确度（Vigolo P 2003，Vigolo P 2004，Cabral LM 2007，öngül D 2012）。

种植取模方式有很多种，一般来讲，根据托盘是否开窗分为开窗式印模和非开窗式印模。开窗式印模（open tray impression technique，或者 pick up technique），使用可以开窗的托盘和带有固定螺丝的转移体完成印模的制取，开窗式制取印模的方法精度高，并且可以避免种植体由于共同就位道不佳而导致印模不易取出或脱模的现象，但操作相对较复杂（Naconecy MM 2004，Del'Acqua MA 2008），而且受开口度的限制（Chee W 2006）。相对而言，非开窗式印模（closed tray impression technique，或者 transfer technique）的操作简单，临床上应用最多。一项针对 14 篇关于取模方式精确性研究的系统评价（Lee H 2008）显示，在大于或等于四颗种植体的情况下，采用开窗式印模技术制取的印模比非开窗式印模更加精确，而在小于或等于三颗种植体时两者的精确性无差别。故非开窗式印模常用于单个种植义齿上部修复及较为简单的多个种植义齿上部修复，开窗托盘印模技术多用于复杂的多个种植义齿的上部修复印模制取（Bhakta S 2011）。

目前市面上的种植体虽然转移桩的设计各异，印模技术的名称也不相同，但其原理基本一样。以下以常用的开窗式及非开窗式印模为例介绍种植修复中的印模技术。

二、非开窗式和开窗式印模技术

如果患者采用的是埋植式种植，那么不管采用哪种方法取模，都必须首先进行二期手术暴露种植体（图 3-1 ~ 图 3-2）。表 3-1 详述了这两种方法的具体步骤及相互差异。

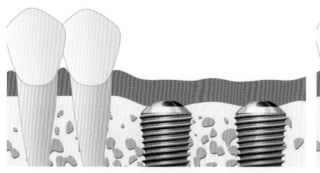

图 3-1 如果采用的是埋植式植入术,
则要进行二期手术将种植体暴露

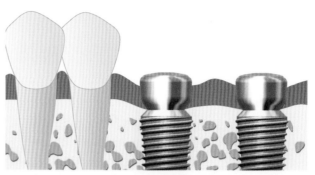

图 3-2 愈合基台(或牙龈成形器)
暴露在口腔中

表 3-1 非开窗式印模和开窗式印模技术的详细操作步骤

	非开窗式印模	开窗式印模
第一步	选择转移桩(图 3-3A)	选择转移桩(图 3-4A)
第二步	转移桩口内就位(图 3-3B);如有必要拍 X 线片确认	转移桩口内就位(图 3-4B);如有必要拍 X 线片确认
第三步	采用封闭式托盘取硅橡胶印模:用具有较佳流动性的轻体硅橡胶材料仔细充填转移桩龈方周围以及天然牙的倒凹区,确保充填无死角和气泡,用较为坚硬的重体硅橡胶材料仔细充填转移桩周围。接着将重体硅橡胶材料灌满托盘,常规取模,并进行肌功能修整。需要注意的是,放置托盘时应当确保托盘完全就位,未受转移桩的干扰(图 3-3C)	采用开窗式托盘取硅橡胶印模:用红蜡片将开窗区封闭,取硅橡胶印模。具体方法同左。在转移桩高出咬合平面较多的情况下,对覆盖开窗区的红蜡片稍施加一定力量,可使转移桩从红蜡片上穿出,使托盘顺利就位(图 3-4C)
第四步	待材料完全凝固后直接取下印模。可见转移桩在口内(图 3-3D)	松开转移桩固定螺丝取下印模(图 3-4D)。可见转移桩在印模内(图 3-4E)
第五步	将口内转移桩卸下连接植体替代体(图 3-3E),然后将其置入印模中(图 3-3FG)	选择植体替代体(图 3-4F),直接将其连接在印模中的转移桩上(图 3-4G),拧紧螺。
第六步	制作义龈(图 3-5A、图 3-5C)	制作义龈(图 3-5B、图 3-5C)

非开窗式印模

开窗式印模

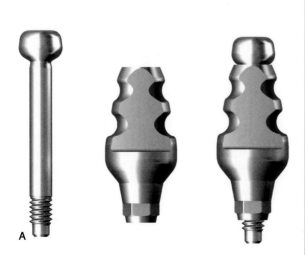

图 3-3A 选择合适的转移桩。固定螺丝较短

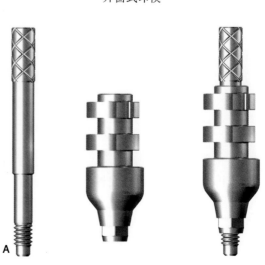

图 3-4A 选择合适的转移桩。注意固定螺丝较长

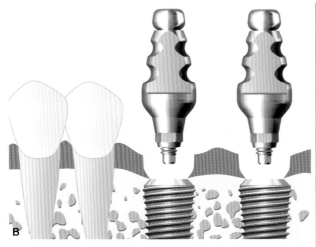

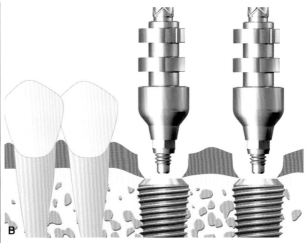

图 3-3B　将转移桩固定于患者口内的种植体上,确保转移桩严格就位。如果不确定完全就位,则可以拍 X 线片确定

图 3-4B　将转移桩固定于患者口内的种植体上,确保转移桩准确就位。如果不确定完全就位,则可以拍 X 线片确定

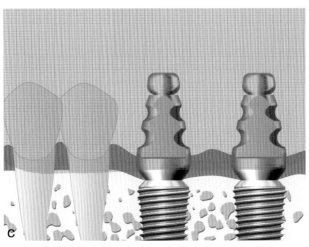

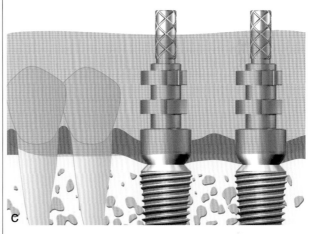

图 3-3C　选择适合的封闭式托盘(常规成品托盘),也可采用常规方法制作个别托盘

图 3-4C　选择适合的成品开窗式托盘,也可采用常规方法制作个别托盘,并在托盘上相对应的区域开窗,转移桩固定螺丝应当能无阻挡地从托盘的开窗区穿出

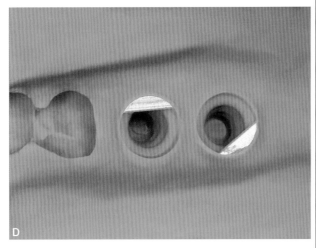

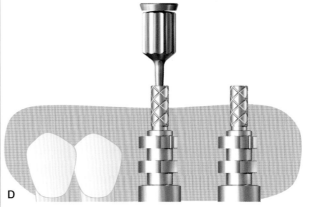

图 3-3D　转移桩在口腔内

图 3-4D　待材料完全凝固后,去除红蜡片。将连接转移桩和种植体的固定螺丝完全旋松,取下印模

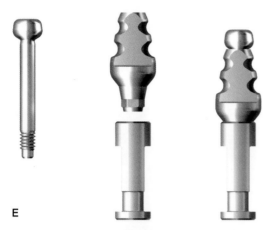

E

图 3-3E 卸下患者口内种植体上的转移桩，用种植体替代体连接转移桩

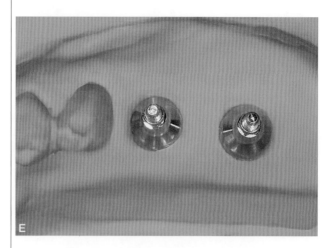

E

图 3-4E 转移桩在印模中，不在口腔内

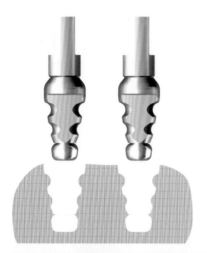

F

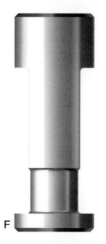

F

图 3-4F 选择种植体替代体

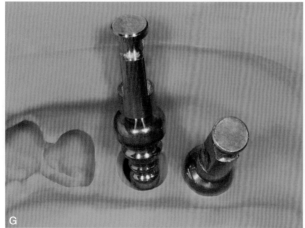

G

图 3-3FG 将连接有植体代型的转移桩准确插回印模中

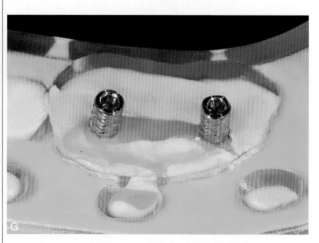

G

图 3-4G 将种植体替代体固定在印模材料中的转移桩上，并将固定螺丝拧紧，确保种植体代型准确就位

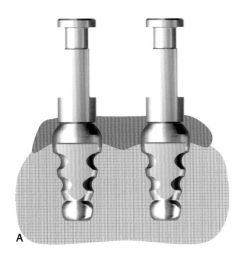

图 3-5A　制作义龈剖面示意图(非开窗)

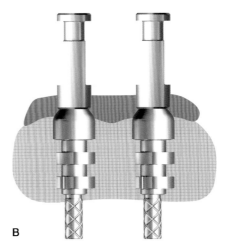

图 3-5B　制作义龈剖面示意图(开窗)

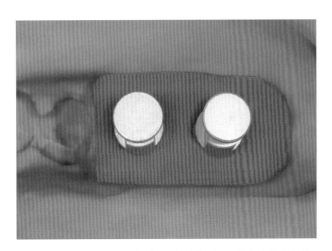

图 3-5C　制作义龈,以便在义齿制作时可以随时观察义齿与软组织的关系,提高修复体的适合性。植体代型完全就位后,将义龈材料注射在印模组织面的植体代型周围,包围植体代型至少 2mm 高度

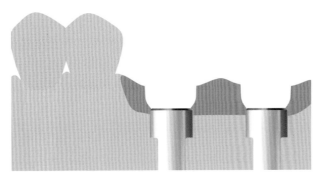

图 3-6　灌注硬或超硬石膏模型:石膏完全固化后,将工作模型从印模中取下,卸下转移桩。图中为灌制好的工作模示意图

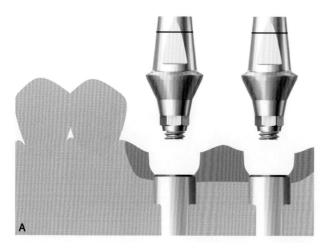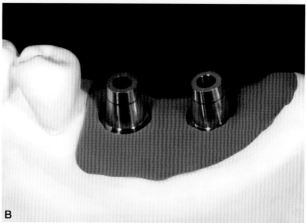

图 3-7AB　选配基桩

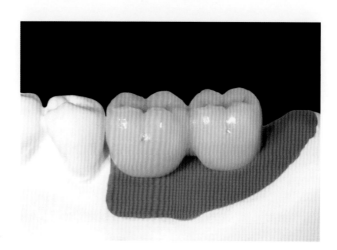

图 3-8　进行修复体的制作

三、基桩水平印模

　　根据取模时转移平面不同,可分为种植体水平印模和基台水平印模(özkan 2010)。种植体水平印模(implant level implant)是针对种植体的位置进行取模,即将转移体固定在种植体上进行印模制取,在口外连接转移体和种植体替代体后灌注工作模型。这种方法在口外选择基台,故可以选择不同的基台类型(Kupeyan 1995),能通过角度基台的选择或基台的调改获得共同就位道(Prestipino 1993),有利于后期的修复。基台水平印模(abutment level impression)则是针对基台取模,类似于固定修复时对基牙的取模,即先将基台在口内就位上紧后,然后在基台上安装印模帽完成印模(图 3-9 ~ 图 3-18)。此法在口内选择基台,技工不能调改以使多个基台获得共同就位道,在多牙种植修复时较难操作(Daoudi MF 2001)。

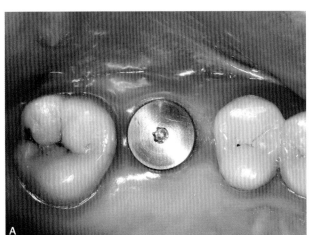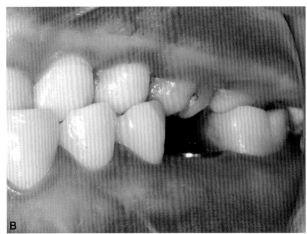

图 3-9AB　印模前口内观

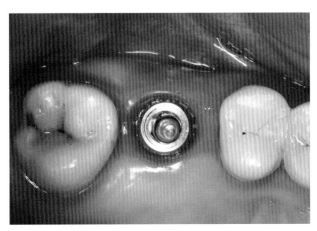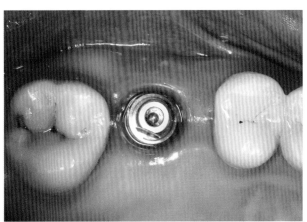

图 3-10　卸下牙龈成形器　　　　　　　　　　图 3-11　选择合适的基桩固定在植体上

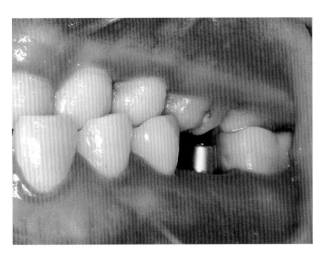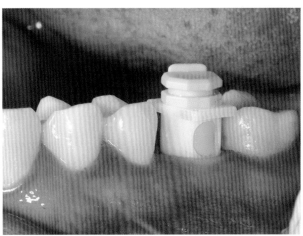

图 3-12　基桩就位后口内观　　　　　　　　　　图 3-13　放置转移桩

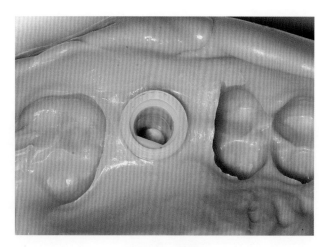

图 3-14 阴模

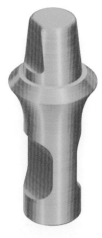

图 3-15 标准基桩系统采用的种植体替代体（本身包括植体和基桩结构）

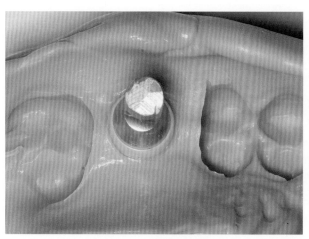

图 3-16 植体替代体就位

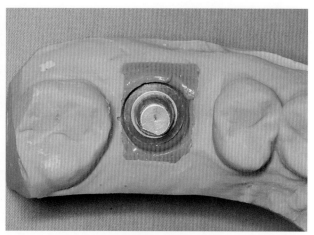

图 3-17 灌制完成的工作模

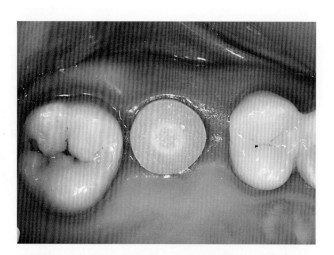

图 3-18 口内采用保护帽固定在标准基桩上，一者防止牙龈生长覆盖种植体肩台，两者可以覆盖基桩锐利边缘防止黏膜受伤

四、咬合关系记录

对于单颗牙缺失的患者,通常不需要咬合记录也能在模型上找到稳定的咬合。但对于多颗牙缺失,则要考虑进行咬合记录。方法有以下几种:

1. 采用基桩进行记录

一般选择合适的基桩调磨,使其不高于咬合面,然后旋入固定在口内种植体上,再按照天然牙进行烤瓷修复时的记录方式采用自凝塑料、蜡、硅胶记录上下颌咬合。

2. 采用专门的种植咬合记录组件、基桩、临时基桩等部件来进行咬合记录

将这些组件调磨合适后置于口内种植体上,不能干扰咬合,然后进行咬合记录。

3. 如果是采用的标准基桩系统(如图 3-9 ~ 图 3-18),就可以直接记录

准确的印模制取是确保修复体具有良好适合性的关键之一,因此,要特别注意以下几点:

(1)根据病例实际情况和修复方式选择合适的取模方法。

(2)转移桩和种植体替代体等部件没有损坏,并遵循厂商对使用次数的建议。

(3)印模材料的选择,既需要一定的强度,也要有较好的流动性,能够包裹转移桩的颈缘。

(4)转移桩和(或)种植体替代体能准确就位,无松动。

参考文献

1. Assuncao WG, Filho HG, Zaniquelli O. Evaluation of transfer impressions for osseointegrated implants at various angulations. Implant Dent, 2004, 13:358-366.
2. Bhakta S, Vere J, Calder I, et al. Impressions in implant dentistry. British dental journal, 2011, 211(8): 361-367.
3. Cabral LM, Guedes CG. Comparative analysis of 4 impression techniques for implants. Implant Dent, 2007, 16:187-94.
4. Chee W, Jivraj S. Impression techniques for implant dentistry. Br Dent J, 2006 Oct 7, 201(7):429-432.
5. Conrad HJ, Pesun IJ, DeLong R, et al. Accuracy of two impression techniques with angulated implants. J Prosthet Dent, 2007, 97:349-356.
6. Daoudi MF, Setchell DJ, Searson LJ. A laboratory investigation of the accuracy of two impression techniques for single-tooth implants. Int J Prosthodont, 2001, 14:152-158.
7. Del'Acqua MA, Arioli-Filho JN, Compagnoni MA, et al.. Accuracy of impression and pouring techniques for an implant-supported prosthesis. Int J Oral Maxillofac Implants, 2008 Mar-Apr, 23(2):226-236.
8. Kupeyan HK, Lang BR. The role of the implant impression in abutment selection: a technical note. Int J Oral Maxillofac Implants, 1995, 10:429-433.
9. Lee H, So J S, Hochstedler J L, et al. The accuracy of implant impressions: a systematic review. The Journal of prosthetic dentistry, 2008, 100(4):285-291.
10. Naconecy MM, Teixeira ER, Shinkai RS, et al. Evaluation of the accuracy of 3 transfer techniques for implant-supported prostheses with multiple abutments. Int J Oral Maxillofac Implants, 2004 Mar-Apr, 19(2):192-198.
11. Öngül D, Gökçen-Röhlig B, Şermet B, et al. A comparative analysis of the accuracy of different direct

impression techniques for multiple implants［J］. Australian Dental Journal,2012,57(2):184-189.

12. Özkan Y,Özcan M,Akalin F,et al. Evaluation of the methods used for impression making for different implant systems in prosthetic dentistry［J］. Brazilian Dental Science,2010,9(2):21-33.

13. Prestipino V,Ingber A. Esthetic high-strength implant abutments. Part I. J Esthet Dent 1993,:29-36.

14. Prithviraj D R,Pujari L M,Garg P,et al. Accuracy of the implant impression obtained from different impression materials and techniques:review. J Clin Exp Dent,2011,3(2):e106-e111.

15. Rashidan N,Alikhasi M,Samadizadeh S,et al. Accuracy of implant impressions with different impression coping types and shapes. Clinical implant dentistry and related research,2012,14(2):218-225.

16. Vigolo P,Majzoub Z,Cordioli G. Evaluation of the accuracy of three techniques used for multiple implant abutment impressions. J Prosthet Dent,2003,89:186-192.

17. Vigolo P,Fonzi F,Majzoub Z,et al. An evaluation of impression techniques for multiple internal connection implant prostheses. J Prosthet Dent,2004,92:470-476.

18. Wee AG,Aquilino SA,Schneider RL. Strategies to achieve fit in implant prosthodontics:a review of the literature. Int J Prosthodont,1999,12:162-178.

19. Wee A G. Comparison of impression materials for direct multi-implant impressions. The Journal of Prosthetic Dentistry,2000,83(3):323-331.

第四章 修复体的戴入
Restoration insertion
难度指数: ★★★

一、概述

一般来讲,种植修复体的戴入相对于天然牙来讲较为复杂。原因有以下几点:

1. 种植体周围的软组织形态往往比较复杂,高低不平,修复体颈缘往往会压迫周围黏膜,给戴牙增加困难。理想的处理办法往往是预先戴入临时修复体,待修复体将软组织塑形完成后再戴永久性修复体,但这通常会增加患者复诊次数和椅位占用时间。所以还可以采用颈部略大的牙龈成形器(愈合基台)塑形牙龈,然后再个性化转移将种植体周围软组织位置和形态转移至主模型上,根据其形态制作修复体。

2. 由于种植体周围没有牙周韧带,其对咬合和邻接面的调整要求较高。

3. 由于种植体颈部直径小于天然牙,因此对于粘接固位的修复体去除粘接剂操作较为困难。

二、咬合的设计

第一章已经提到,由于结构的差异,自然牙与种植牙具有不同的生物学和生物力学性能(表1-1),忽视这种差异是引起种植义齿失败的主要原因。Curtis DA 等(2000)指出目前种植义齿的失败原因逐渐由下部种植体相关原因转为上部修复相关原因,因上部结构修复不当导致的并发症达到 77%。因此,种植义齿建立咬合时与天然牙也有所不同。Misch 于 1994 年首次提出了种植体保护𬌗(implant-protected occlusion)的概念。

> Kim 等(2005)认为种植体保护𬌗的主要原则有:
> 建立稳定正中位,两侧达到均衡一致的上下颌最大尖窝接触关系;
> 𬌗力平衡均匀分布,且方向为轴向或者近轴向;
> 形成较大的正中自由域(freedom in centric),后退位与正中位之间协调一致,无论何种运动时,均无咬合干扰。

关于咬合设计,下述理论为近年来本领域大家公认的咬合设计准则:

1. 对于单个牙缺失的种植义齿修复,要注意尽量将种植体上的𬌗力减少到最轻,正中位轻咬时种植义齿与对颌牙无接触、重咬时轻接触,使𬌗力主要分布在邻近天然牙上(Howe L 1999)。同时,可以增大与邻牙之间邻面的接触面,以便于𬌗力分散,并避免咬合干扰(Spiekermann H 1995)。

2. 对于单颗种植义齿,不管是前牙还是后牙,在前伸及侧方运动中种植义齿所有面都不作为引导斜面,而应在天然牙上形成前导或者侧导。

3. 双侧游离端缺失,建议采用相互保护𬌗。在牙尖交错位时种植体与天然牙都有咬合接触,切牙除外或只有轻接触。如果尖牙存在且条件好,可采用尖牙保护𬌗以保护种植体,若尖牙缺失或牙周条件不好,则采用组牙功能𬌗(Howe L 1999)。另外,应在调𬌗时注意使悬臂区的咬合有梯度变化,即越远离基牙越减少咬合接触(Carlsson GE 2009)。

4. 单侧游离端缺失,因为对侧牙弓没有牙齿缺失,维持了原有的𬌗型,因此设计比较简单。种植体与对颌牙应保持30μm的间隙,前伸𬌗应避免接触。侧向𬌗根据情况而定,如一侧前磨牙和磨牙均缺失,两侧尖牙条件好,可以采用尖牙保护𬌗;如尖牙条件差,则应采用组牙功能𬌗以达到侧方运动时所有种植体均匀分担𬌗力(Grossmann Y 2005,Misch CE 2005)。

5. 对于肯氏Ⅳ类牙缺失,牙尖交错位时前牙应没有接触,𬌗力由天然后牙承担。如果天然牙支持力较好,可以采用尖牙保护𬌗或组牙功能𬌗。如果是多颗前牙缺失,前导可以建立在种植体上,此时可以通过增加种植体的数目来分散𬌗力,或者由天然牙和种植体一起形成前导(Benito Rilo 2008)。

6. 对于种植体-天然牙联合支持义齿修复,为弥补𬌗力作用下种植体与天然牙牙周膜缓冲能力的差异,种植体冠部在正中𬌗位时与对颌牙应有30～50μm的咬合间隙,以避免咀嚼时种植体过载。此外,种植体部位应避免前伸及侧方运动时的咬合接触(Benito Rilo 2008)。

7. 当尖牙为天然牙、牙根强壮时,采用尖牙保护𬌗。当尖牙较为弱小或者为种植体时,使用组牙功能𬌗(Carlsson 2009)。

在具体的义齿制作和咬合调整中要着重考虑以下因素:

➤ 咬合面形态设计:

当种植牙与对颌牙窝接触不密合时,𬌗力由个别牙尖斜面或窝壁承载,导致应力集中,不利于种植体的稳定。因此,种植义齿的尖窝关系应设计为圆钝的弧面接触以有效分散𬌗力。后牙颊舌方向上仍采用𬌗学中强调的 ABC 均匀接触关系,如因种植体位置不够理想,可排成 AB、BC 接触点布局,并在每个牙窝底部设计一个 $1mm^2$ 左右的小平面便于 RCP 与 ICP 的协调(Ash MM 2003),并便于使𬌗力沿种植体长轴分布(Weinberg LA(a)1998)。

➤ 降低牙尖斜度:

Kaukinen 等(1996)比较33°牙尖斜面和0°无牙尖斜面在咀嚼时传递到种植体骨组织的应用大小,发现33°时应力为3.846kg,0°时应力为1.938kg。Weinberg LA 等(1995)实验表明,有牙尖斜面时产生的侧向力随牙尖斜度增大而明显增大,后牙牙尖斜度每加大10度,侧向负荷增大30%。故种植义齿应降低牙尖斜度,对于全颌种植义齿,可使用无尖树脂牙以减小侧向力(Khamis MM 1998)。

➤ 缩小咬合面面积:

咬合面积越大,𬌗力越偏离种植体长轴,产生越大的侧向力,故应尽可能缩小义齿的𬌗面宽度(后牙𬌗面颊舌径减为天然牙的 2/3～1/2),使咬合接触限于种植体直径范围以内(Weinberg LA(b)1998,Cehreli MC 2002)。减小𬌗面宽度不仅易于穿透食物提高切割效率,减少侧向力,便于患者自洁,同时因为减小了种植体直径与牙冠宽度的差异而形成的悬臂效应,从而降低了崩瓷的可能性(Misch CE,1999)。临床上常常是减小𬌗面颊舌侧宽度,当有远中游离臂时应减小悬臂的近远中宽度。

三、修复体戴入操作步骤

临床最常见的戴牙过程如图4-1所示。但如果采用的是标准基桩系统,由于基桩本身就固定在口内,其戴牙过程类似于天然牙冠戴牙(图4-6～图4-9)。

1. 戴牙前的准备

检查模型上修复体与基桩、邻牙的密合程度;修复体边缘有无悬突;基桩定位卡是否可以准确就位;

2. 基桩就位

首先取下愈合帽或暂时修复体,清理龈沟,然后酒精消毒并吹干基桩、种植体连接结构。在基桩定位卡的帮助下准确将基桩连接在种植体上,用手将中央螺丝旋紧(图4-10)。如果基桩和种植体连接结构有

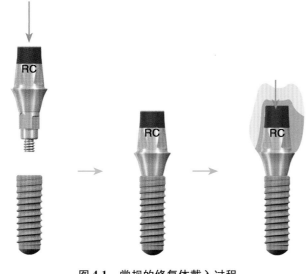

图 4-1　常规的修复体戴入过程

特定的抗旋转结构（如六面、八面抗旋转结构），可以直接在基桩上作标记，然后在同样的位置固定在种植体上（图 4-4）。

3. 修复体试戴

对于单颗或局部种植义齿，调整接触点使修复体完全就位，确认达到被动就位后检查修复体外形和邻接关系（图 4-5）；

早接触与𬌗干扰形成的𬌗创伤极易破坏种植体骨结合，因此，种植义齿修复后的调𬌗不可缺少。调𬌗要按照下列原则进行：首先排除肌功能紊乱引发的干扰；其次要遵循一定的顺序和方法调改。调𬌗的基本方法为开沟、修圆、磨尖。

调𬌗的顺序一般为先磨改正中𬌗的咬合早接触点，然后再检查、磨改前伸𬌗、侧方𬌗的早接触点。但 Sato Y 等（2002）建议先用红色咬合纸做侧向咬合，再用蓝色咬合纸做正中咬以避免侧向调𬌗时对正中咬合接触的改变。

在混合牙列建𬌗时，正中咬合接触时，种植固定冠桥修复体的咬合要比自然牙稍微轻接触一点。也就是说，正中咬合时，种植牙在轻咬合状态下不接触，重咬合使自然牙下沉后，种植牙才接触。但关于这个"度"，不同的学者先后提出不同的标准。Misch CE（1999）曾主张应该把种植义齿咬合面降低 $100\mu m$ 以减少负荷，Benito Rilo（2008）认为是 $30\sim50\mu m$。而也有许多学者认为正中𬌗时与对颌牙应形成 $30\mu m$ 的间隙（Lundgren D 1994）。紧咬合时与对颌牙均匀广泛接触，正中𬌗及非正中𬌗无早接触点和

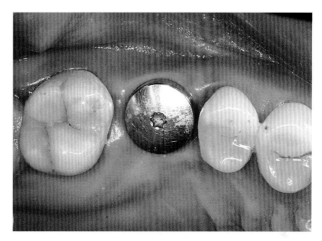

图 4-2　修复体戴入前口内观

𬌗干扰。这种现象产生原因主要是因为天然牙和种植义齿的轴向动度不一致，前者达 $25\sim100\mu m$，后者仅 $3\sim5\mu m$。从这个差异讲，笔者认为各个患者由于余留天然牙动度不一致，这个"度"也应该是不一样的，调𬌗时也应体现个性化。

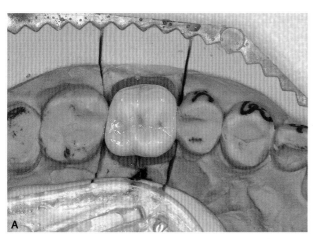

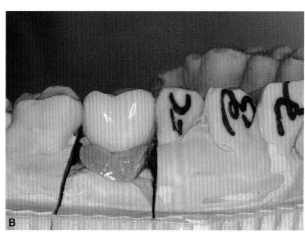

图 4-3AB　制作完成的修复体

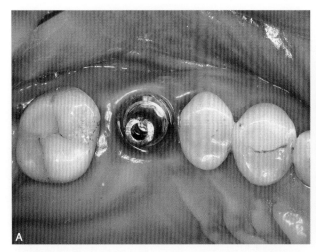 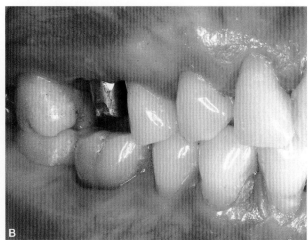

图4-4AB 基桩就位

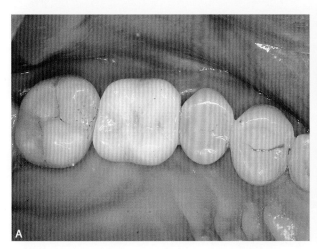 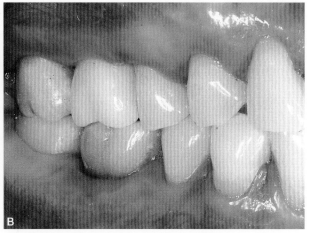

图4-5AB 修复体戴入后口内观

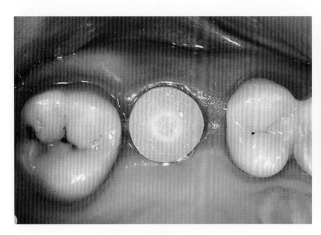 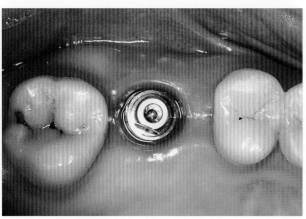

图4-6 修复体戴入前口内观　　　　**图4-7 去除保护帽**

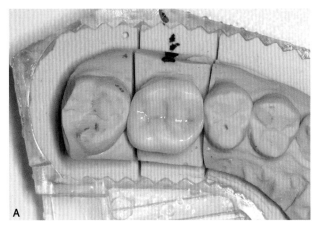
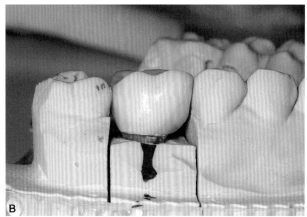

图 4-8AB 制作完成的修复体

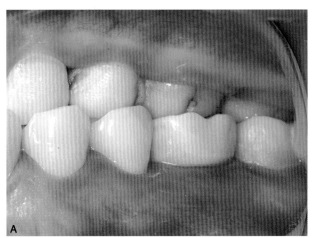
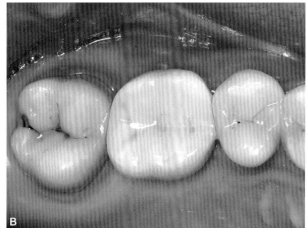

图 4-9AB 修复体戴入后口内观

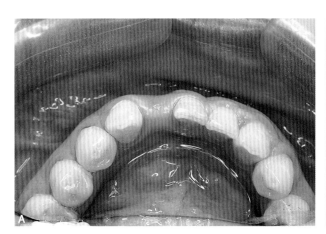
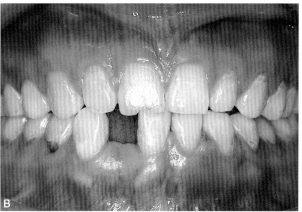

图 4-10AB C1 缺失,治疗前口内观

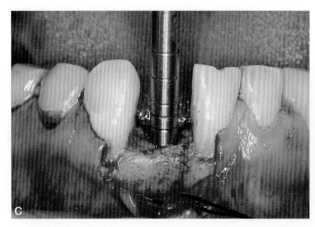
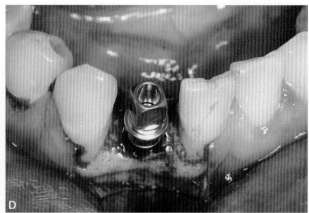

图 4-10CD　进行骨挤压后植入种植体（Ankylos 系统）

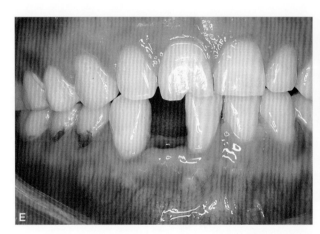
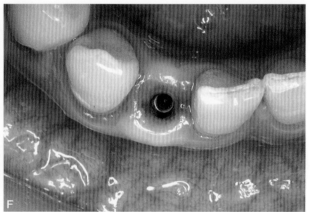

图 4-10EF　戴牙前口内软组织塑形状态

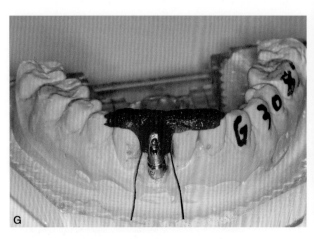
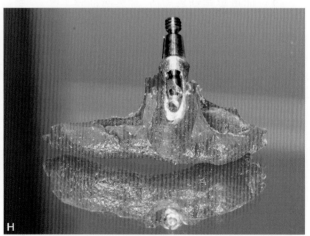

图 4-10G　模型上基桩和定位卡　　　　　**图 4-10H　基桩和定位卡**

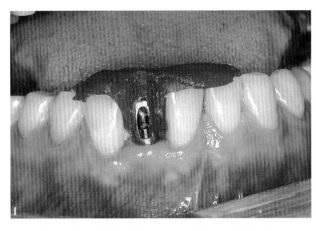

图 4-10I 基桩和定位卡口内就位，拧紧基桩螺丝

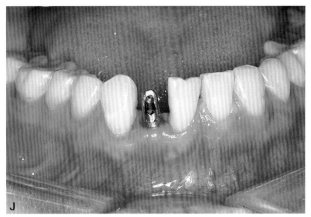

图 4-10J 取下定位卡

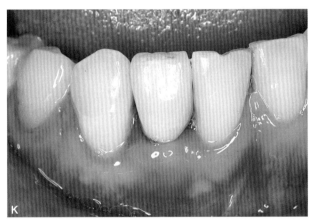

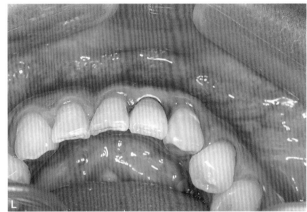

图 4-10KL 戴牙完成

4. 修复体固定

分为粘接固定和螺丝固定。当然，对两者的选用需要参考前述种植治疗的计划和设计。

1）如果采用螺丝固位，则要根据种植体厂商推荐，将螺丝紧固至一定的扭矩，并且需要紧固两次，中间间隔 5～10 分钟。然后先在螺丝孔内塞入小棉球保护中央螺丝，再用树脂将基桩孔封闭。

2）如果采用粘接固位，则需要彻底去除粘接剂，任何残留的粘接剂均会对种植体的健康产生不利的影响。有学者推荐使用暂时粘固剂或磷酸锌粘固剂，而不主张使用玻璃离子和树脂粘接剂，因为后者不易

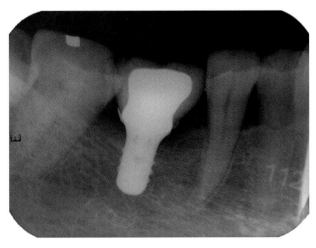

图 4-11 牙片显示种植体周围存在粘接剂

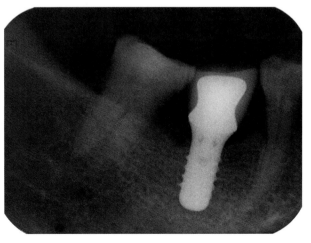

图 4-12 X 线片检查种植体颈缘无粘接剂

完全去除。种植体周围残留的粘接剂是引起种植体周围炎的主要原因之一。对于一些有 X 线阻射特性的粘接剂,可以通过 X 线片核实粘接剂是否去除(图 4-11、图 4-12)。

5. 治疗后医嘱

修复体戴入后并不意味着种植治疗的结束,医师需要告知患者后期的注意事项。包括勿咬硬物,需要保持良好的口腔卫生。还要嘱咐患者定期复查,尤其是有牙周病史的患者。

参考文献

1. Ash MM,Nelson SJ. Wheeler's dental anatomy,physiology,and occlusion. 8th ed. Harcourt Publishers Ltd,2003,462-484.

2. Benito Rilo,José Luis da Silva,María Jesús Mora,et al. Guidelines for occlusion strategy in implant-borne prostheses. International Dental Journal,2008,58:139-145.

3. Carlsson GE. Dental occlusion:modern concepts and their application in implant prosthodontics. Odontology,2009 Jan,97(1):8-17.

4. Cehreli MC,Iplikcioglu H. In vitro strain gauge analysis of axial and off-axial loading on implant supported fixed partial dentures. Implant Dent,2002,11(3):286-292.

5. Curtis DA,Sharma A,Finzen FC,et al. Occlusal considerations for implant restorations in the partially edentulous patient. J Calif Dent Assoc,2000,28(10):771-779.

6. Grossmann Y,Finger IM,Block MS. Indications for splinting implant restorations. J Oral Maxil Surg,2005,63:1642-1652.

7. Howe L,Barrett V,Palmer P. Basic restorative techniques. Br Dent J,1999,187:473-479.

8. Kaukinen JA,Edge MJ,Lang BR. The influence of occlusal design on simulated masticatory forces transferred to implant-retained prostheses and supporting bone. Journal of Prosthetic Dentistry,1996,76:50-55.

9. Khamis MM,Zaki HS,Rudy TE. A comparison of the effect of different occlusal forms in mandibular implant overdenture. J Prosthet Dent,1998,79:422-429.

10. Kim Y,Oh TJ,Misch CE,et al. Occlusal considerations in implant therapy:clinical guidelines with biomechanical rationale. Clin Oral Implant Res,2005,16:26-35.

11. Lundgren D,Laurell L. Biomechanical aspects of fixed bridgework supported by natural teeth and endosseous implants. Periodontol,2000,1994,4:23-40.

12. Misch CE,Bidez MW. Implant-protected occlusion:a biomechanical rationale. Compendium,1994 Nov,15(11):1330,1332,1334 passim;quiz 1344.

13. Misch CE. Occlusal consideration for implant-supported prostheses. 2nd ed. Mosby:Contemporary implant dentistry,1999. 610-626.

14. Misch CE. Occlusal considerations for implant-supported prostheses,Mosby:Dental Implant Prostheses,St Louis,2005. 472-510.

15. Sato Y,Koretake K,Hosokawa R. An alternative procedure for discrimination of contacts in centric occlusion and lateral excursion. J Prosthet Dent,2002,88(6):644-645.

16. Spiekermann H. Implantology. New York:Thieme Medical Publishers Inc,1995. 299-304.

17. Weinberg LA. A comparison of implant/prosthesis loading with four clinical variables. Int J Prosthodont,1995,8:421-433.

18. Weinberg LA(a). Reduction of implant loading using a modified centric occlusal anatomy. Int J Prosthodont,1998,11:55-69.

19. Weinberg LA(b). Reduction of implant loading with therapeutic biomechanics. Implant Dentistry,1998,7(4):277-285.

第五章　种植患者的牙周准备及种植体周疾病的治疗

The dental implant treatment for patients with periodontal disease and the treatment of peri-implant disease

难度指数：★★★★★

一、概述

> 在我国牙周病是最常见的两大口腔疾病之一，是成人拔牙的首要原因。这意味着，在中国有潜在的大量需要种植的患者，但是其牙周状况却不容乐观，这是口腔临床医师必须面对的问题。牙周炎特别是重度慢性牙周炎和侵袭性牙周炎给种植治疗带来了巨大的挑战。

在我国牙周病是最常见的两大口腔疾病之一，80% ~ 90% 的成人患有不同程度的牙周疾患。第三次全国口腔健康流行病学调查（2005 年）结果显示，我国成人（35 ~ 44 岁）的口腔卫生差，牙石率高达 97%；牙周病患病率高，在调查的人群中牙龈出血率为 75%，牙周袋深度 4 ~ 6mm 或附着丧失 4 ~ 5mm，高达 40%。然而大多数患者并没有因牙周病及时就诊，以致疾病不断加重，发生脓肿、牙松动、移位、最终脱落或拔除；有些患者虽然就诊，却未获得正规治疗，导致病情未控制并继续发展。目前，牙周炎已是成人拔牙的首要原因，因牙周炎导致的失牙约占我国成人居民拔牙总量的 40% 左右（田洪君 1995，谢昊 2006）。第三次全国口腔健康流行病学调查（2005 年）结果同时显示，在 35 ~ 44 岁年龄组，牙齿缺失的发生率为 37%，而这组患者的牙周健康率仅为 14.5%；而在 65 ~ 74 岁年龄组，牙齿缺失的发生率为 86.1%，牙周健康率仅为 14.1%。这意味着，在中国有潜在的大量需要种植的患者，但是其牙周状况却不容乐观（图 5-1 ~ 图 5-3）。

随着种植技术发展的日益成熟，种植已经成为修复牙列缺损和牙列缺失的一种重要手段。那么牙周炎患者可以进行种植治疗吗？牙周炎患者的种植修复治疗与牙周健康者的治疗有何不同？牙周炎患者的种植体失败率以及种植体周围病发病率是否会增加？这些都是口腔临床医师必须面对的问题。

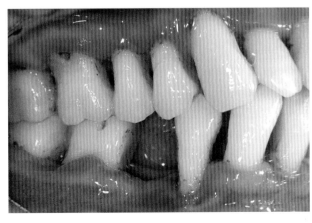

图 5-1　牙周组织退缩，口腔卫生较差

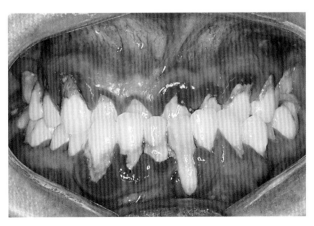

图 5-2　口腔卫生差，牙周组织红肿

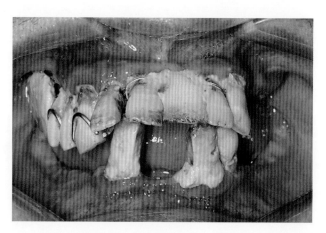

图 5-3　口腔卫生极差，有大量软垢和结石，余留牙牙周组织不健康

二、牙周炎病史与种植治疗疗效的关系

> 慢性牙周炎患者种植治疗成功率显著低于无牙周炎病史者。侵袭性牙周炎患者的种植体存留率、成功率均显著低于无牙周炎病史者和慢性牙周炎患者。即使是经牙周治疗后的牙周炎患者其种植体周围炎发生率仍高于无牙周炎的患者。牙周炎患者种植前必须进行有效牙周治疗并坚持种植后牙周维护。未经治疗的牙周炎是种植的禁忌证。

研究表明，对于牙周炎患者，种植体同样可以获得成功的骨结合并保持长期稳定（Nevins 1995，Ellegaard 1997），对于骨吸收导致骨量不足的病例，亦可通过骨增量手术，如 GBR 等获得种植体所必需的骨量（Mellonig 1997）。但是近年来的多篇观察期在 10 年以上的前瞻性队列研究显示，虽然慢性牙周炎患者治疗后行种植治疗的种植体存留率与无牙周炎病史者相比差异并无统计学意义，但是种植体周围骨吸收速率却高于无牙周炎病史者（Karoussis 2003，De Boever 2009，Roccuzzo 2010）。Karoussis 等（2003）最早发表了慢性牙周炎患者治疗后种植治疗的长期前瞻队列研究，通过对 53 例患者 112 枚 Straumann 种植体长达 10 年的观察，结果显示有慢性牙周炎病史、但种植时已经过牙周治疗的患者，其种植体存留率为 90.5%，与无牙周炎病史者 96.5% 的存留率相比，差异不具统计学意义。但后者的种植体成功率（种植体成功的定义：探诊深度≤5mm，无探诊出血，负重一年后年均骨吸收量<0.2mm）却显著高于前者（52.4% vs 79.1%）。

对于经牙周治疗的侵袭性牙周炎患者，行种植治疗后其种植体存留率、成功率均显著低于无牙周炎病史者和慢性牙周炎者。Mengel（2007）和 Swierkot（2012）等的研究显示，广泛型侵袭性牙周炎患者的种植体周围骨吸收和附着丧失的速率高于牙周健康者，种植体存留率低于牙周健康者（83.33% vs 100%），差异均具有统计学意义。与牙周健康者相比，广泛型侵袭性牙周炎即使在进行牙周治疗后，其种植失败的风险仍高出 5 倍，患种植体周围黏膜炎的风险高出 3 倍，患种植体周围炎的风险高出 14 倍。De Boever 等（2009）对 110 例牙周健康者（NSP）、完成了牙周治疗的 68 例慢性牙周炎患者（CAP）和 16 例广泛型侵袭性牙周炎患者（GAP）进行了平均为期 4 年的随访观察，结果显示，GAP 组种植体存留率仅为 84.75%，显著低于前两组。

有牙周炎病史的患者较牙周健康的患者具有更高的种植体周围炎易感性，而未经有效治疗、持续进展的种植体周围炎可引起种植体周围持续的骨吸收，最终导致骨结合大部分丧失，种植失败。许多研究显示，在部分缺牙患者的口内，牙周致病菌可在天然牙余留牙周袋与种植体之间相互传递（De Boever 2009，Mombelli 1995，Papaioannou 1996，Quirynen 2006），发生种植体周围炎位点的微生物种类与深牙周袋内的牙周致病菌类似（Mombelli 2002，Quirynen 2002）。Van Assche（2009）与 Quirynen（2010）等人分别对全口拔牙后行种植修复的重度牙周炎患者进行了一年的随访观察，结果显示，全口拔牙仅能使牙周炎或种植体周围炎致病菌显著减少，但并不能完全消除。笔者检索了近 5 年来发表的 11 篇评价牙周炎患者的种植治疗的系统综述，数据显示，经牙周治疗后的牙周炎患者种植体周围炎发生率高于无牙周炎的患者，OR 值为 3.1 ~ 4.7（Heitz-Mayfield 2009）。2008 年欧洲牙周病学会发表的共识报告明确指出，不良口腔卫生和牙周炎病史是种植治疗的危险因素（Lindhe 2008）。

经过牙周治疗的牙周炎患者依然具有易感种植体周围病的危险，而未经牙周治疗的牙周炎患者种植体周围炎的发生率尚不得而知。

上述研究提示，牙周炎患者种植前进行有效牙周治疗以及种植后坚持牙周维护的重要性和必要性。需要注意的是，这些研究结果都是在种植前进行必要的牙周治疗的基础上得出的。由于诸多因素，在我国，很多因牙周炎导致失牙的患者，在没有接受科学的牙周治疗的情况下，便进行了种植修复（图 5-4），而目前学界对种植治疗前后的牙周治疗及维护的具体指标尚缺乏共识，这导致对种植治疗适应证的标准把握不一，因而使相当数量种植修复的远期预后较难预测。

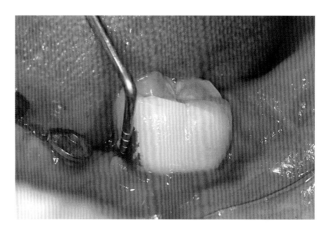

图 5-4　种植体邻牙有深牙周袋，探诊出血

三、种植前牙周治疗的目的及牙周炎控制目标

　　种植体植入前牙周治疗的主要目的是：①消除牙周感染，控制炎症；②帮助患者实现有效的菌斑控制。应消除探诊深度在 5mm 以上的余留牙周袋，将全口探诊出血阳性位点百分比控制在 30% 以内，全口菌斑指数控制在 25% 以内。通过牙周治疗，恢复健康的、利于菌斑控制的软硬组织形态；通过个性化的口腔卫生指导，帮助患者掌握正确的菌斑控制方法，并鼓励定期复诊、进行牙周维护。

　　种植体周围炎的易感因素类似于牙周炎，而且牙周炎病史本身是种植体周围炎的易感因素。种植前必须进行彻底的牙周系统治疗，没有经过治疗的牙周炎是种植的禁忌证。种植体植入前牙周治疗的主要目的是：①消除牙周感染，控制炎症；②帮助患者实现有效的菌斑控制。

　　几乎所有有关牙周炎缺牙种植治疗的临床观察研究均指出，在种植前已完成牙周治疗，包括口腔卫生指导，牙周基础治疗，必要的牙周手术治疗等（Lang 2003）。但"经过治疗的牙周炎"的具体定义，以及种植前牙周炎控制的具体指标，目前并没有统一的严格界定的标准（Al-Zahrani 2008，Ong 2008，Renvert 2009，Safii 2010，Schou 2006、2008）。在多数研究中，牙周治疗后余留牙探诊深度被限定在 5mm 以内（Machtei 2008，Horwitz 2008，Aglietta 2011，Lang 2008），甚至更为严格，达到 3mm 以内（Mengel 2007）。探诊出血（BOP）不仅是一种判断种植体周围黏膜炎症状态较为灵敏的检测手段，还可以预测支持组织丧失的情况（Luterbacher 2000）。大部分研究者均采取全口探诊出血阳性位点百分比（full mouth bleeding score，FMBS）来描述探诊出血情况，界定的上限在 20% 左右（De Boever 2009，Roccuzzo 2010，Machtei 2008，Horwitz 2008，Aglietta 2011，Matarasso 2011）。而全口菌斑指数（full mouth plaque score，FMPS）则是衡量患者口腔卫生状况的重要依据，不同学者所采纳的上限在 25% 左右（De Boever 2009，Roccuzzo 2010，Lang 2008，Matarasso，2011）。Ong（2008）等学者在系统综述中建议将"经过治疗的牙周炎"界定为在种植修复之前已经纳入规律的牙周维护治疗(SPT)计划,并且口内所有余留牙位点牙周袋深度(PD)≤5mm,无探诊出血(BOP)。如果可能,患者在牙周治疗完成时应无影像学上持续的骨吸收表现。

Pjetursson 等(2012)对 70 例有慢性牙周炎病史的患者的 165 枚 Straumann 种植体进行了平均 7.9年的回顾性研究,在牙周治疗前、牙周治疗后、种植体植入前,观察期结束这三个时间点,进行临床和影像学指标的分析,结果发现,观察期结束时患种植体周围炎(种植体周围炎标准:探诊深度≥5mm,探诊出血阳性)的患者,在种植体植入前余留探诊深度≥5mm 的牙周袋数量显著多于未患种植体周围炎者(4.1 vs 1.9),这表明,种植植入前余留牙周袋的探诊深度≥5mm,可显著增加日后患种植体周围炎的风险。

需要指出的是,不同患者对牙周基础治疗的反应存在差异,对牙周手术治疗的接受程度也有所不同,在种植术前将全口余留牙周袋全部消除并非易事(Roccuzzo 2010,Matarasso 2011)。对于邻近种植位点的个别难以通过前期的牙周治疗消除的余留深牙周袋,部分学者在种植术中同期翻瓣治疗,但这部分患者与种植前无余留牙周袋者在种植结果上是否存在差异,并无报告(Roccuzzo 2010)。

种植前进行系统的牙周治疗,一方面是为了消除感染来源,另外一方面,则是为了通过重塑健康的软硬组织形态,帮助患者实现有效的菌斑控制。Ferreira 等(2006)对 212 例患者口内的 578 枚种植体进行了横断面研究,结果显示口腔状况极差(中位菌斑指数≥2)可显著增加种植体周围炎的发病风险(OR =14.3)。Serino 等(2009)的研究显示,48% 发生种植体周围炎的种植体无法实现有效的菌斑控制,而菌斑控制得当的种植体仅 4% 发生种植体周围炎。Marrone 等(2012)对比利时人群中种植体周围病的发病率及危险因素进行的横断面研究显示,全口菌斑百分数≥30% 者患种植体周围病的风险较全口菌斑百分数<30% 者显著增高(47.1% vs 34.9%)。这充分说明,患者口腔卫生状况的好坏,与种植体周围炎发病的风险密切相关。在患者未能掌握有效的菌斑控制方法之前,不应植入种植体,而种植体植入后的修复设计,如修复体边缘等,也应注意必须利于长期的菌斑控制。

综上所述,尽管国际上尚缺乏统一、明确的标准,但种植术前完善的牙周治疗对于种植成功有着不可忽视的影响。种植术前的牙周治疗,应消除探诊深度在 5mm 以上的余留牙周袋,特别是邻近种植位点的深袋(图 5-5),有效降低全口探诊出血阳性位点百分比,或至少应将全口 Mazza 探诊出血指数 2 以上的位点比例控制在 30% 以内。通过牙周治疗,恢复健康的、利于菌斑控制的软硬组织形态;通过个性化的口腔卫生指导,帮助患者掌握正确的菌斑控制方法(图 5-6),并鼓励定期复诊、进行牙周维护。

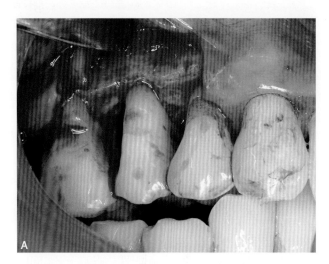

图 5-5A 患者 C6 缺失,A5 远中 6mm 牙周袋,口腔卫生良好。治疗方案是先完成 A5 牙周袋的翻瓣刮治

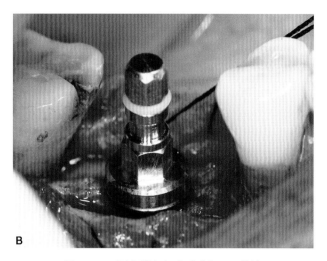

图 5-5B　翻瓣刮治完成后进行 C6 种植

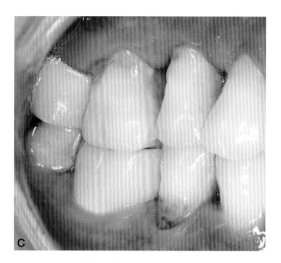

图 5-5C　治疗完成后可见 A5 牙周退缩,患者易于保持清洁,余留牙牙周组织健康

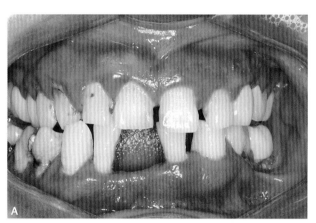

图 5-6A　治疗前口腔卫生差,牙周红肿、溢脓

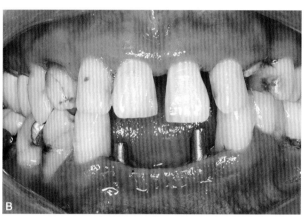

图 5-6B　通过系统的牙周治疗及严格的维持治疗,口腔牙周卫生明显改善,牙周组织健康

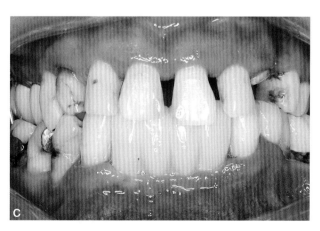

图 5-6C　种植义齿修复后的口内像

四、种植后牙周维护治疗

种植体周围炎与菌斑控制密切相关。种植后进行牙周维护治疗对于预防种植体周围炎的发生和提高种植体的长期成功率尤为重要。对于有牙周炎病史的患者,能否有效地进行长期维护,防止牙周炎复发是维持种植体周围组织长期稳定的决定因素。根据不同临床及影像学表现,采取的复诊间隔为3~6个月。

多项系统回顾中得到的一致的观点是有牙周病史患者的种植治疗可以获得良好的存留率,但种植体周围病发生率升高,侵袭性牙周炎者种植失败率和种植体周围炎发病率增加。对于经过治疗的牙周炎患者并且能进行维护治疗时,牙周炎病史不是种植的禁忌。种植体周围炎与菌斑控制密切相关。良好的菌斑控制很少有种植体周围炎发生,没有良好菌斑控制则与种植体周围炎发病密切相关(图5-7 ~ 图5-10)。种植前治疗牙周炎和种植后进行牙周维护治疗对于预防种植体周围炎的发生和提高种植体的长期成功率尤为重要。

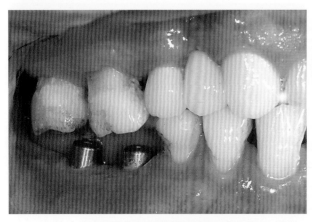

图5-7 种植后口腔卫生不佳

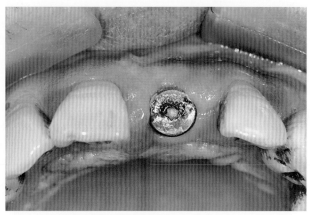

图5-8 种植后口腔卫生不佳

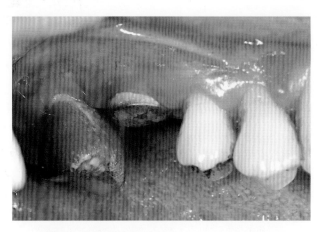

图5-9 口腔卫生不佳,牙周及种植体周大量软垢

维护期牙周治疗的目的,在于建立医师和患者之间积极的反馈机制,通过定期复查,及时发现并阻断某些位点复发的牙周病变,从而在尽可能长的时间内使牙周组织维持在健康的状态(Horwitz 2008)。对于有牙周炎病史的患者,种植修复的完成意味着维护期的开始。大多数学者在种植后所采取的复诊间隔为

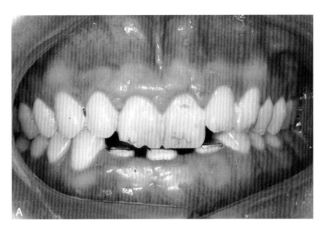

图 5-10A　患者在种植治疗前并未形成良好的口腔卫生习惯，
愈合阶段口腔卫生极差

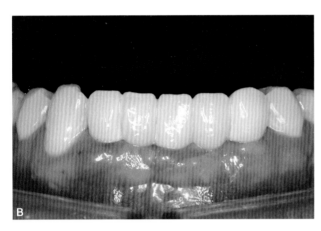

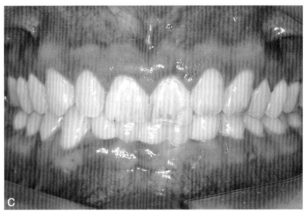

图 5-10BC　修复阶段进行口腔卫生宣教，治疗完成后患者有明显好转

3 ~ 6 个月(Karoussis 2003,De Boever 2009,Baelum 2004,García-Bellosta 2010,Gianserra 2010,Hänggi 2005,Levin 2011,Rosenberg 2004),针对不同临床及影像学表现所采取的治疗标准则因人而异。

　　Lundgren 等学者(2008)在综述中指出,正如决定牙周炎患者余留牙预后好坏的关键因素在于能否长期、有效地控制菌斑以使牙周组织保持在健康状态一样,种植治疗的中心内容也应是长期、有效的菌斑控制以使种植体周围组织保持健康的状态。未进行明确牙周维护治疗的牙周炎治疗后患者,其种植体负重后年均骨吸收量及种植体周围炎发生率要明显高于规律行牙周维护治疗的患者。

　　近年的多项研究表明,牙周炎复发(特别是重度牙周炎)是引起种植体周围病重要的危险因素。相反,接受规律的维护期牙周治疗并有效防止了牙周炎复发的患者,其种植体远期预后并不比无牙周炎病史者差。Karoussis 等(2004)对 89 例患者的 179 枚种植体进行平均 10 年的纵向观察,并对患者种植体周围探诊情况与余留牙平均探诊深度、附着水平等指标进行多元回归分析,结果显示全口余留牙平均探诊深度、附着水平与种植体周围探诊深度及边缘骨吸收速度呈显著正相关。Cho-Yan Lee 等(2012)选取 30 例经过治疗的牙周炎患者(periodontally compromised patients,PCP)和 30 位牙周健康者(periodontally healthy patients,PHP)的 117 枚 Straumann 种植体进行回顾性研究。在至少 5 年的观察期内,根据复诊检查时是否发现探诊深度≥6mm 的牙周袋,将 PCP 组进一步分为"有余留牙周袋"(residual pockets,RP)和"无余留牙周袋"(no residual pockets,NRP)两个亚组。结果发现,RP 组的种植体,其平均探诊深度、平均骨吸收量以及种植体周围炎(种植体周围炎标准:探诊深度≥5mm,探诊出血阳性)发病率均显著高于 NRP 组和 PHP 组,而上述指标在 NRP 与 PHP 两组之间却无显著性差异。相比健康人而言,缺乏规律的牙周维护治疗对于经过牙周炎治疗的患者口内种植体的影响更为显著。Roccuzo 等人(2010,2012)的研究结果显示,在治疗后的中度慢性牙周炎(mPCP)和重度慢性牙周炎(sPCP)组,遵从规律牙周维护治疗的患者,其种植体周围探诊深度≥6mm 的位点占总体种植位点百分数显著低于未遵从牙周维护治疗的患者(4.8% vs 42.3%，P=0.001;21.7% vs 58.3%，P=0.01)。这可能是由于有牙周病史者，其宿主免疫因素较牙周健康者对牙周组织破坏的影响更为明显，另外，由牙周炎导致的附着丧失，牙根暴露等后果，使得这部分患者有效的菌斑控制比牙周健康者更为困难。而 Wennström 等人(2004)的随机临床对照试验显示，对牙周炎治疗后患者的种植体行规律牙周维护治疗，其 5 年平均骨吸收量仅为 0.41mm。可见，对于有牙周炎病史的患者，能否有效地进行长期维护，防止牙周炎复发是种植体周围组织长期稳定的决定因素。

图 5-11 是一例重度慢性牙周炎患者牙周、种植系统治疗 9 年的随访观察情况。男性患者因右上后牙肿疼初诊。刷牙出血，牙龈反复肿胀、疼痛，从未治疗。曾因牙齿肿疼松动拔牙。紧咬牙习惯。不吸烟。诊断：①慢性牙周炎(广泛型，重度)；②16 牙周脓肿；③牙列缺损。

诊治经过：(1)基础治疗：①OHI；②拔除 A5、A6、C8；③洁治、刮治及根面平整；④咬合调整；⑤C3 因牙周牙髓联合病变进行根管治疗。(2)手术治疗：B4 ~ B7 翻瓣术+骨成形术+B4、B6 植骨术+GTR 术。活动修复 4 年半后，B6 因牙周牙髓联合病变行根管治疗，B3 ~ B7 翻瓣术+B6 近中颊根截根术+B4 植骨术。(3)种植修复治疗：CBCT 示 A5、A7 处骨嵴顶至上颌窦底分别为 7mm、4mm，窦黏膜肥厚，有黏膜囊肿。行右上颌窦外提升术，植入 Bio-Oss，并同期植入两枚 Straumann 种植体。5 个月后完成种植体支持的固定桥修复。(4)牙周支持治疗：每半年 ~ 1 年一次。这说明牙周炎患者经过彻底完善的牙周系统治疗及定期牙周维护，可获得牙周组织的长久健康，这是口腔其他治疗成功的基础。

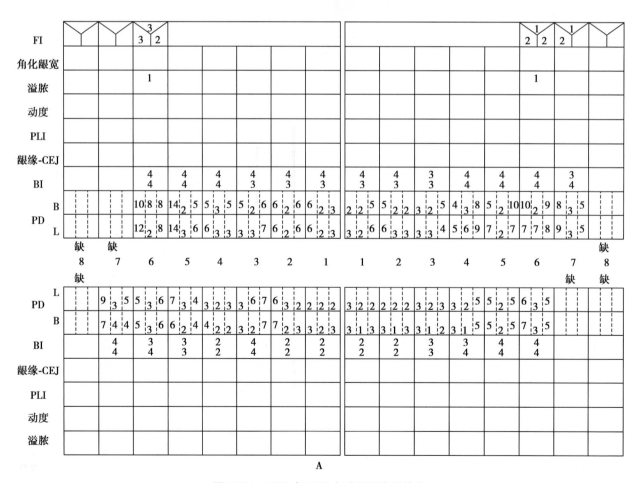

图 5-11A　2002 年 5 月，初诊牙周专科检查

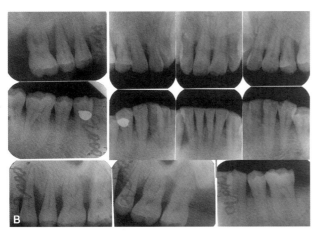

图 5-11B 初诊全口根尖片

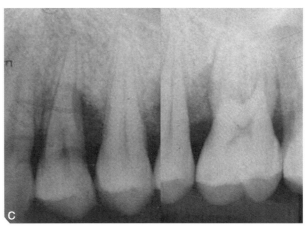

图 5-11C 植骨 GTR 术后 1 年,B4 远中及 B6 近远中骨下袋内均有骨修复

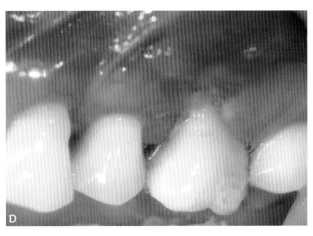

图 5-11D 活动义齿修复 4.5 年,B6 近中颊根截根术+B4 植骨术前照片

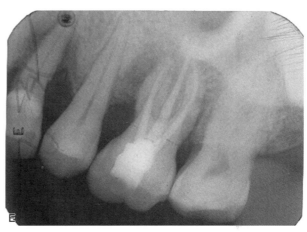

图 5-11E 根尖片示 B4 再次骨吸收,B6 牙周、根周大面积低密度影

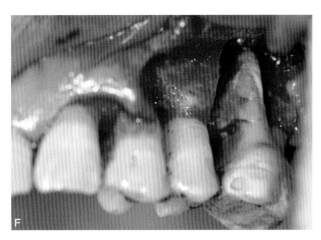

图 5-11F B4 植骨+B6 截根术中,B6 深大骨缺损至根尖,B4 远中及舌侧骨缺损

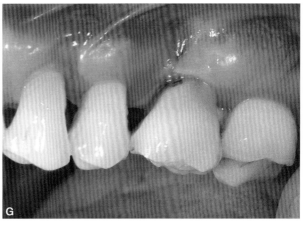

图 5-11G B6 近中颊根截根术+B4 植骨术后 2.5 年,牙周健康

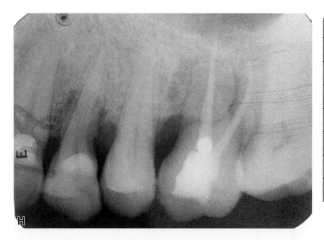

图 5-11H B4 再次植骨+26 截根术后 2.5 年，
X 线片显示骨缺损愈合修复

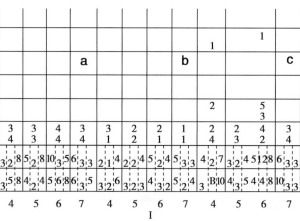

图 5-11I B4-B7 翻瓣+植骨+GTR 术前（a）、术后
1 年（b）、活动修复 4.5 年牙周检查（c）

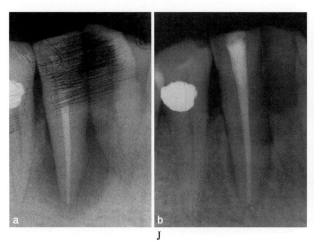

图 5-11J C3 牙周牙髓联合病变进行根管治疗前后。
a:2004.11,b:2011.6

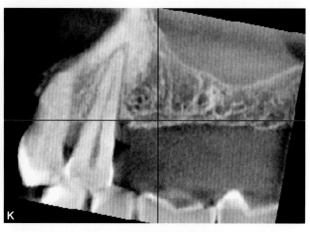

图 5-11K CBCT 示 A5、A7 处骨高度分别为 7mm、
4mm,窦黏膜肥厚,有黏膜囊肿

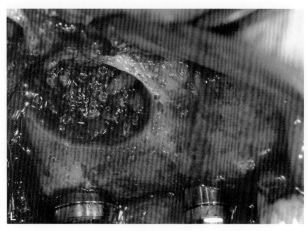

图 5-11L 行右上颌窦外提升术,植入 Bio-Oss,
并同期植入两枚 Straumann 种植体

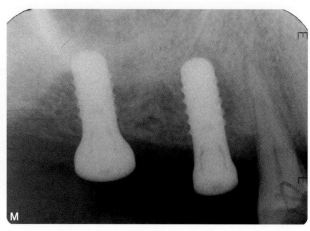

图 5-11M 种植术后根尖片

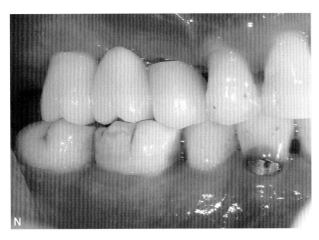

图 5-11N　种植术后 5 个月,行种植体支持的固定桥修复

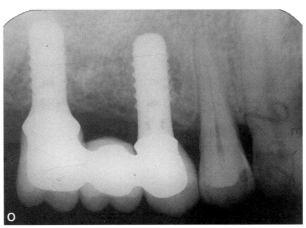

图 5-11O　A5～A7 种植修复后 2 年根尖片

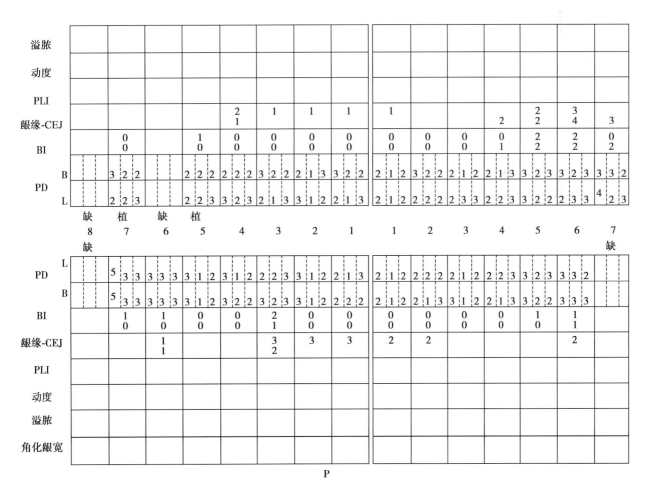

P

图 5-11P　牙周、种植系统治疗 9 年,牙周专科检查

五、种植体周围炎的诊断、治疗与预后

> 种植体周围病是发生于种植体周围软、硬组织的炎症损害。引起骨吸收的种植体周围炎是影响牙种植远期效果、导致种植体失败的主要原因之一。对于种植体周围病的治疗,目前比较通行的为 Lang 等人所提出的 CIST 方案。当种植体周围黏膜炎已发展成为种植体周围炎,呈现骨吸收表现时,治疗的复杂性和不确定性随之增加。目前尚无充分的证据表明,种植体周围炎在治疗后可得到彻底消除,因此预防种植体周围病的发生才是关键所在。

种植体周围病是发生于种植体周围软、硬组织的炎症损害,包括仅累及软组织的可逆的种植体周围黏膜炎,以及累及骨床,引起骨吸收的种植体周围炎。前者治疗较为简单,类似于牙龈炎。后者如不及时治疗,将导致持续的骨吸收和种植体-骨界面的破坏,最终使种植体松动、脱落。种植体周围炎是影响牙种植远期效果、导致种植体失败的主要原因之一(Albrektsson 1994)。

种植体周围炎的主要表现有,探诊深度≥5mm,同时伴有探诊出血或溢脓,骨吸收≥2.5mm(图 5-12)。一旦出现临床可见的松动,表明炎症已完全破坏骨整合,往往无法治疗,只能拔除失败的种植体。

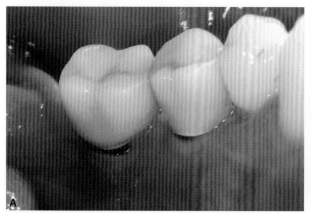

图 5-12A　修复体戴入时口内像

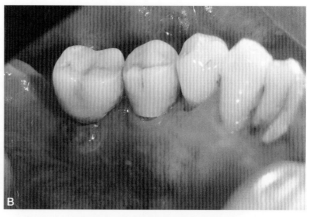

图 5-12B　种植体周围组织发炎

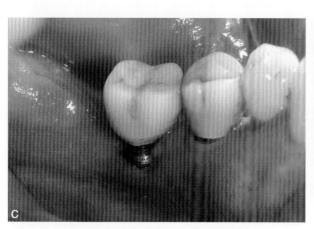

图 5-12C　治疗后口内像,种植体周围
　　　　　组织炎症基本消除,组织退缩

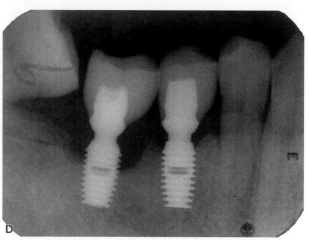

图 5-12D　X 线片示种植体周围骨质
　　　　　出现明显吸收

对于种植体周围病的治疗,目前比较通行的为 Lang 等人(2000)所提出的渐进式阻断支持疗法(cumulative interceptive supportive therapy,CIST)方案,该方案针对复诊时患者不同的临床表现(菌斑指数、探诊出血、探诊深度、溢脓)和影像学骨吸收程度,设计相应的治疗方案,包括口腔卫生指导、机械去除菌斑、氯己定含漱冲洗、口服或局部应用抗生素、再生或切除性手术、取出种植体等,以求阻断种植体周围病变的发展(图 5-13)。

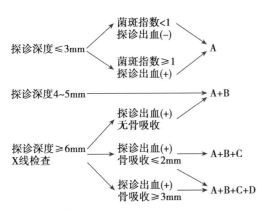

图 5-13　种植体周围病 CIST 治疗策略
(图中 A:机械清洁、刮治、抛光;B:防腐剂、漱口水;C:全身及局部抗生素;D:翻瓣、切除、再生)

CIST 治疗方案:

1. 有菌斑、牙石沉积的种植体,周围黏膜探诊出血阳性,无溢脓,探诊深度≤3mm,应进行机械除菌斑治疗。使用塑料器械或钛刮治器,机械清除种植义齿各个部分如种植颈、种植基台、上部结构龈面等处的菌斑、牙石,并用橡皮杯和抛光膏抛光种植体表面以清除菌斑。由于钛种植体表面易磨损,传统的金属刮治器不能用于种植体,它们会损伤钛表面,形成粗糙面,促使菌斑沉积。

2. 在探诊出血阳性、探诊深度 4～5mm 的种植体部位,除机械治疗外,还应使用氯己定治疗。每日两次用 0.12%～0.2% 氯己定含漱,牙周袋部位用 0.2%～0.5% 氯己定龈下冲洗,或在感染部位局部应用 0.2% 氯己定胶。一般需 3～4 周的抗菌剂治疗。

3. 在探诊出血阳性、探诊深度≥6mm,并有 X 线片骨吸收的种植体部位,抗感染治疗必须包括抗生素的使用,以消除或减少致病菌,治疗后可以达到软组织愈合。在应用抗生素之前,必须先进行机械治疗和应用氯己定。在持续 10 天的氯己定治疗期间,联合应用直接抗厌氧菌的抗生素——甲硝唑或替硝唑,全身给药。也可局部使用控释抗生素,但必须注意,只有能动态释放抗生素的装置才能获得成功的临床结果,并且抗生素必须能保持在局部发挥作用至少 7～10 天,浓度足以穿透菌斑生物膜。

4. 初期治疗成功地控制住炎症后,对于探诊深度≥6mm,并有 3mm 以上 X 线骨吸收表现的病例可进一步行手术治疗。手术可分为切除性手术和再生性手术。前者使袋变浅,修整骨外形,清除种植体表面的菌斑牙石使之光洁;而再生性手术除上述目标外,还可能使种植体周围的骨再生。需根据局部骨吸收的程度和范围,决定作再生治疗还是切除治疗。

不同阶段种植体周围病的预后不尽相同。早期的种植体周围病,主要为种植体周围黏膜炎,与牙龈炎类似,表现为种植体周围黏膜的红肿,患者可仅有刷牙少量出血等主诉,甚至无任何不适主诉,很难引起足够的重视。因此,规律的维护期治疗对早期发现种植体周围病具有重要意义。种植体周围黏膜炎可通过医师的专业维护及患者的自我维护得到有效控制(Heitz-Mayfield 2011),当种植体周围黏膜炎已发展成为种植体周围炎,呈现骨吸收表现时,则治疗的复杂性和不确定性随之增加。对于种植体周围炎,理想的治疗结果,除了包括将探诊深度控制在正常范围内以及消除探诊出血阳性位点,还应该包括骨吸收部位获得"骨再结合"(re-osseointegration)。然而,Persson 等(1999)对犬实验性种植体周围炎研究显示,经过翻瓣术配合全身应用抗生素治疗后,仅近根尖部的骨缺损获得了有限的"骨再结合"。Subramani 等(2012)综述了近年来发表的有关种植体周围炎治疗的文献,特别是涉及钛种植体表面清创后获得"骨再结合"的研究,结果显示,发生种植体周围炎的种植体虽然在治疗后有获得"骨再结合"的可能,但这很大程度上取决于种植体表面类型、表面清创技术以及使用的再生材料,单纯的翻瓣清创无法使种植体获得"骨再结合"。近年来,Er-YAG 激光、二氧化碳激光、喷砂等方法作为辅助治疗手段,也在种植体周围炎的治疗中得到了应用,然而,已有的研究并未发现其在附着水平改善的方面较传统手术方法有显著性差异(Schwarz 2011,Deppe 2007)。目前,尚无充分的证据表明,种植体周围炎在治疗后可得到彻底消除(Graziani,2012),因此预防种植体周围炎的发生才是关键所在。

六、小结

有关牙周炎患者治疗后种植修复临床观察的长期前瞻队列研究显示，牙周炎病史是种植体周围病、种植失败不可忽视的危险因素，但并非种植修复的绝对禁忌。在经过积极的牙周治疗，并坚持规律牙周维护的条件下，即使是有慢性牙周炎病史的患者，其种植的长期预后仍是比较乐观的。然而，牙周炎的复发与种植体周围病的发生具有显著关联，因此，对于种植体周围病的预防，应着眼于通过规律的维护期治疗，对患者进行持续的感染控制，尽最大可能防止已治疗的牙周炎复发，并对已经发生的种植体周围病进行早诊断、早治疗，力争将病变阻断在早期阶段。

参考文献

1. 第三次全国口腔健康流行病学调查报告.齐小秋.北京:人民卫生出版社,2008.

2. 临床牙周病学.曹采方.北京:北京大学医学出版社,2006.

3. 田洪君,罗开元,林敬涌.23040 例拔牙原因统计分析.华西口腔医学杂志,1995,13(2):139-140.

4. Aglietta M,Siciliano VI,Rasperini G,et al. A 10-year retrospective analysis of marginal bone-level changes around implants in periodontally healthy and periodontally compromised tobacco smokers. Clin Oral Implants Res,2011,22(1):47-53.

5. Albrektsson T,Isidor F. Consensus report of session IV. In:Lang,N. P. & Karring,T. (eds). Proceedings of the 1st European Workshop on Periodontol,London:Quintessence Publishing Co. Ltd,1994. 365-369.

6. Al-Zahrani MS. Implant therapy in aggressive periodontitis patients:A systematic review and clinical implications. Quintessence Int,2008,39:211-215.

7. Baelum V,Ellegaard,B. Implant survival in periodontally compromised patients. J Periodontol,2004,75:1404-1412.

8. Cho-Yan Lee J,Mattheos N,Nixon KC,et al. Residual periodontal pockets are a risk indicator for peri-implantitis in patients treated for periodontitis. Clin Oral Implants Res,2012,23(3):325-333.

9. De Boever AL,De Boever JA. Early colonization of non-submerged dental implants in patients with a history of advanced aggressive periodontitis. Clin Oral Implants Res,2006,17:8-17.

10. De Boever AL,Quirynen M,Coucke W,et al. Clinical and radiographic study of implant treatment outcome in periodontally susceptible and non-susceptible patients:a prospective long-term study. Clin Oral Implants Res,2009,20(12):1341-1350.

11. Deppe H,Horch HH,Neff A. Conventional versus CO2 laser assisted treatment of peri-implant defects with the concomitant use of pure-phase beta-tricalcium phosphate:a 5-year clinical report. Int J Oral Maxillofac Implants,2007,22(1):79-86.

12. Ellegaard B,Baelum V,Karring T. Implant therapy in periodontally compromised patients. Clin Oral Implants Res,1997,8(3):180-188.

13. Ferreira S,Silva G,Cortelli J,et al. Prevalence and risk variables for peri-implant disease in Brazillian subjects. J Clin Periodontol,2006,33(12):929-935.

14. García-Bellosta S,Bravo M,Subira C,et al. Retrospective study of the long-term survival of 980 implants placed in a periodontal practice. Int J Oral Maxillofac Implants,2010,25(3):613-619.

15. Gianserra R,Cavalcanti R,Oreglia F,et al. Outcome of dental implants in patients with and without a history of periodontitis:a 5-year pragmatic multicentre retrospective cohort study of 1727 patients. Euro J of Oral Implant,2010,3:307-314.

16. Graziani F, Figuero E, Herrera D. Systematic review of quality of reporting, outcome measurements and methods to study efficacy of preventive and therapeutic approaches to peri-implant diseases. J Clin Periodontol, 2012, 39 (Suppl. 12):224-244.

17. Hänggi MP, Hänggi DC, Schoolfield JD, et al. Crestal bone changes around titanium implants. Part I: A retrospective radiographic evaluation in humans comparing two nonsubmerged implant designs with different machined collar lengths. J Periodontol, 2005, 76:791-802.

18. Heitz-Mayfield LJ, Huynh-Ba G. History of treated periodontitis and smoking as risks for implant therapy. Int J Oral Maxillofac Implants, 2009, 24, Suppl:39-68.

19. Heitz-Mayfield LJ, Salvi GE, Botticelli D, et al. Anti-infective treatment of peri-implant mucositis: a randomised controlled clinical trial. Clin Oral Implants Res, 2011, 22(3):237-241.

20. Horwitz J, Zuabi O, Machtei E. Radiographic changes around immediately restored dental implants in periodontally susceptible patients: 1-year results. Int J Oral Maxillofac Implants, 2008, 23(3):531-538.

21. Karoussis IK, Müller S, Salvi GE, et al. Association between periodontal and peri-implant conditions: a 10-year prospective study. Clin Oral Implants Res, 2004, 15(1):1-7.

22. Karoussis IK, Salvi GE, Heitz-Mayfield LJ, et al. Long-term implant prognosis in patients with and without a history of chronic periodontitis: A 10-year prospective cohort study of the ITI Dental Implant System. Clin Oral Implants Res, 2003, 14(3):329-339.

23. Lang NP, Tonetti MS. Periodontal risk assessment (PRA) for patients in supportive periodontal therapy (SPT). Oral Health and Preventive Dentistry, 2003, 1, 7-16.

24. Lang NP, Wilson TG, Corbet EF. Biological complications with dental implants: their prevention, diagnosis and treatment. Clin Oral Implants Res, 2000, 11 (Suppl. 1):146-155.

25. Lang NP, Brägger U, Salvi GE, et al. Supportive periodontal therapy (SPT). In: Lindhe J, Lang NP, Karring T. Clinical Periodontology and Implant Dentistry 5th ed. Oxford: Blackwell Publishing Ltd, 2008. vol. 2:1297.

26. Levin L, Ofec R, Grossman Y, et al. Periodontal disease as a risk for dental implant failure over time: a long-term historical cohort study. J Clin Periodontol, 2011, 38(8):732-737.

27. Lindhe J, Meyle J. Peri-implant diseases: Consensus Report of the Sixth European Workshop on Periodontology. J Clin Periodontol, 2008, 35 (Suppl. 8):282-285.

28. Lundgren D, Rylander H, Laurell L. To save or to extract, that is the question. Natural teeth or dental implants in periodontitis-susceptible patients: clinical decision-making and treatment strategies exemplified with patient case presentations. Periodontol, 2000, 2008, 47:27-50.

29. Luterbacher S, Mayfield L, Brägger, U. et al. Diagnostic characteristics of clinical and microbiological tests for monitoring periodontal and peri-implant mucosal tissue conditions during supportive periodontal therapy (SPT). Clin Oral Implants Res, 2000, 11:521-529.

30. Machtei EE, Mahler D, Oettinger-Barak O, et al. Dental implants placed in previously failed sites: Survival rate and factors affecting the outcome. Clin Oral Implants Res, 2008, 19(3):259-264.

31. Marrone A, Lasserre J, Bercy P, et al. Prevalence and risk factors for peri-implant disease in Belgian adults. Clin Oral Implants Res. 2013; 24(8):934-940.

32. Matarasso S, Rasperini G, Iorio Siciliano V, et al. A 10-year retrospective analysis of radiographic bonelevel changes of implants supporting single-unit crowns in periodontally compromised vs. periodontally healthy patients. Clin Oral Implants Res, 2011, 21(9):898-903.

33. Mellonig JT, Nevins M: Guided bone regeneration of bone defects associated with implants: an evidence-based outcome assessment. Int J Periodontics Restorative Dent, 1997, 9(2):165.

34. Mengel R, Behle M, Flores-de-Jacoby L. Osseointegrated implants in subjects treated for generalized aggressive periodontitis: 10-year results of a prospective, long-term cohort study. J Periodontol, 2007, 78 (12): 2229-2237.

35. Mombelli A, Marxer M, Gaberthuel T, et al. The microbiota of osseointegrated implants in patients with a history of periodontal disease. J Clin Periodontol, 1995, 22: 124-130.

36. Mombelli A. Microbiology and antimicrobial therapy of peri-implantitis. Periodontol, 2000, 2002, 28: 177-189.

37. Nevins M, Langer B. The successful use of osseointegrated implants for the treatment of the recalcitrant periodontal patient. J Periodontol, 1995, 66(2): 150-157.

38. Ong CTT, Ivanovski S, Needleman IG, et al. Systematic review of implant outcomes in treated periodontitis subjects. J Clin Periodontol, 2008, 35: 438-462.

39. Papaioannou W, Quirynen M, Van Steenberghe D. The influence of periodontitis on the subgingival flora around implants in partially edentulous patients. Clin Oral Implants Res, 1996, 7: 405-409.

40. Persson LG, Araújo M, Berglundh T, et al. Resolution of periimplantitis following treatment. An experimental study in the dog. Clin Oral Implants Res, 1999, 10(3): 195-203.

41. Pjetursson BE, Helbling C, Weber HP, et al. Peri-implantitis susceptibility as it relates to periodontal therapy and supportive care. Clin Oral Implants Res, 2012, 23(7): 888-894.

42. Quirynen M, De Soete M, Van Steenberghe D. Infectious risks for oral implants: a review of the literature. Clin Oral Implants Res, 2002, 13: 1-19.

43. Quirynen M, Vogels R, Peeters W, et al. Dynamics of initial subgingival colonization of 'pristine' peri-implant pockets. Clin Oral Implants Res, 2006, 17: 25-37.

44. Quirynen M, Van Assche N. Microbial changes after full-mouth tooth extraction, followed by 2-stage implant placement. J Clin Periodontol, 2011, 38(6): 581-589.

45. Renvert S, Persson GR. Periodontitis as a potential risk factor for peri-implantitis. J Clin Periodontol, 2009, 36(Suppl. 10): 9-14.

46. Roccuzzo M, Aglietta M, Bunino M, et al. Ten-year results of a three arms prospective cohort study on implants in periodontally compromised patients. Part I: implant loss and radiographic bone loss. Clin Oral Implants Res, 2010, 21(5): 490-496.

47. Roccuzzo M, Bonino F, Aglietta M, et al. Ten-year results of a three arms prospective cohort study on implants in periodontally compromised patients. Part 2: clinical results. Clin Oral Implants Res, 2012, 23 (4): 389-395.

48. Rosenberg ES, Cho SC, Elian N, et al. A comparison of characteristics of implant failure and survival in periodontally compromised and periodontally healthy patients: A clinical report. Int J Oral Maxillofac Implants, 2004, 19: 873-879.

49. Swierkot K, Lottholz P, Flores-de-Jacoby L, et al. Mucositis, peri-implantitis, implant success, and survival of implants in patients with treated generalized aggressive periodontitis: 3-to 16-year results of a prospective long-term cohort study. J Periodontol, 2012, 83(10): 1213-1225.

50. Safii SH, Palmer RM, Wilson RF. Risk of implant failure and marginal bone loss in subjects with a history of periodontitis: a systematic review and meta-analysis. Clin Implant Dent Rela Res, 2010, 12: 165-174.

51. Schou S. Implant treatment in periodontitis-susceptible patients: A systematic review. J Oral Rehabil, 2008, 35(suppl 1): 9-22.

52. Schou S, Holmstrup P, Worthington HV, et al. Outcome of implant therapy in patients with previous tooth loss due to periodontitis. Clin Oral Implants Res, 2006, 17(Suppl. 2), 104-123.

53. Schwarz F, Sahm N, Iglhaut G, et al. Impact of the method of surface debridement and decontamination on the clinical outcome following combined surgical therapy of peri-implantitis: a randomized controlled clinical study. J Clin Periodontol, 2011, 38(3): 276-284.

54. Serino G, Ström C. Peri-implantitis in partially edentulous patients: association with inadequate plaque control. Clin Oral Implants Res, 2009, 20(2): 169-174.

55. Subramani K, Wismeijer D. Decontamination of Titanium Implant Surface and Re-osseointegration to Treat Peri-Implantitis: A Literature Review. Int J Oral Maxillofac Implants, 2012, 27(5): 1043-1054.

56. Van Assche N, Van Essche M, Pauwels M, et al. Do periodontopathogens disappear after full-mouth tooth extraction? J Clin Periodontol, 2009, 36(12): 1043-1047.

57. Wennström J, Zurdo J, Karlsson S, et al. Bone level change at implant-supported fixed partial dentures with and without cantilever extension after 5 years in function. J Clin Periodontol, 2004, 31: 1077-1083.

第二部分　口腔种植外科关键技术

第六章 拔牙后牙槽窝植骨技术
Socket preservation
难度指数：★★★★

一、概论

牙槽骨是人体骨骼最为活跃的部分。牙拔除后2~3天周围炎性细胞和成纤维细胞向牙槽窝移行，创区逐渐形成肉芽组织。4天后上皮开始爬行覆盖创区，牙槽骨边缘出现破骨细胞。7天后局部开始成骨，3周后骨组织开始矿化，6周后形成不成熟的松质骨，随后骨组织逐渐改建、成熟。该过程持续近6个月。

在这个过程中依赖于牙根存在的束状骨会逐渐吸收消失，颊舌侧骨板的外侧也会出现骨质吸收，导致牙槽嵴高度降低和宽度缩小。拔牙后3个月，牙槽嵴顶宽度会减少约2.2mm，在距离嵴顶3、6、9mm的根方牙槽嵴宽度萎缩量分别为1.3mm、0.59mm和0.3mm。拔牙创愈合6个月后，牙槽嵴垂直向的吸收会达到牙槽骨高度的11%~22%，颊舌向吸收会达到牙槽骨宽度的29%~63%。拔牙创愈合12个月后，牙槽嵴垂直向萎缩0.8mm；软硬组织水平向吸收总量，在3个月和12个月分别为1.3mm和5.1mm（Ren 2012）。Christoph等（2012）的临床研究发现拔牙6个月后牙槽嵴水平向吸收平均可达3.8mm，垂直向骨吸收可达1.24mm。而且，外伤或拔牙过程对牙槽骨的创伤会加剧牙槽嵴的吸收。在上颌前牙区拔牙后6个月其牙槽嵴吸收约23%，在随后的5年内吸收约11%（Amler，1969；Araujo，2005）。

拔牙后牙槽骨出现的高度和宽度的降低给后续的种植治疗带来了巨大挑战。在20世纪末和21世纪初即刻种植的蓬勃发展就是由于当时普遍认为即刻种植可以阻断拔牙后牙槽骨的吸收过程。但是Botticelli（2004）与他的同事在一项临床研究中发现，即刻种植牙槽窝未植骨组在术后4个月牙槽嵴宽度减少约56%。Araujo等在2005年的一系列研究也进一步颠覆了这种看法，拔牙后即刻植入种植体后3个月颊舌侧骨板高度与拔牙后未种植组无显著差异，且主要由束状骨组成的颊侧骨板吸收更为明显。

鉴于拔牙后牙槽骨高度和宽度缩小的这一特性，如何在拔牙的同时采取措施减少甚至避免骨吸收的趋势，确保后期修复时种植位点具备足量的骨组织，修复后达到良好的美学效果，已成为近年来国内外研究的热点。目前，许多学者采用拔牙后牙槽窝植骨（Socket preservation，也常称为位点保存）来维持牙槽骨的宽度和高度（图6-1）。Fickl S等（2008）采用脱蛋白牛骨在犬牙拔除后立即置入牙槽窝，观察4个月后发现其唇侧牙槽骨垂直向吸收约2.8±0.2mm，而未植骨组为3.2±0.2mm，两组有显著性差异。采用石膏模型研究也发现牙槽窝植骨尽管不能完全补偿牙槽嵴的萎缩，但可以显著减少拔牙后牙槽嵴的吸收（Fickl，2008）。Cardaropoli等2012年在人体的随机对照研究中发现在拔牙后4个月，牙槽窝植骨组牙槽嵴宽度仅减少7.26%，而拔牙未植骨组减少约35%。

而有关植骨材料的选择，目前临床常用的有自体骨、异体骨、异种骨、人工骨四大类型。Araujo等在2011年对5只beagle犬下颌三、四前磨牙远中根拔除后分别用自体骨和脱蛋

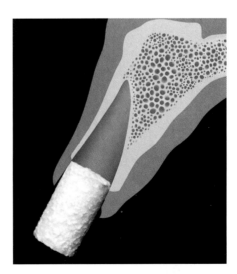

图6-1 牙槽窝植骨示意图

白牛骨填塞拔牙窝,3个月后,自体骨组颊侧骨嵴在舌侧骨嵴根方2mm,而在脱蛋白牛骨组,颊侧骨嵴则位于舌侧骨嵴根方1~2mm,而且,冠方牙槽嵴的宽度要明显宽于自体骨移植组。可见,尽管自体骨始终以骨替代材料的金标准自居,但效果不一定非常理想,而且患者会因此承受更多的伤痛和风险,所以在临床上常与异体骨、异种骨和人工骨结合使用。

代表性的骨替代产品及其生物学特性参见表6-1:

表6-1　市面上常见的植骨材料

类型及产品名称(产地)		材料成分	骨诱导性	骨传导性	降解时间
异体骨	Puros®(美国)	去抗原人骨	+	+	4~6月
	君康珍骨®(中国)	去抗原人骨	+	+	4~6月
异种骨	Bio-Oss(瑞典)	羟基磷灰石(牛骨)	−	+	5~6年
	Mega-Oss(韩国)	羟基磷灰石(牛骨)	−	+	5~6年
人工骨	天博珊瑚骨(中国)	含碳酸羟基磷灰石(珊瑚)	−	+	3~4年
	Perioglas®(美国)	玻璃陶瓷	−	+	3~4月
	RTR(法国)	β-TCP,胶原蛋白	−	+	6月
	OSTEONTM(韩国)	HA/β-TCP(70/30)	−	+	3年

二、牙槽窝植骨的适应证

狭义的牙槽窝植骨(socket Preservation)指的是拔牙时通过保护牙槽窝来达到避免牙槽嵴过度吸收的目的。但是由于拔牙时常常已经伴随牙槽骨不同程度和不同形式的骨性破坏和吸收,需要增加更多的骨量来满足种植等修复模式的要求,因而植骨范围会超出牙槽窝,此时牙槽窝植骨实际上也属于牙槽嵴骨增量技术(ridge augmentation)。

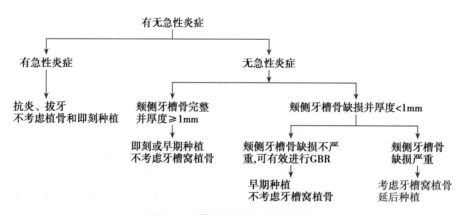

图6-2　牙槽窝植骨临床决策过程

关于拔牙后牙槽窝植骨的适应证的选择如图6-2中所示。只有唇侧牙槽骨有严重缺损时才考虑进行牙槽窝植骨。一般来讲,当唇侧骨壁较薄时,如果唇侧牙槽骨板冠方破坏小于3mm,则完全可以进行早期种植并同期进行引导骨组织再生(GBR)来修复骨缺损,这时是不需要考虑牙槽窝植骨的,也不适合进行即刻种植的。但当缺损介于3~6mm时就要考虑缺损的类型,是否有利于进行引导骨组织再生。如果缺损周围骨壁较多(如三壁缺损),可以考虑早期种植并同期GBR。如为一壁缺损或二壁缺损则要考虑进行牙槽窝植骨,待4~6月后再进行种植。对于颊侧骨板冠根向缺损超过6mm,则绝大多数需要进行牙槽窝植骨,骨再生后再考虑进行种植(图6-3~图6-5)。

对于根尖区域的骨缺损(因根尖病变或者根尖手术导致),原则上同样从种植体植入后的初期稳定

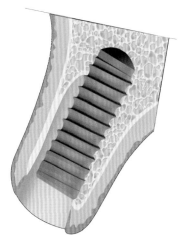

图 6-3　牙槽窝完整，种植体初期
稳定性较好，多数情况下无需牙
槽窝植骨、延期种植

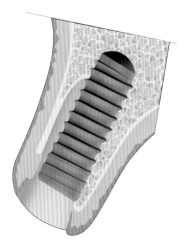

图 6-4　颊侧骨板少量缺损，无需
牙槽窝植骨、延期种植

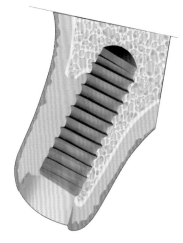

图 6-5　颊侧牙槽骨缺损严重，需
要植骨后延期种植

性、缺损形态是否利于进行 GBR 等方面考虑是否进行牙槽窝植骨或延期种植。因此，从以上可以看出，临床只有较少情况下需要进行牙槽窝植骨。对于大多数病例，采用牙槽窝植骨只会延长治疗时间，而不会明显改善治疗结果。CBCT 的出现使得在术前可以清楚地知道种植位点的骨质、骨量情况，可以在术前就确定详细的治疗计划。

> 牙槽窝植骨的适应证如下：
> 前牙区：绝大多数颊侧骨板冠根向缺损超过 6mm 的病例；部分颊侧骨板冠根向介于
> 3~6mm 的缺损，缺损类型为一壁缺损或二壁缺损。
> 后牙区：牙周骨缺损可能影响到种植体的初期稳定性。

三、牙槽窝植骨的临床操作步骤

1. 围绕牙根做龈沟内切口，微创拔除牙齿

传统拔牙通常首先使用牙挺，在被拔牙和牙槽骨之间获得支点，单独或联合利用杠杆、楔入、轮轴原理来撕裂牙周膜，扩大牙窝，松动牙根，然后安放牙钳，根据不同牙位的局部解剖特征，采用摇动、扭转、牵引等手法，寻找阻力薄弱的途径拔除患牙。这种拔牙方法是借助牙根的过度移位来扩大牙槽窝实现牙根脱位，以相对刚性的牙体迫使牙槽骨变形达到拔牙目的，容易导致牙槽骨的骨折。牙拔除后往往伴随较明显的牙槽骨萎缩。而微创拔牙可以降低局部骨组织的创伤，减少拔牙后牙槽骨的吸收。

微创拔牙器械包括牙周膜分离器，微创拔牙挺，微创拔牙钳以及牙根牵引器等几个类型。

牙周膜分离器刃口锋利，窄而薄（图 6-6）。根据不同牙位设计弯头和直头。使用时与牙根表面呈 20° 的角度，沿龈沟切断根周牙周膜，逐渐向根尖深入直达根尖 1/4 的部分（图 6-7）。

微创拔牙挺也叫拔牙刀（图 6-8AB），挺刃较通常的牙挺更薄而且锋利。使用时以挺刃顺

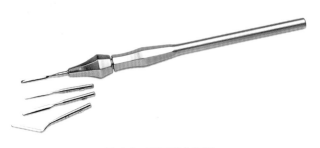

图 6-6　牙周膜分离器

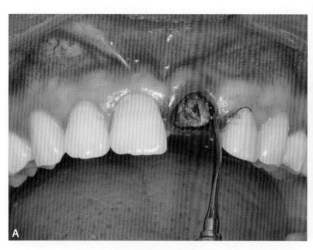

图 6-7A　微创拔牙

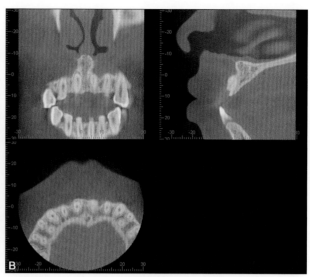

图 6-7B　术前锥束 CT 剖面图

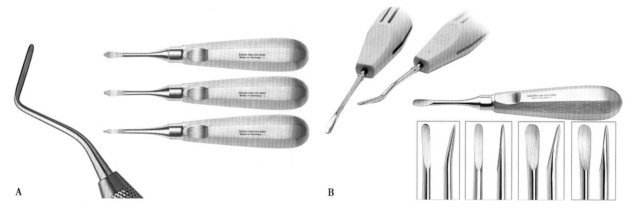

图 6-8AB　微创拔牙挺（A 窄头）（B 宽头），分直刃和弯刃

着牙根长轴方向插入牙周间隙，用持续轻巧的根向力，环绕牙周膜四周，即可切断牙周韧带。利用小幅度的楔力压缩牙槽窝骨壁，直达根尖区，即可轻松地将牙周膜已经被基本切断的牙根与牙槽窝彻底分离脱位。微创拔牙挺严禁使用杠杆力和轮轴力进行撬动式拔牙。

　　微创拔牙钳根据不同类型牙体的解剖特征，使设计的钳喙弧度能紧密卡抱牙体颈部和根部，钳喙刻纹有利于稳固夹持牙体，细小较薄的钳喙使钳夹部位尽量接近根尖，便于施力。方便术者采用牵引力和小幅度的摆动实现微创拔牙（图 6-9）。

　　牙根牵引器为特殊设计的拔牙器械，以 Salvin® Benex 为代表（图 6-10）。通过旋转螺杆产生牵引力，作用于根管内的自攻螺丝顺牙体长轴将牙根牵引脱位的拔牙方式。拔牙步骤如下：

　　1）横断牙冠：一般在龈缘水平用高速车针横断牙冠。多根牙拔除时，牙冠横断后紧接着分根，将一颗多根牙变成 2～3 个单根牙，分别拔除。

　　2）根管预备：用牙根牵引器配套的根管钻顺着根管向根尖方向钻入，深度达到根尖 1/3～1/4。

　　3）就位牵引螺钉：将牵引螺钉旋入预备好的根管内，与牙根牢固连接。

　　4）牙周膜切除：使用牙周膜分离器切断根周牙周膜。

　　5）牵引拔牙：连接牵引器与根管螺钉，拧紧牵引器的加力螺杆，直到牙根脱位。

　　牙根牵引器拔牙，因为力量局限于被拔牙和附近的天然牙，操作动作细小轻微，拔除牙根时不但能尽量避免对牙槽窝的创伤，而且拔牙过程轻松，患者感觉舒适。

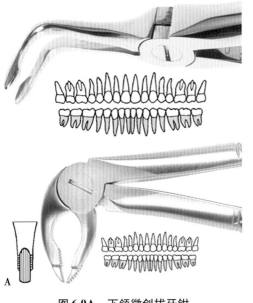

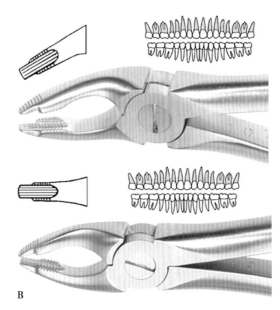

图 6-9A　下颌微创拔牙钳

图 6-9B　上颌微创拔牙钳

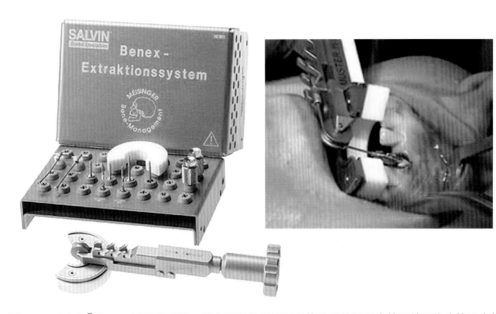

图 6-10　Salvin® Benex 牙根牵引器。基本原理是利用需要拔除牙位近远中的天然牙作为拔牙力的支撑,拔牙力量源自转动螺旋杆产生位移而获得的牵引力

注意事项:
1. 用微创拔牙的手法以及专用的微创拔牙器械,尽量减少拔牙时对牙槽骨的挤压、扩张和损伤,达到减小创伤,稳定牙槽骨的目的。
2. 对于多根牙,分根拔除牙是保证微创的关键。
3. 手术中要兼顾微创和控制拔牙时间,以缩短手术过程。这对于身体状况欠佳的患者尤为重要。

2. 刮除肉芽组织

拔牙后将牙槽窝内的肉芽组织彻底去除是保证牙槽窝骨愈合的关键(图6-11)。残存的肉芽组织中的成纤维细胞可能在局部快速增生最终会妨碍骨质的形成。

3. 牙槽窝植骨

又称为牙槽窝填塞,是将各种不同的生物材料填入拔牙窝,以期达到减缓或防止牙槽嵴萎缩的效果。Cardampoli(2008)认为在牙槽窝内填塞骨充填物可以有效阻止牙槽嵴吸收,至少牙槽嵴形态可维持到拔牙前的85%。

最新临床对照研究再度证实(Christoph 2012),尽管牙槽窝充填不能完全控制拔牙后牙槽嵴的萎缩,但是经过牙槽窝充填处理的拔牙创,大多能取得维持牙槽嵴高度和宽度的效果。不论采用人工骨、异种骨还是自体富血小板纤维凝胶(PRF)充填拔牙窝,牙槽窝充填效果都无明显差别。但是,不同生物材料可能在新骨

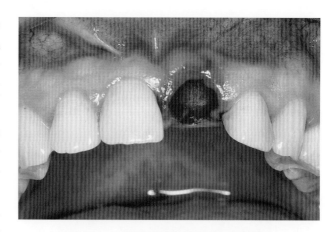

图 6-11 牙槽窝刮除肉芽组织、清理完毕

形成的质量上存在较大差异(Hauser 2013)。降解速度很慢的羟基磷灰石会妨碍新骨的形成。专门为牙槽窝植骨研制的胶原蛋白与 β-TCP 复合骨替代生物材料具有良好的牙槽嵴保存效果,同时具备比较适合的降解速度,有利于新骨的生成(Schliephake 2013,Moghaddas 2012)。

在微创拔牙的基础上进行游离龈移植封闭拔牙创,或充填不同类型的生物材料能使牙槽窝植骨的效果更确切。牙槽窝植骨的方式、手术操作技术、不同牙位的解剖特征似乎对牙槽嵴保存的效果影响更大,这也可能是相似的研究存在矛盾结果的原因(Thalmair 2013)。

为了充分保持拔牙后牙槽嵴的宽度和高度,取得美学区更好的牙槽嵴外形轮廓,实现种植修复的功能与美学效果,在牙槽窝内植骨的同时将骨替代材料覆盖在牙槽骨颊侧,可以获得令人满意的效果(Poulias 2013)。

牙槽窝充填的两种方法:

1)用骨替代材料填塞牙槽窝。注意深度在牙槽嵴平齐或者其下 2mm。植骨材料不宜太紧,否则会影响血供和成骨(Sclar 1999)。同时前牙区还要恢复一定的外形,如根形。然后用胶原材料填塞在牙槽窝表面,采用交叉褥式缝合固定。胶原材料不仅可以稳定创口,还可以促进植骨材料上方的软组织愈合(图6-12)。

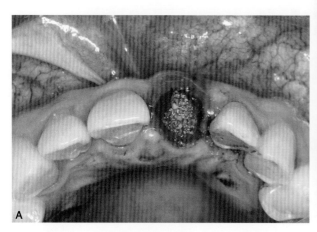

图 6-12A 牙槽窝内填塞骨替代材料。注意唇侧外形相对于邻牙较突,可以弥补愈合过程中的局部骨质的吸收

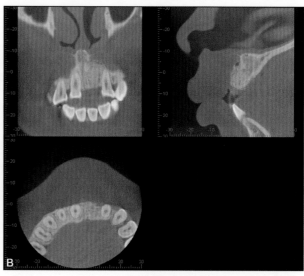

图 6-12B 术后锥束 CT 剖面图

2）采用引导骨组织再生技术进行牙槽窝植骨,所有技术细节参照相关章节。

4. 牙槽窝的封闭

植骨后,拔牙窝的封闭问题也是牙槽窝植骨术的关键。目前常用于临床覆盖拔牙创的有胶原材料、自体游离龈、PRF 膜,胶原膜、人工合成膜等。其中,胶原材料因其操作简单、价格低廉应用最广。

自体游离龈移植通常取材于患者的上颌前磨牙与磨牙之间的腭侧黏膜和上颌结节,为带上皮的结缔组织(图6-13)。受植区的拔牙窝牙龈袖口上皮需要仔细切除,这是保证移植成活的重要环节。对于薄型牙龈生物学类型,必要时可在颊侧粘骨膜下移植衬垫结缔组织,以增加软组织的厚度(Stimmelmayr 2012)。Fickl S 等(2009)拔除犬的四个下颌前磨牙,分别用脱蛋白牛骨填塞拔牙窝,实验分为四组:①自体腭部游离角化黏膜移植封闭创口;②引导骨组织再生结合自体游离角化黏膜移植封闭创口;③采取颊侧过度塑形,然后自体游离角化黏膜封闭创口;④创口颊侧结缔组织移植增加软组织厚度及嵴顶角化黏膜移植封闭创口。四个月后,颊侧骨板均出现吸收,但第4组垂直骨吸收量最少,而水平向的吸收则无统计学差异。

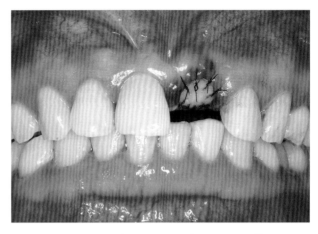

图6-13　腭侧获取的角化黏膜移植封闭牙槽窝

PRF 膜为自体静脉血离心沉淀所获得的富含白细胞和血小板的纤维蛋白凝胶,经挤压而成的蛋白膜。纤维蛋白凝胶富含白血球和血小板以及多种生长因子。如:血小板衍生生长因子(PDGF)、纤维细胞生长因子(FGF)、血管内皮生长因子(VEGF)、表皮生长因子(EGF)、转化生长因子(TGF)等等。具有优异的生物学特性:①对促进创伤的愈合和细胞的增殖与分化及组织的新生有着极其重要的作用。②自身血液提取的血浆纤维蛋白,不会产生排斥反应,有效杜绝传染病,使用安全。③具备高度的生物细胞学活性,缩短愈合时间。④减轻术后疼痛和炎性反应。⑤PRF 膜韧性好,作为生物膜封闭拔牙创具备良好的操作性能(Dohan 2006)。

胶原膜按来源可分为同种异体或异种动物(如牛、猪、鱼)的皮经加工而成细胞外基质,或心包膜、硬脑膜等结缔组织,主要成分是Ⅰ型胶原蛋白。具有抗原性低、趋化止血、操作简便、适当的吸收时间、不需要二次手术取出等优点。临床使用的 BioGide、BioMend、NiomemTM、海奥生物膜等产品就属于这种可吸收的胶原膜。

人工合成膜是可以降解、能够被机体吸收的高分子有机材料,如聚乳酸、聚乙醇酸、L-乳酸与 ε-己内酯的共聚物、乙交酯三亚甲基碳酸酯等所制备的生物膜(Ohayon 2011,Thoma 2012)。

Kim DM 等(2013)报道了对于牙槽窝植骨后创口完全关闭和不完全关闭对植骨效果的影响,结果显

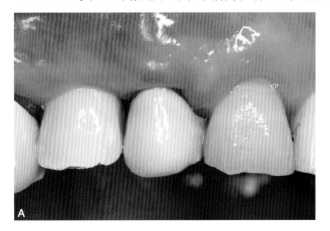

图 6-14A　A4 需要拔除

示即便植骨后创口关闭不完全,也不会影响成骨效果,局部样本组织形态学分析显示植骨6个月后局部新骨形成量和局部残留的植骨材料在两组之间都没有显著差别。因此,对于部分创口,为避免牙龈撕裂,通常不必关闭牙槽窝(图6-14)。而在下颌后牙区,如有可能可将牙龈拉拢缝合。对于上颌后牙病例,可以考虑将颊侧黏骨膜瓣冠向滑行覆盖颊根拔牙窝,腭根的处理如同前牙的单根,用胶原覆盖牙槽窝表层交叉褥式缝合即可。当然,临床实践说明即便对粘骨膜瓣不拉拢覆盖颊侧牙槽窝,创口愈合也没有问题。图6-15 所示的为一男性患者,

43 岁。后牙牙周病,A7 Ⅲ度松动。X 线片显示牙槽骨吸收明显,种植体即刻植入难以达到初期稳定性。治疗方案为进行系统的牙周治疗,拔除天然牙,牙槽窝植骨,颊侧黏骨膜未作松解,仅仅拉拢缝合,也取得了较好的治疗效果。

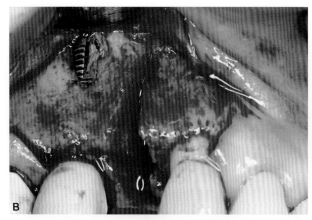

图 6-14B 术中可见 A4 颊侧骨缺损较大,A5 种植体尖端暴露

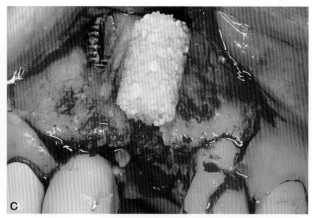

图 6-14C 植入 OSTEONTM 骨替代材料(登腾公司)

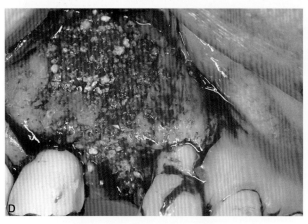

图 6-14D A4、A5 局部缺损被植骨材料覆盖

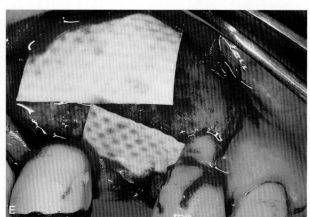

图 6-14E 局部覆盖屏障膜

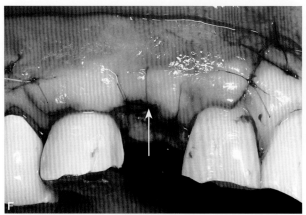

图 6-14F 创口缝合,图中可见创口未完全关闭

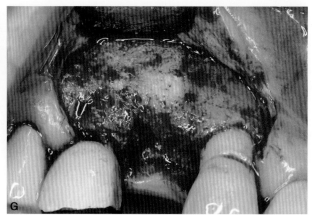

图 6-14G 四个月后局部骨再生

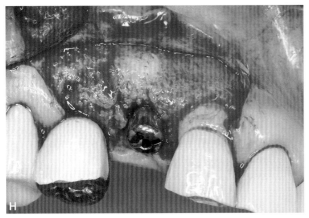

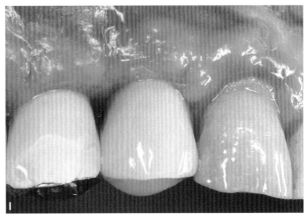

图 6-14H 种植体植入

图 6-14I 修复完成后口内观

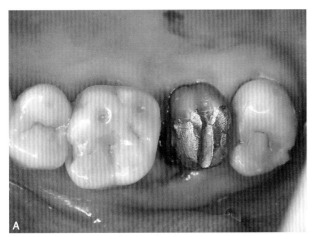

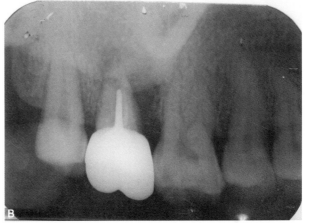

图 6-15AB A7 需要拔除,术前口内照和 X 线片影像。X 线片可见天然牙周围骨质严重吸收

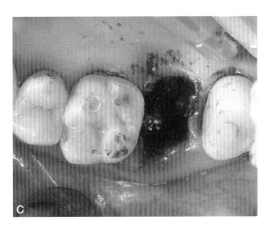

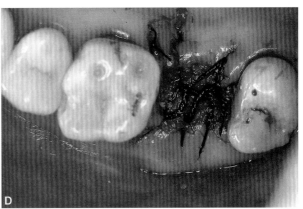

图 6-15CD 牙齿拔除后清理牙槽窝,进行牙槽窝植骨

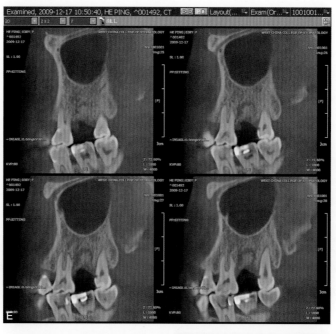

图 6-15E　术后锥束 CT 显示局部骨质缺损为植骨材料所充填

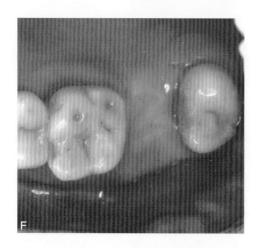

图 6-15F　4 个月后创口愈合情况

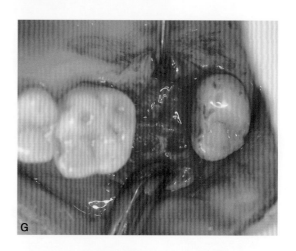

图 6-15G　黏骨膜瓣翻开后见局部骨质愈合良好

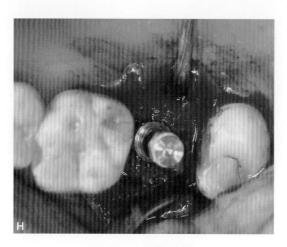

图 6-15H　种植体植入

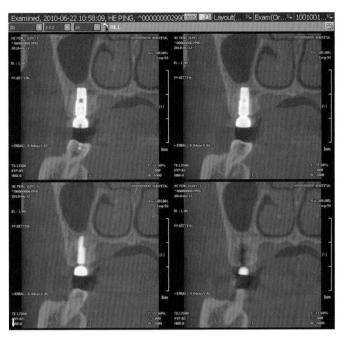

图 6-15I　种植体植入后锥束 CT 影像

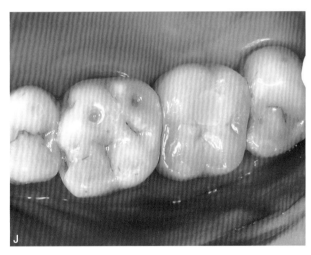
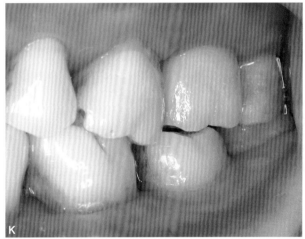

图 6-15JK　修复完成后𬌗面及颊面观

四、小结

尽管临床拔牙时,不同患者牙槽嵴的状况千差万别,综合运用不同的牙槽嵴保存方法,恰当采用相应的器材,牙槽嵴保存的短期效果是肯定的。牙槽嵴保存术后,种植修复的三年成功率可达 95%,即刻或早期植入种植体有利于保持牙槽嵴软硬组织的质量(Luezyszyn 2005)。

关于牙槽窝植骨是否翻瓣,需要根据拔牙时牙周状况来具体确定。一般而言,由于黏骨膜翻瓣会加剧拔牙部位牙槽骨的吸收,因此在拔牙后单纯进行牙槽窝植骨或即刻种植时,尽量采用不翻瓣的手术方式。图 6-16 展示的 46 岁女性患者,前牙慢性牙周炎致牙龈反复肿痛,口腔异味就诊。口内检查见上颌中切牙联冠烤瓷修复,B1 颊侧根中牙龈瘘管,颊侧、腭侧及远中牙周袋深 6mm,颊侧骨缺损。根尖片示 B1 近远中牙槽骨吸收达根尖区。治疗方案是拔除 B1,不翻瓣牙槽窝植骨,再延期种植。

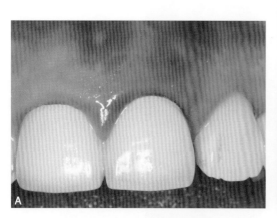

图 6-16A　B1 拔牙前口内情况

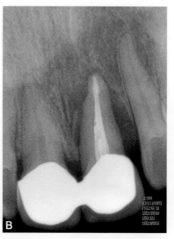

图 6-16B　拔牙前 B1 根尖 X 线片显示局部根周骨组织破坏明显

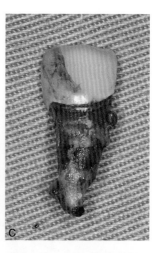

图 6-16C　B1 拔除后可见根面牙结石及肉芽组织

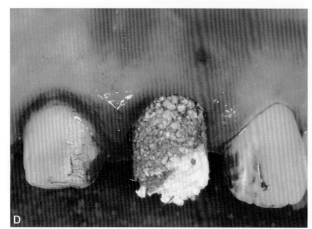

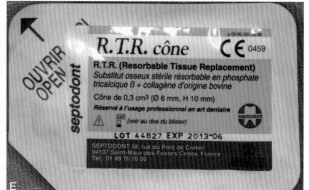

图 6-16DE　牙槽窝清创,充填 R. T. R 复合骨替代材料

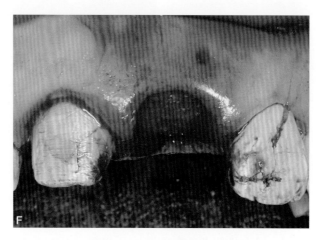

图 6-16F　骨替代材料充填牙槽窝至邻牙牙槽骨水平

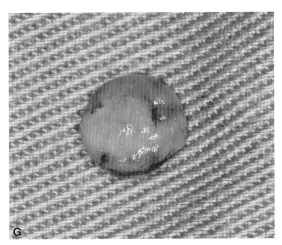

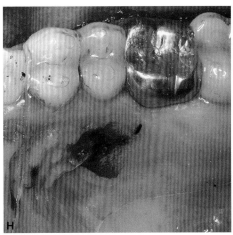

图 6-16GH　腭部切取游离牙龈,供区创面填塞明胶海绵

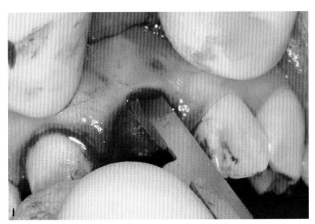

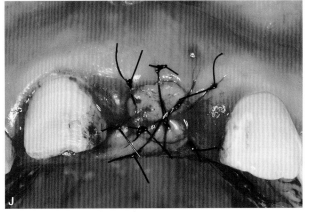

图 6-16IJ　受植区拔牙创牙龈袖口去上皮,严密缝合龈瓣

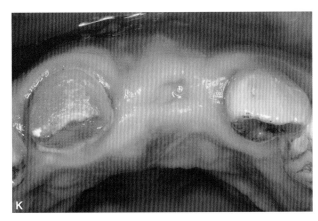

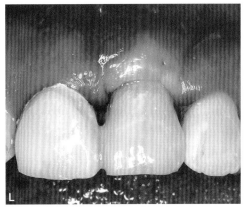

图 6-16KL　拔牙窝保存,骨增量后的牙槽嵴状态,延期种植及种植支持式临时牙冠修复,成形牙龈

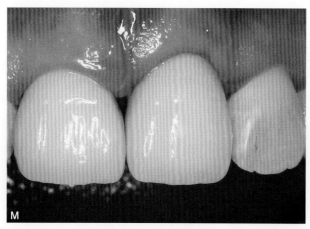
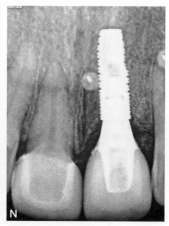

图6-16MN　全瓷冠最终修复

如果拔牙区域牙槽骨已经发生严重的吸收,慢性炎症后牙槽骨情况复杂,或同时合并邻牙的牙周损伤,还是建议翻瓣手术。翻瓣术式可以充分暴露术区,便于彻底清创,同时结合引导骨再生以及软组织移植能够有效实现牙槽嵴的增高和增宽。但拔牙后牙槽窝处理措施的不同、生物材料的选用等方面对于种植长期结果的影响仍然缺乏科学的证据来指导临床(Vignoletti 2012)。

有关周围软组织对牙槽嵴保存术预后影响,在各研究中很少提及。但是笔者临床发现,系带区域拔牙,尤其在系带附丽位置靠近牙槽嵴顶的时候,对于牙槽嵴保存、软组织愈合、种植等方面存在更大的风险。而且对于牙周软组织菲薄的患者,尤其需要进行风险评估并制订相应的处理计划。

另外,牙槽窝植骨可能涉及前庭沟加深、牙龈移植、无张力创口缝合等多项软组织处理,因此熟练掌握相关的软组织操作技巧将是牙槽窝植骨手术获得成功的又一关键前提。

参考文献

1. Amler MH. The time sequence of tissue regeneration in human extraction wounds. Oral surgery,1969,27:309-318.

2. Araujo MG,Lindhe J:Dimensional ridge alterations following tooth extraction. An experimental study in the dog. J Clin Periodontol,2005,32:212-218.

3. Araujo MG,Sukekava F,Wennstrom JL,et al. Ridge alterations following implant placement in fresh extraction sockets:an experimental study in the dog. J Clin Periodontol,2005 Jun,32(6):645-652.

4. Araujo MG,Wennstrom JL,Undhe J. Modeling of at the buccal and lingual bone walls of fresh extraction sites following implant installation. Clin Oral Implants Res. 2006,17(6):606—614.

5. Araójo MG,Lindhe J. Socket grafting with use of autologous bone:An experimental study in the dog. Clin Oral Implants Res,2011,22:9-13.

6. Botticelli D,Berglundh T,Lindhe J. Hard-tissue alterations following immediate implant placement in extraction sites. J Clin Periodontol,2004 Oct,31(10):820-828.

7. Barone A,Toti P,Piattelli A. et al. Extraction Socket Healing in Humans After Ridge Preservation Techniques:A Comparison Between Flapless and Flapped Procedure in a Randomized Clinical Trial. J Periodontol,2013 May 20.[Epub ahead of print].

8. Barone A,Orlando B,Cingano L,et al. A randomized clinical trial to evaluate and compare implants placed in augmented versus non-augmented extraction sockets:3-year results. J Periodontol,2012 Jul,83(7):836-846.

9. Cardaropoli D,Tamagnone L,Roffredo A,et al. Socket preservation using bovine bone mineral and collagen membrane:a randomized controlled clinical trial with histologic analysis. Int J Periodontics Restorative Dent,2012 Aug,32(4):421-430.

10. Cardaropoli Daniele, Cardaropoli Giuseppe. Preservation of Post extraction Alveolar Ridge : A Clinical and histologic Study. Int. J. Periodontics Restor Dent, 2008, 28(5):469-478.

11. Christoph H. F. Hämmerle, Mauricio G. et al Evidence-based knowledge on the biology and treatment of extraction sockets. Clin. Oral Impl Res, 2012, 23(Suppl. 5), 80-82.

12. Cioban C, Zăgănescu R, Roman A, et al. Early healing after ridge preservation with a new collagen matrix in dog extraction sockets: preliminary observations. Rom J Morphol Embryol, 2013, 54(1): 125-130.

13. Covani U, Comelini R, Bamne A. Bucco—lingual bone remodeling around implants placed into immediate extraction sockets: a case series. J Periodontol, 2003, 74(2):268-273.

14. Del Fabbro M, Ceresoli V, Taschieri S, et al. Immediate Loading of Postextraction Implants in the Esthetic Area: Systematic Review of the Literature. Clin Implant Dent Relat Res, 2013 Apr 22. doi:10. 1111/ cid. 12074. [Epub ahead of print].

15. David M. Dohan, Joseph Choukroun, Antoine Diss, et al. Platelet-rich fibrin(PRF): A second-generation platelet concentrate. Part Ⅱ: Platelet-related biologic features. Oral Surg Oral Med Oral Pathol Oral Radiol Endod, 2006, 101: E45-50.

16. Fickl S, Zuhr O, Wachtel H, et al. Hard tissue alterations after socket preservation: An experimental study in the beagle dog. Clin Oral Impl Res, 2008, 19:1111-1118.

17. Fickl S, Zuhr O, Wachtel H, et al. Dimensional changes of the alveolar ridge contour after different socket preservation techniques. J Clin Periodontol, 2008, 35:906-913.

18. Fickl S, Zuhr O, Wachtel H, et al. Hard tissue alterations after socket preservation with additional buccal overbuilding: A study in the beagle dog. J Clin Periodontol, 2009, 36:898-904.

19. Hauser F, Gaydarov N, et al. Clinical and Histological Evaluation of Postextraction Platelet-rich Fibrin Socket Filling: A Prospective Randomized Controlled Study. Implant Dent, 2013 Jun, 22(3):295-303.

20. Joseph Choukroun, Antoine Diss, Alain Simonpieri, et al. Platelet-rich fibrin (PRF): A second-generation platelet concentrate. Part IV: Clinical effects on tissue healing. Oral Surg Oral Med Oral Pathol Oral Radiol Endod, 2006, 101: E56-60.

21. Kim DM, De Angelis N, Camelo M, et al. Ridge preservation with and without primary wound closure: a case series. Int J Periodontics Restorative Dent, 2013 Jan-Feb, 33(1):71-8.

22. Kutkut A, Andreana S, Monaco E. Esthetic consideration for alveolar socket preservation prior to implant placement: description of a technique and 80-case series report. Gen Dent, 2012 Nov-Dec, 60(6): e398-403.

23. Leblebicioglu B, Salas M, Ort Y, et al. Determinants of alveolar ridge preservation differ by anatomic location. J Clin Periodontol, 2013 Apr, 0(4):387-395.

24. Lindhe J, Cecchinato D, Donati M, et al. Ridge preservation with the use of deproteinized bovine bone mineral. Clin Oral Implants Res, 2013 Apr 4. doi:10. 1111/clr. 12170. [Epub ahead of print].

25. Luezyszyn S, Papalexiou V, Novaes A, et al. Acellular dermal matrix and hydroxyapatite in prevention of ridge deformities after tooth extraction. Implant Dent, 2005, 14:176-184.

26. Moghaddas H, Amjadi MR, Naghsh N. Clinical and biometrical evaluation of socket preservation using demineralized freeze-dried bone allograft with and without the palatal connective tissue as a biologic membrane. Dent Res J(Isfahan), 2012 Nov, 9(6):758-763.

27. Noelken R, Neffe BA, Kunkel M, et al. Maintenance of marginal bone support and soft tissue esthetics at immediately provisionalized OsseoSpeed™ implants placed into extraction sites: 2-year results. Clin Oral Implants Res, 2013 Jan 14, doi:10. 1111/clr. 12069. [Epub ahead of print].

28. Ohayon L. Ridge enlargement using deproteinized bovine bone and a bioresorbable collagen membrane: a tomodensitometric, histologic, and histomorphometric analysis. Int J Periodontics Restorative Dent, 2011 Jun, 31(3):237-245.

29. Paolantonio M,Dolci M. & Scarano A. Immediate implant placement in fresh extraction sockets. A controlled clinical and histological study in man. Journal of Periodontology,2001,72（11）:1560-1571.

30. Poulias E,Greenwell H,Hill M,et al. Ridge Preservation Comparing a Socket Allograft Alone to a Socket Allograft Plus a Facial Overlay Xenograft:A Clinical and Histologic Study in Humans. J Periodontol,2013 Jan 23,[Epub ahead of print].

31. Ren E. Wang,Niklaus P. Lang. Ridge preservation after tooth extraction. Clin. Oral Implants Res,2012,23:147-156.

32. Sanz I,Garcia-Gargallo M,Herrera D,et al. Surgical protocols for early implant placement in post-extraction sockets:a systematic review. Clin Oral Implants Res,2012 Feb,23 Suppl 5:67-79.

33. Sclar AG. Preserving alveolar ridge anatomy following tooth removal in conjunction with immediate implant placement. The Bio-col technique. Atlas Oral Maxillofac Surg Clin North Am,1999,7:39-59.

34. Schliephake H,Drewes M,Mihatovic I,et al. Use of a self-curing resorbable polymer in vertical ridge augmentations-a pilot study in dogs. Clin Oral Implants Res,2013 Apr 8,doi:10. 1111/clr. 12162. [Epub ahead of print].

35. Stimmelmayr M,Güth JF,Iglhaut G,et al. Preservation of the ridge and sealing of the socket with a combination epithelialised and subepithelial connective tissue graft for management of defects in the buccal bone before insertion of implants:a case series. Br J Oral Maxillofac Surg,2012 Sep,50(6):550-555.

36. Takahashi Y,Marukawa E,Omura K. Application of a new material（β-TCP/collagen composites）in extraction socket preservation:an experimental study in dogs. Int J Oral Maxillofac Implants,2013 Mar-Apr,28(2):444-452.

37. Thalmair T,Fickl S,Schneider D,et al. Dimensional alterations of extraction sites after different alveolar ridge preservation techniques-a volumetric study. J Clin Periodontol,2013 Apr 18,doi:10. 1111/jcpe. 12111. [Epub ahead of print].

38. Thoma DS,Dard MM,Hälg GA,et al. Evaluation of a biodegradable synthetic hydrogel used as a guided bone regeneration membrane:an experimental study in dogs. Clin Oral Implants Res,2012 Feb,23(2):160-168.

39. Vignoletti F,Matesanz P,Rodrigo D,et al. Surgical protocols for ridge preservation after tooth extraction. A systematic review. Clin Oral Implants Res,2012 Feb,23 Suppl 5:22-38.

第七章 种植治疗中的数字化手术导板

Digital surgical stent for implant treatment

难度指数: ★★★★★

一、概述

1998 年锥体束 CT(cone beam computed tomography,CBCT)的问世极大地推动了口腔种植的发展。经过十几年的实践,CBCT 已逐渐成为口腔种植的首选检查方法(Harris D 2012)。而在此基础上发展的计算机数字化导板技术,极大促进了口腔种植手术向精确微创的方向发展,具有很大的潜力(Hämmerle CH 2009)。目前,全世界应用最广的种植体数字化导板系统包括 NobelBiocare 公司推出的 NobelGuide® 系统、比利时 Materialise 公司的 SimPlant3D 系统等。该技术的出现使口腔种植从术前诊断、术前设计、种植手术到最后修复都发生了革命性的变化。图 7-1 显示的就是由这些系统设计制作出数字化种植手术导板。许多复杂的病例通过种植软件设计和使用数字化手术导板后变得较为简单,更容易实现理想的修复效果。Margareta Hultin 等(2012)文献回顾表明:在种植治疗中使用数字化手术导板的患者,种植体存留率、修复体存留率等方面

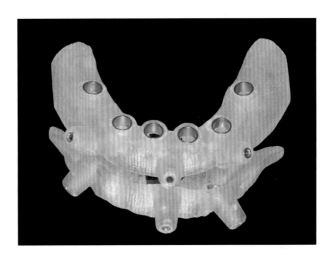

图 7-1 数字化种植外科手术导板

与传统种植手术无明显差异性。但患者满意度明显高于传统种植手术患者。同时要求医师有丰富的种植经验和技巧以减少可能产生的误差或并发症。

二、数字化手术导板主要优势

1. 安全、精准

数字化导板采用3D 技术以模拟种植体上部修复体为导向,从而引导了术中钻头的方向、深度,避开重要的解剖结构,使得种植体植入到准确的位置(Talwar N 2010)。而且,该技术大大降低了种植手术风险。整个治疗计划的实施经过 CT 扫描,计算机辅助设计与制作种植手术导板,手术导板上的钛金属引导环确保钻针和种植体均严格按照设计方案进行操作。可以在轻松避开重要解剖结构的同时获得最佳的种植体位置、角度、深度(图 7-2 ~ 图 7-5)。

2. 手术创伤小,术后极少肿胀和疼痛

与不翻瓣手术结合使手术创伤最小化,减少了术后的肿胀和疼痛,缩短了伤口愈合时间(图 7-6、图 7-7)。Fortin T(2006)、Nkenke(2007)、Arisan(2010)等的临床研究表明外科导板引导下的不翻瓣手术明显

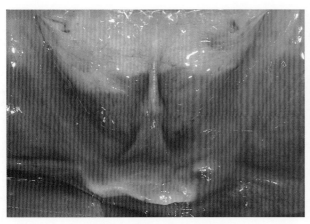

图 7-2　下无牙颌术前口内像

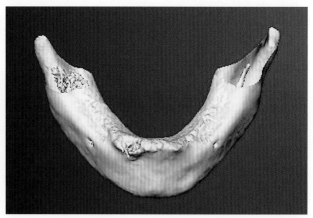

图 7-3　CT 扫描数据在 NobelGuide 软件中重建三维下颌骨：
颌骨解剖结构更直观

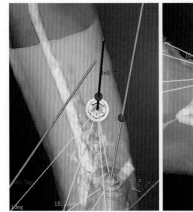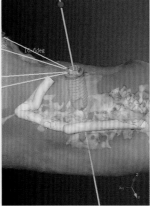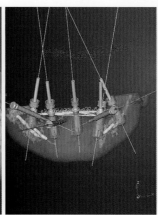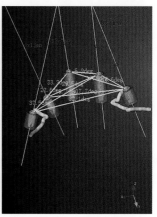

图 7-4　种植体植入设计的三维图像。在三维透视下设计种植体，轻松避开重要解剖结构。种植体之间的角度亦
可在软件中测量，避免因种植体之间的角度过大导致无法整体修复

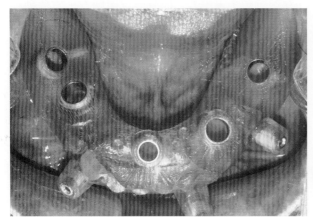

图 7-5　计算机辅助设计与制作的种植手术导板。导
板上的钛金属引导环全程精确导航种植手术

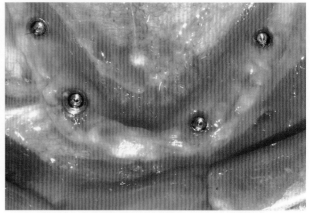

图 7-6　在附着龈充足的情况下，可以采用
不翻瓣手术

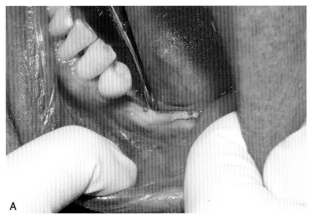
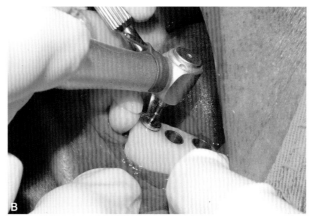

图7-7AB　在缺少附着龈的情况下,可以采用小翻瓣手术(只翻开牙槽嵴顶即可)

减少了患者的疼痛,肿胀等术后反应,缩短了愈合时间,增加了患者的治疗接受率。同时,整个手术过程操作简单,缩短了手术时间。Arisan(2010)的临床研究显示相对于传统手术,采用数字化导板手术时间减少一半,Komiyama(2008)认为数字化导板手术缩短了手术时间,因此也减轻了患者张口时间、恐惧持续时间以及患者的术后反应。

3. 最终修复效果可预知

因为在CT扫描前已经为患者制作了理想的修复体(用于扫描后在种植软件中设计,基于以修复为指导的种植体植入设计理念),所以患者在手术前已经清楚最终种植完成后将要得到一个什么样的修复体。医师要做的是在软件中设计恰当的种植体数量、最佳的种植体位置、角度、深度等,以支撑这一理想的修复体。将理想转化为现实的关键是数字化手术导板。而这一切均可以在种植设计软件中呈现给患者、医师以及技师。确保三方最有效的沟通并实现设计目标。

用数字化外科导板实现了以修复为导向的种植体的准确植入,为后期修复提供了便利,还可以实现即刻修复,缩短了修复周期(图7-8~图7-11)。

4. 创造更多的可能性

相对于二维的曲面断层片结合模型设计种植方案,种植设计软件的三维模式设计可以帮助找到更多的可利用骨(图7-12~图7-17)。对于颌骨条件较差的病例可以通过这种方式减少甚至避免植骨(Fortin T 2009,Hämmerl 2009)。

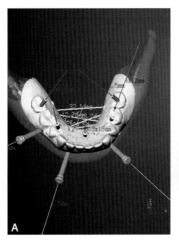
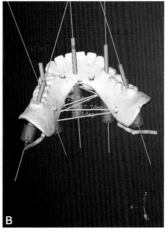

图7-8　种植软件中的设计方案。5枚种植体的螺丝开口分别设计在
D7、C7、C5 **𬌗面,D6 近中舌侧、C1 舌侧**

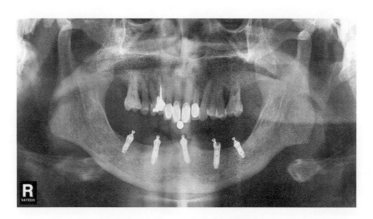

图 7-9 植入颌骨内的种植体

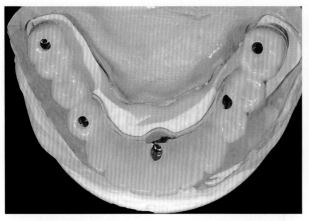

图 7-10 技师完成的修复体:5 枚种植体的螺丝开口分别在 D7、C7、C5 殆面,D6 近中舌侧、C1 舌侧。与软件中的设计方案相符

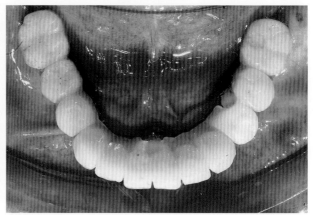

图 7-11 戴牙后口内像

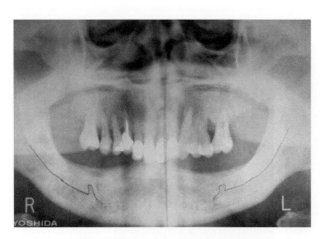

图 7-12 曲面断层片显示下颌双侧后牙区需植骨或行下牙槽神经移位术方可植入标准种植体

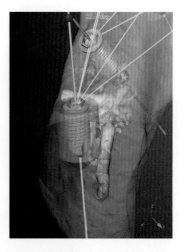

图 7-13 CT 扫描后在种植设计软件中可以看到在下牙槽神经与颊侧骨板之间有充分的骨量可以植入种植体。当然如此放置种植体为安全起见需要数字化手术导板来辅助

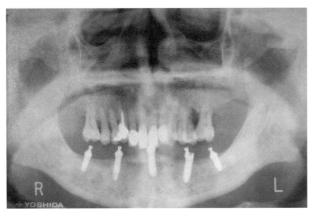

图7-14　术后曲面断层片显示37种植体已触及左下牙槽神经，其实37种植体在下牙槽神经的颊侧

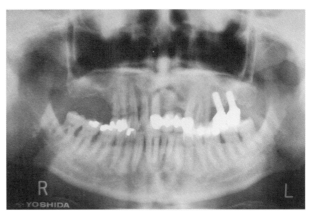

图7-15　曲面断层片显示右上颌后牙区需上颌窦提升

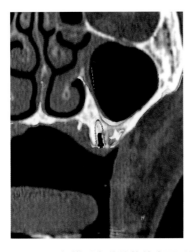

图7-16　CT扫描后在种植软件中可以看到在上颌窦腭侧有充分的骨量可以植入种植体。当然如此放置种植体为安全起见同样需要数字化手术导板来辅助

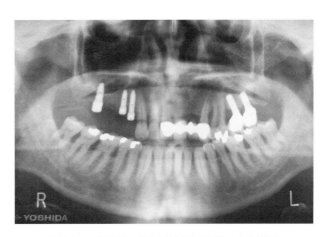

图7-17　术后曲面断层片显示17种植体根端在上颌窦内，其实不然

三、数字化导板的误差

尽管数字化导板有很多优点，但是术前的准备需要一定的时间，并可能增加患者的花费。而且数字化导板并不能实现种植体完全精确的植入，从术前的准备到种植手术各阶段的失误都会导致种植体植入的实际位置和软件设计的预定位置存在一定的偏差（Block MS 2009）。最近一篇关于数字化导板精确性的系统性评述纳入了19篇研究，1688颗种植体，结果显示种植体颈部的线性偏差平均为0.99mm，在根尖部平均为1.24mm，深度误差平均为0.46mm，角度偏差平均为3.81°。并认为数字化手术导板的误差在2mm以内均属正常，把误差降到0.5mm以下是非常困难的（Van Assche 2012）。

Jan D'haese等（2012）文献回顾表明：目前市场上各种品牌的数字化手术导板均存在不同程度的误差。应用NobelGuide®数字化手术导板，种植体位置在冠端的平均偏差为1.1mm，根端平均偏差为1.2mm，冠/根端最大偏差为2.3/2.4mm；种植体角度偏差平均2°，最大4°。

很多研究显示使用快速成形技术所制作的外科导板进行种植手术，种植体的线性偏差最大可达到1.5mm以上（Ersoy AE 2008，Ozan 2009，Arisan V 2010，D'haese J 2012，Cassetta M 2013）。因此，数字化手术导板技术只能是现代种植诊断和治疗计划制定的有机组成部分，而不能完全替代常规的诊断和治疗计划制定。

下面列出了每一阶段可能发生的主要问题及预防措施，临床医师应充分考虑到从种植准备阶段到修复每个过程产生的累积误差。

1. 放射导板与软组织不贴合或定位不准确

由于翻制放射导板过程中树脂的收缩、模型变形等因素导致制作的放射导板与黏膜不密合或存在微小的转动，从而扫描后不能精确地再现软硬组织的情况，最终导致种植手术精度欠佳。可通过丙烯酸树脂重衬（不是软衬）、扫描和放置导板时使用咬合记录来解决。

2. 扫描时患者定位不正确或患者移动

扫描前应与放射医师做好充分的交流，不正确的定位或扫描过程中患者的移动可能导致图像的某些解剖结构的缺失，牙列的重叠，运动伪影等，从而不能得到精确清晰的图像，准确度就会下降（Widmann G 2006，Pettersson A 2012）。因此扫描定位板应和咬合平面平行，扫描时咬合分开，防止牙齿重叠。使用颏托、前额带固定头部防止倾斜或移动。

3. 金属修复体或放射导板中阻射材料混合不均匀造成图像的变形（图 7-18）

扫描前应尽量取出修复体，以获得清晰的图像，不能去除的可使用一些专业软件消除伪影。可将放射导板中常用的阻射剂硫酸钡粉溶于单体中然后再加入丙烯酸。硫酸钡的浓度不应超过20%，以防止放射导板出现散影。

4. CT 扫描及导板内在误差

有研究显示 CBCT 的误差范围为 0.01～0.65mm（Kobayashi K 2004），而使用快速成形技术制造的导板存在一定程度的变形（Stumpel L J 2012）。而且大多数导板金属套管高度都是 5mm，并且直径比相匹配的扩孔钻大 0.2mm，这会导致种植体出现约 5° 的

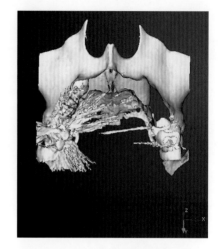

图 7-18　邻近的金属修复体在 CT 影像中会产生伪影，可能会干扰设计

角度偏差（Valente F 2009，Cassetta M 2013）。可通过尽可能地增加套管的高度和减少直径差来降低误差（Choi M 2004，Cassetta M&Di Mambro A 2013）。Van Assche（2010）认为把套管高度从 5mm 增加到 8mm 时，角度误差可以从 3.5° 减少到 2°。

5. 外科导板未完全就位或固定不稳

导板引导下种植的精确性基于外科导板的精确放置，导板轻微的旋转就会导致种植体偏离其预期的位置（图 7-19～图 7-20）。外科导板术中不能仅仅用手固定就进行种植，而应该在导板具有正确的咬合并完全与黏膜贴合后，用固位钉或固位螺丝固定后再进行种植。

6. 此外，导板的类型、骨质的密度、种植体的长度、临床医师的经验等也会影响种植体植入的精确性。

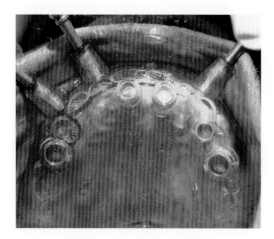

图 7-19　手术导板未正确就位

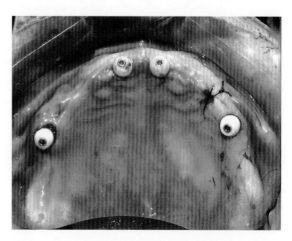

图 7-20　B4 牙位骨备洞被"误导"致腭侧骨壁丧失，未能植入 24 牙位种植体。手术导板位置调整正确后成功植入剩余种植体

牙支持式导板的精确性要优于骨支持式和黏膜支持式（Di Giacomo GA 2005，Ozan O 2009），骨质越致密，种植体长度越长则产生的误差越大（Cassetta M 2013）。Cushen SE（2013）认为临床医师的经验越丰富，则产生的误差也相对越小，增加了手术的可预期性。

7. 植入植体时种植体携带器与钛金属引导环之间可能产生摩擦力，以致对植入扭矩的误判。为获得种植体在骨内的真实扭矩，需在移除手术导板后用扭矩扳手再次测量（图7-21）。

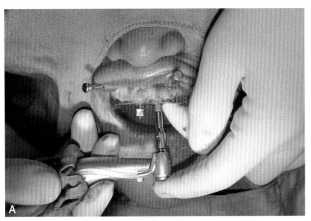
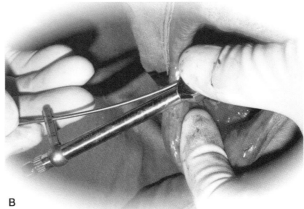

图7-21AB　右图为取下种植导板后测量种植体植入扭矩

四、数字化导板的适应证和应用范围

1. 多颗牙连续缺失或牙列缺失

连续缺失的牙齿越多，能供参考的解剖结构就越少，难以确定种植体之间的位置、距离、轴向、平行度等，数字化导板能解决这些问题。同时，数字化导板可以在术前就完成过渡义齿的制作，术中采用不翻瓣手术完成种植体的准确植入，手术完成后就可以即刻修复。数字化导板使"Teeth in an hour"（一小时即刻戴牙）、"Teeth in one day"（一天即刻戴牙）的概念更具吸引力。

2. 术区邻近有重要的解剖结构

数字化导板能准确控制种植体方向和深度，避开重要的解剖结构，降低了手术的创伤和风险。

3. 前牙区种植美学修复

数字化外科导板术前可以全面评估剩余骨量、软组织厚度，进而选择合适的种植系统、植入方向、深度及修复方式等，以达到最佳的美学效果。

4. 手术或创伤导致软硬组织的结构改变或骨量不佳。在复杂的解剖条件下，外科导板引导下手术比传统手术更具优势（Fortin T 2009）。

5. 为了减少患者的创伤和术后反应

对于部分全身情况不良，或者患有牙科恐惧症的患者，数字化手术导板可以减少手术创伤和反应。

6. NobelGuide 手册要求至少有 4cm 的开口度

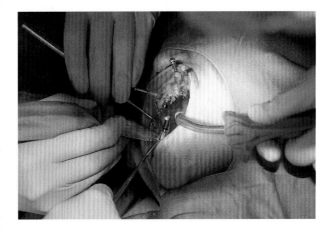

图7-22　手术导板的高度以及导航工具额外的长度增加了术者在患者口内操作的难度

（准确地说应是在植牙位点的颌间距离或殆龈距至少有 4cm）。因此，对于开口度较小的后牙缺失的患者非常不利于手术的操作，使用数字化导板前要充分考虑该因素（图7-22）。

五、在种植治疗中应用数字化手术导板的具体步骤

1. 术前检查

患者首次就诊进行口内检查,取印模、灌模、咬合记录。如有必要,还可以拍摄根尖片和曲面断层片了解口腔情况(图 7-23 ~ 图 7-24)。

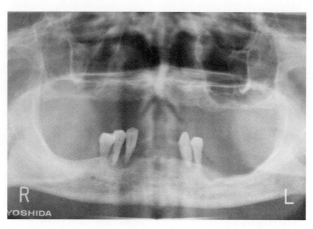

图 7-23　曲面断层片显示上下颌后牙区骨量不足

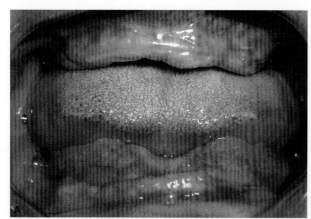

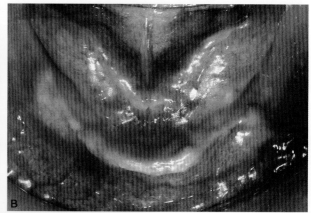

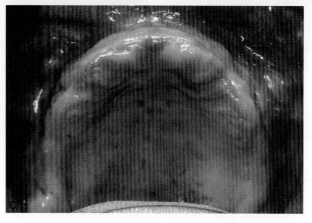

图 7-24ABC　拔除余留牙 3 个月后的口内像

2. 制作 CT 扫描导板

为了能够在种植设计软件中呈现理想的修复体影像,医师需要预先制作出理想的修复体以供放射医师用来 CT 扫描。此修复体是最终修复体的"样板",也是数字化手术导板的雏形。该步骤类似活动或全口义齿的制作,上颌架,排牙,翻制放射导板。

要求:采用透 X 射线材料(树脂),足够的厚度(2.5~3mm);基板与口内软硬组织密贴,基板伸展到前庭沟;义齿排列有理想的丰满度、中线、殆平面、殆曲线、咬合等;义齿形态美观。为满足双 CT 扫描技术,需在 CT 扫描导板中插入 6 个标记点(古塔胶)。为保证在 CT 扫描过程中 CT 扫描导板在口腔内的稳定,需要制作硅橡胶咬合记录(图 7-25)。

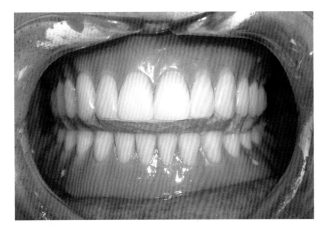

图 7-25 CT 扫描导板

3. CT 扫描

传统方法为一次扫描,即患者佩戴制作好的放射导板(为排牙后用含有硫酸钡等阻射剂的树脂材料翻制而成)进行 CBCT 扫描。此法较简单,但是无法获取准确的软组织形态数据,多用于骨支持式导板。目前多采用两次扫描法,先是患者佩戴带有定位胶质标记点的放射导板进行扫描,然后再单独扫描放射导板一次,两次扫描的数据通过标记点进行配准整合。此法能间接得到软组织形态,已被广泛使用(图 7-26~图 7-27)。

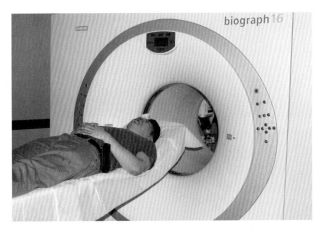

图 7-26 第一次 CT 扫描。患者佩戴修复体以及硅橡胶咬合记录。以黏膜支持的 CT 扫描导板要求患者咬紧至黏膜发白,以减少因黏膜弹性导致的误差

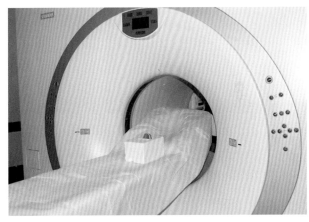

图 7-27 第二次 CT 扫描(只扫描修复体)

还可以对放射导板和石膏模型进行光学扫描,将得到的光学图像与颌骨的 CT 图像进行匹配。但是由于两者图像精度的差异,其匹配的准确性还有待进一步提高。扫描过程中患者应尽量保持不动,以免产生运动伪影,破坏图像重组的准确性。

4. 图像处理和计算机辅助设计种植方案

使用导板系统软件对扫描的图像进行处理,去除散影和多余的与种植区域无关的结构,完成精细的三维重建。对两次扫描得到的图像进行配准整合。还可以根据设计需要描绘牙弓曲线、下颌神经管、虚拟义齿等。然后根据局部情况确定种植体的数量,直径、长度,植入位置,植入方向,植入深度等(图 7-28~图 7-33)。

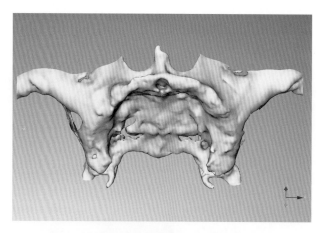

图 7-28 应用 CT 扫描数据三维重建上颌骨

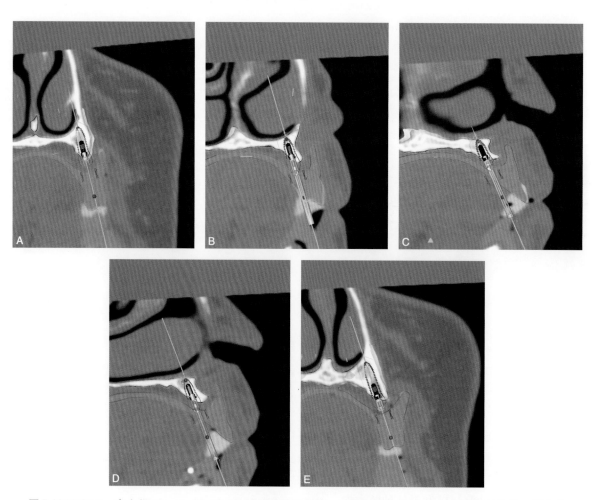

图 7-29ABCDE 在上颌 A5、A3、A2、B2、B5 牙位设计种植体。以修复体为主导,结合局部解剖条件。所有种植体均利用双皮质骨获得初期以及长期的稳定性。A5、B5 种植体采用斜向植入,以避开上颌窦前壁

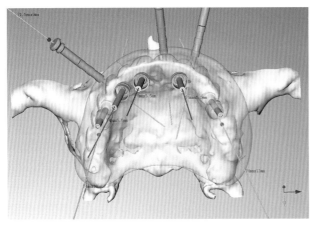

图 7-30　设计完成的上颌种植体方案

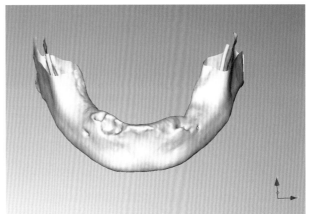

图 7-31　应用 CT 扫描数据三维重建下颌骨

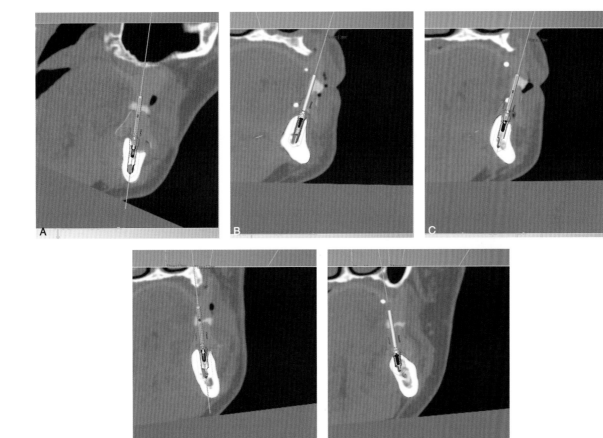

图 7-32ABCDE　在下颌 D6、D3、C3、C5、C6 牙位设计种植体：设计理念同上颌。D6 种植体采用斜向植入，以避开左下牙槽神经

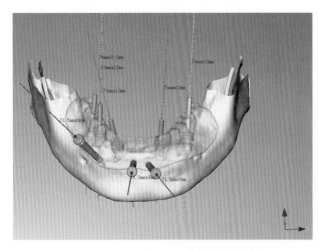

图 7-33　设计完成的下颌种植体方案

用 0.2% 氯己定对外科导板进行浸泡。

5. 计算机辅助制作手术导板

根据病例特点和手术方式选择骨支持、黏膜支持,还是牙支持式的外科导板。外科导板的制作主要有快速成形(stereolithography,SLA)技术和数控切割技术。快速成型技术(图 7-34、图 7-35)可以非常快速准确地将电脑中的种植导板模型加工成实物,克服了数控切割技术的不足(Azari A 2008)。

6. 术前准备

对于牙列缺失患者要制作手术咬合记录,据治疗前设计如需即刻修复,则可继续加工手术后种植体支持的即刻修复体。术前检查导板能否完全就位,是否在口内密贴无翘动,术前使

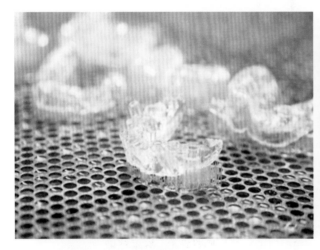

图 7-34　三维快速成型技术制作手术导板

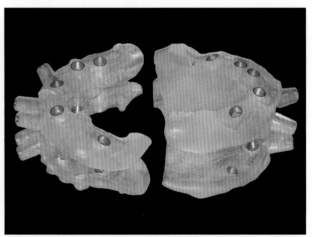

图 7-35　完成后的上下颌手术导板

7. 种植体植入手术

麻醉,固定外科导板后,环切牙龈。去除导板,彻底去除牙龈组织后重新固定导板。使用金属导向管及相匹配的扩孔钻完成逐级备洞。最终植入种植体(图 7-36 ~ 图 7-39)。对于牙槽嵴较窄的患者不推荐采用不翻瓣手术,如果牙槽嵴的宽度<7mm,翻瓣术是最佳的种植方法(Fortin T 2003)。放好种植体后,依次去除携带体和固位钉或固位螺丝,再从口内取出导板,旋入愈合螺丝。

8. 安装临时冠(桥)

NobelGuide® 推出术后即刻戴永久修复体(Teeth-in-an-Hour™)与术后即刻戴临时修复体两种方案。但前者对整个治疗流程要求非常高,否则很难做到修复体被动就位。目前临床上广泛应用的还是术后即刻戴临时修复体(图 7-40 ~ 图 7-41)。

9. 永久冠(桥)制作与安装

永久冠(桥)的制作方法同传统种植上部结构制作相同。本病例介绍的上部结构是由 CAD/CAM(Procera®)完成(图 7-42 ~ 图 7-54)。

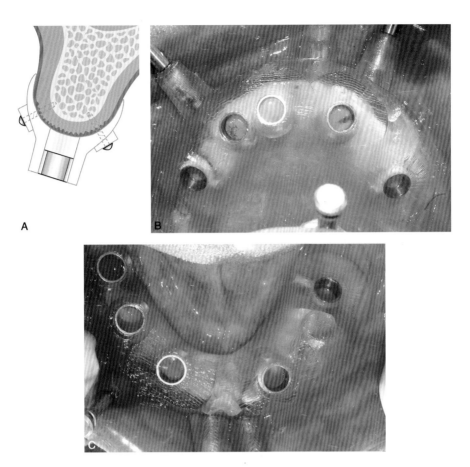

图7-36ABC　手术导板在口内准确就位和固定。在整个手术过程中,手术导板的准确、稳固的就位非常关键。否则,可能"误导"种植体植入。以黏膜支持的手术导板就位时同CT扫描导板一样要求将黏膜压白,以减少因黏膜弹性造成的误差。就位前的局部浸润麻醉剂需揉散,以减少因黏膜变形造成的误差

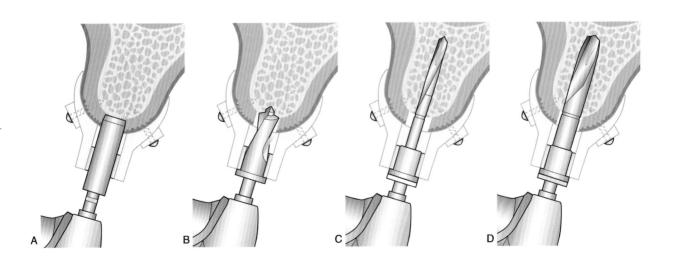

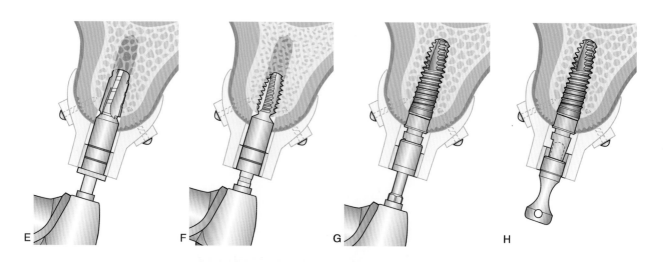

图 7-37ABCDEFGH　种植体植入过程示意图

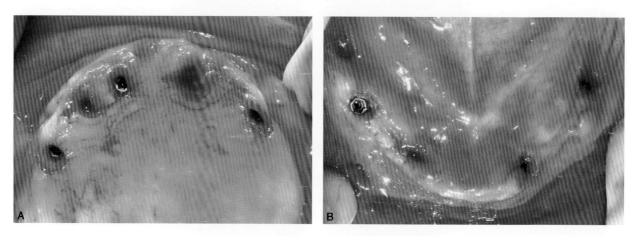

图 7-38AB　不翻瓣导航植入种植体后的𬌗面像

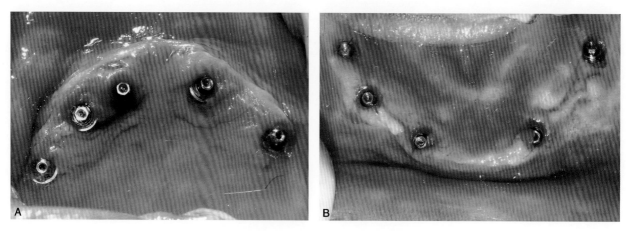

图 7-39AB　安放复合基台后的𬌗面像

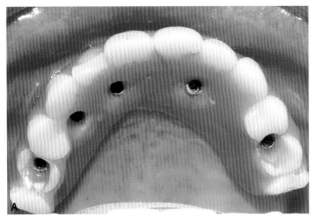
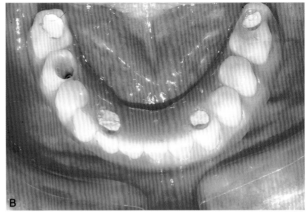

图7-40AB 上下颌临时树脂桥为模型上重衬法制作。最好在模型上制作新的临时桥,更坚固、更美观

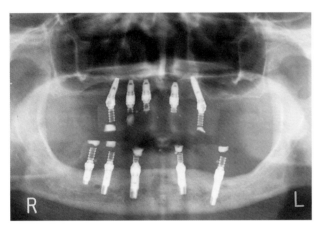

图7-41 术后当天的曲面断层片

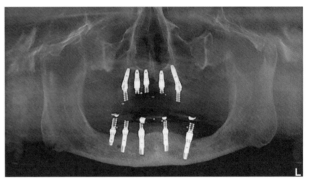

图7-42 术后9个月的CT二维影像:所有种植体骨结合未见异常

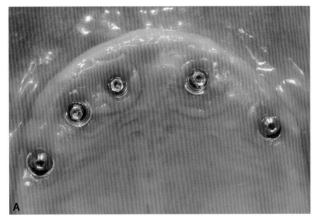
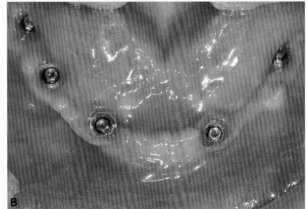

图7-43AB 上下颌软组织成形理想

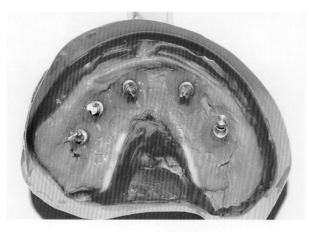

图 7-44 印模、灌模

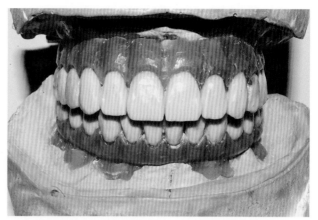

图 7-45 参照 CT 扫描导板制作蜡型

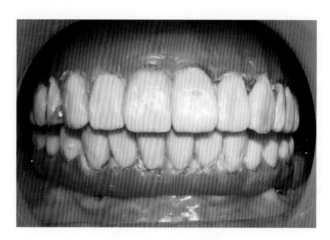

图 7-46 口内试戴蜡型

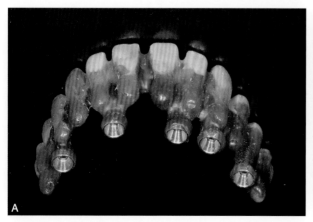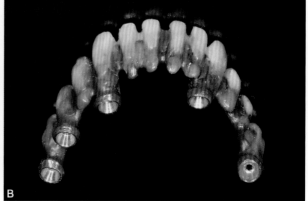

图 7-47AB 蜡型回切

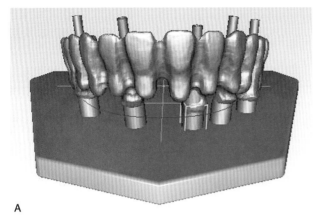

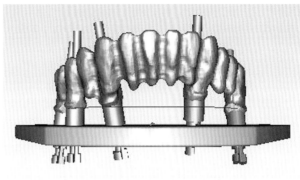

图 7-48AB　Procera® 扫描、设计、发送订单

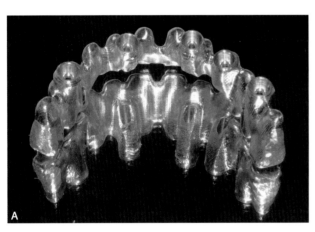

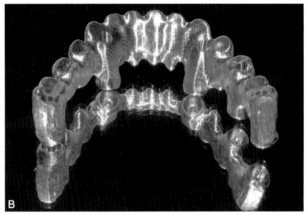

图 7-49AB　CAD/CAM 完成的纯钛支架

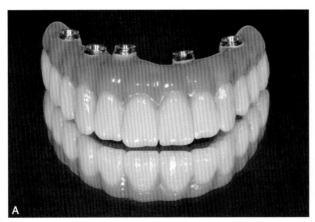

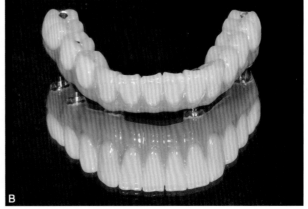

图 7-50AB　纯钛支架上聚合瓷

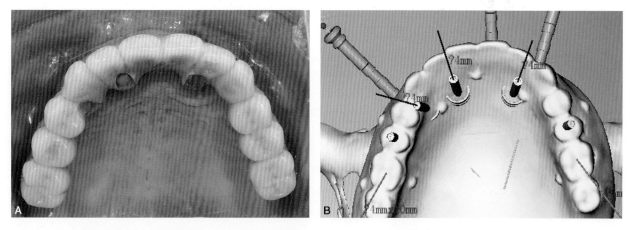

图7-51AB　上颌牙桥戴入口内后与术前软件设计方案对比。螺丝孔与修复体的位置关系相符

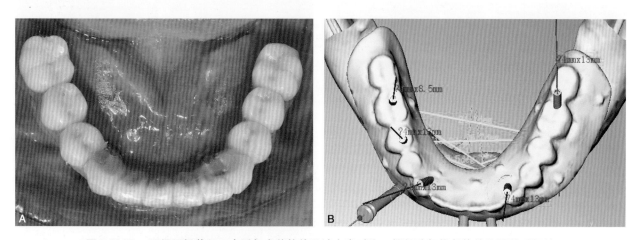

图7-52AB　下颌牙桥戴入口内后与术前软件设计方案对比。螺丝孔与修复体的位置关系相符

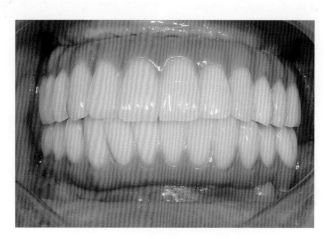

图7-53　上下颌牙桥戴入后的咬合情况

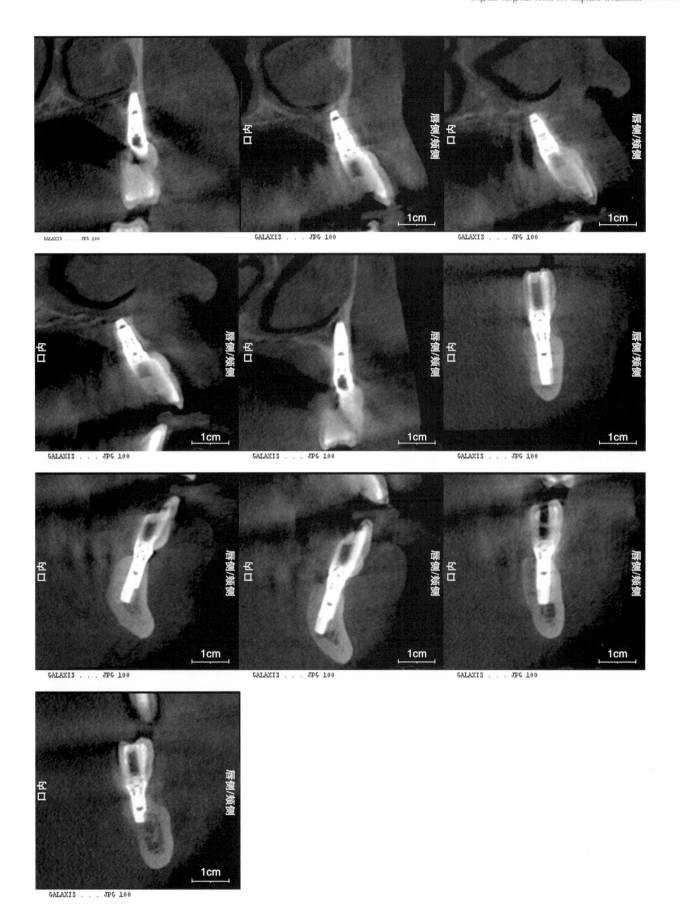

图 7-54 术后 13 个月时的 CT 影像显示骨结合良好,所有种植体位置、角度、深度与术前软件设计相符

六、在种植治疗中应用数字化手术导板的注意事项

1. 考虑到数字化导板的精确度,要预留一定的安全距离(2mm),以避开重要的解剖结构。对于确实难以判断的病例,可于术中采用平行投照法摄根尖片帮助判断。

2. 导板要完全就位,手术过程中应保证导板的固位和稳定,尤其是无牙颌患者。

3. 当患者角化牙龈有限时,不建议使用不翻瓣技术,可使用牙槽嵴切口加小翻瓣直视下种植,防止角化牙龈的损失。

4. 术中需要更多的冷却和灌洗(图7-55～图7-57)。

由于手术中有导板的存在,冷却水较难直接流入骨孔,因此应使用锋利的扩孔钻,及时清除骨碎屑,减少钻速,并适当增加冲洗液体的量避免过度产热(carano A 2007,Margonar 2010)。

> 随着计算机技术在牙科领域的应用越来越广泛,数字化手术导板也日趋成熟,在种植治疗中使用数字化手术导板已逐渐成为一种趋势。虽然在种植治疗中应用数字化导板可能存在误差,但相对于传统种植技术,其精确度有巨大优势。误差提醒我们在设计时同样要考虑与重要解剖结构保持安全距离,在种植手术治疗中仍然需要医生以其丰富经验控制可能产生的误差和并发症。

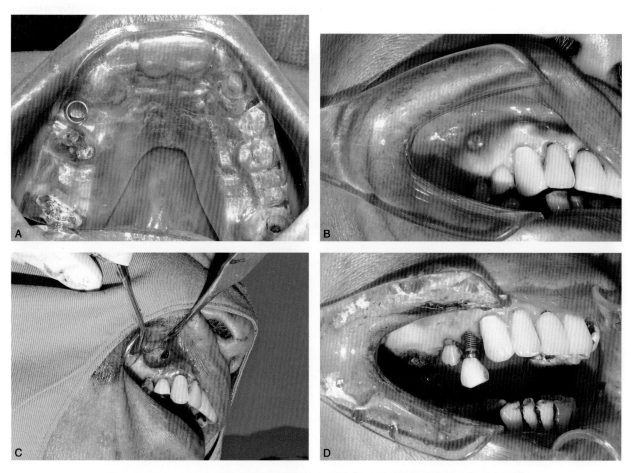

图7-55ABCD A4 应用数字化手术导板植入种植体三周后因骨灼伤造成骨结合失败

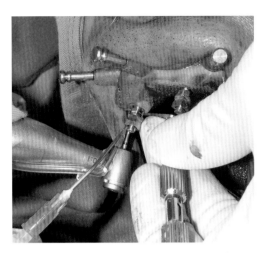

图7-56　因手术导板的阻挡，常规的冷却可能不够，需要双重冷却

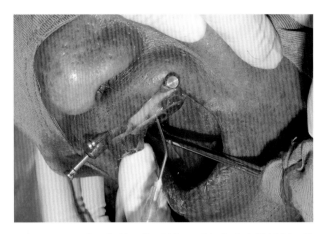

图7-57　因手术导板的阻挡，骨备洞过程中产生的骨屑可能不易排除，在植入种植体前需用注射器冲洗干净以利于种植体植入

参考文献

1. Arisan V, Karabuda ZC, Ozdemir T. Implant surgery using bone and mucosa-supported stereolithographic guides in totally edentulous jaws: surgical and post-operative outcomes of computer-aide d vs. standard techniques. Clinical Oral Imp lants Research, 2010, 21: 980-988.

2. Arisan V, Karabuda ZC, Ozdemir T. Accuracy of two stereolithographic guide systems for computer-aided implant placement: a computed tomography-based clinical comparative study. J Periodontol, 2010 Jan, 81 (1): 43-51.

3. Azari A, Nikzad S. Computer-assisted implantology: historical background and potential outcomes-a review. Int J Med Robot, 2008 Jun, 4(2): 95-104.

4. Block MS, Chandler C. Computed tomography-guided surgery: complications associated with scanning, processing, surgery, and prosthetics. J Oral Maxillofac Surg, 2009 Nov, 67(11 Suppl): 13-22.

5. Cassetta M, Di Mambro A, Giansanti M, et al. Is it possible to improve the accuracy of implants inserted with a stereolithographic surgical guide by reducing the tolerance between mechanical components? Int J Oral Maxillofac Surg, 2013 Jul, 42(7): 887-890.

6. Cassetta M, Di Mambro A, Giansanti M, et al. The intrinsic error of a stereolithographic surgical template in implant guided surgery. Int J Oral Maxillofac Surg, 2013 Feb, 42(2): 264-275.

7. Cassetta M, Giansanti M, Di Mambro A, et al. Accuracy of Two Stereolithographic Surgical Templates: A Retrospective Study. Clin Implant Dent Relat Res, 2013 Jun, 15(3): 448-459.

8. Choi M, Romberg E, Driscoll CF. Effects of varied dimensions of surgical guides on implant angulations. J Prosthet Dent, 2004 Nov, 92(5): 463-469.

9. Cushen SE, Turkyilmaz I. Impact of operator experience on the accuracy of implant placement with stereolithographic surgical templates: an in vitro study. J Prosthet Dent, 2013 Apr, 109(4): 248-254.

10. D'haese J, Van De Velde T, Komiyama A, et al. Accuracy and complications using computer-designed stereolithographic surgical guides for oral rehabilitation by means of dental implants: a review of the literature. Clin Implant Dent Relat Res, 2012 Jun, 14(3): 321-335.

11. Di Giacomo GA, Cury PR, de Araujo NS, et al. Clinical application of stereolithographic surgical guides for implant placement: preliminary results. J Periodontol, 2005 Apr, 76(4): 503-507.

12. Ersoy AE, Turkyilmaz I, Ozan O, et al. Reliability of implant placement with stereolithographic surgical guides generated from computed tomography: clinical data from 94 implants. J Periodontol, 2008 Aug, 79 (8): 1339-1345.

13. Fortin T, Bosson JL, Coudert JL, et al. Reliability of preoperative planning of an image-guided system for oral implant placement based on 3-dimensional images: an in vivo study. Int J Oral Maxillofac Implants, 2003 Nov-Dec, 18(6): 886-893.

14. Fortin T, Bosson JL, Isidori M, et al. Effect of flapless surgery on pain experienced in implant placement using an image-guided system. Int J Oral Maxillofac Implants, 2006 Mar-Apr, 21(2): 298-304.

15. Fortin T., Isidori M. & Bouche t, H. Placement of posterior maxillary implants in partially edentulous patients with severe bone deficiency using CAD/CAM guidance to avoid sinus grafting: a clinic al report of procedure. International Journal of Oral & Maxillofacial Imp lants, 2009, 24: 96-102.

16. Harris D, Horner K, Gröndahl K, et al. E. A. O. guidelines for the use of diagnostic imaging in implant dentistry 2011. A consensus workshop organized by the European Association for Osseointegration at the Medical University of Warsaw Clin. Oral Impl Res, 2012, 23, 1243-1253.

17. Hämmerle CH, Stone P, Jung RE, et al. Consensus statements and recommended clinical procedures regarding computer-assisted implant dentistry. Int J Oral Maxillofac Implants, 2009, 24 Suppl: 126-131.

18. Hultin M, Svensson KG, Trulsson M. Clinical advantages of computer-guided implant placement: A systematic review. Clin. Oral Implants Res, 23(Suppl. 6), 2012, 124-135.

19. Kobayashi K, Shimoda S, Nakagawa Y, et al. Accuracy in measurement of distance using limited cone-beam computerized tomography. Int J Oral Maxillofac Implants, 2004 Mar-Apr, 19(2): 228-231.

20. Komiyama A, Klinge B, Hultin M. Treatment outcome of immediately loaded implants installed in edentulous jaws following computer-assisted virtual treatment planning and flapless surgery. Clin Oral Implants Res, 2008 Jul, 19(7): 677-685.

21. Margonar R, Queiroz TP, Santos PL, et al. Bone heating after implant osteotomies using the guided surgery. Journal of Dental Research, 2010, 89, Special Issue B.

22. Nkenke E, Eitner S, Radespie l-Tröger, M. et al. Patient centred outcomes comparing transmucosal implant placement with an open approach in the maxilla: a prospective, non-randomized pilot study. Clinical Oral Implants, 2007, 18: 197-203.

23. Ozan O, Turkyilmaz I, Ersoy AE, et al: Clinical accuracy of 3 different types of computed tomography-derived stereolithographic surgical guides in implant placement. J Oral MaxillofacSurg, 2009, 67: 394.

24. Pettersson A, Komiyama A, Hultin M, et al. Accuracy of Virtually Planned and Template Guided Implant Surgery on Edentate Patients. Clin Implant Dent Relat Res, 2012 Aug, 14(4): 527-537.

25. Scarano A, Carinci F, Quaranta A, et al. Effects of bur wear during implant site preparation: an in vitro study. Int J Immunopathol Pharmacol, 2007 Jan-Mar, 20(1Suppl 1): 23-26.

26. Stumpel LJ. Deformation of stereolithographically produced surgical guides: an observational case series report. Clin Implant Dent Relat Res, 2012 Jun, 14(3): 442-453.

27. Talwar N, Singh BP, Chand P, et al. Use of diagnostic and surgical stent: a simplified approach for implant placement. J Indian Prosthodont Soc, 2010 Dec, 10(4): 234-239.

28. Valente F, Schiroli G, Sbrenna A. Accuracy of computer-aided oral implant surgery: a clinical and radiographic study. Int J Oral Maxillofac Implants, 2009 Mar-Apr, 24(2): 234-242.

29. Van Assche N, Quirynen M. Tolerance within a surgical guide. Clin Oral Implants Res, 2010, 21: 455-458.

30. Van Assche N, Vercruyssen M, Coucke W, et al. Accuracy of computer-aided implant placement. Clin Oral Impl Res, 2012, 23(6): 112-123.

31. Widmann G, Bale RJ. Accuracy in computer-aided implant surgery-a review. Int J Oral Maxillofac Implants, 2006 Mar-Apr, 21(2): 305-313.

第八章 即刻种植
Immediate implant placement
难度指数: ★★★★★

一、概述

1. 即刻种植的相关理论

拔牙后牙槽窝的颊侧牙槽骨会出现明显吸收,在冠方三分之一,这种吸收更为明显,常常导致牙槽嵴唇侧出现塌陷,这为后期的修复带来许多问题(Araújo MG 2005)。因此,采取措施防止或减少拔牙后牙槽骨的吸收、保持牙槽嵴外形是口腔医师必须考虑的重要临床课题。现在诸如即刻种植(immediate implant placement)(Schulte W 1976,Lazzara RJ 1989,Botticelli D 2006)和牙槽嵴保存技术(拔牙窝植骨)常作为减少颊侧牙槽嵴吸收的措施被广泛开展。

即刻种植即指在拔除患牙后,立即在拔牙窝内植入牙种植体的方法。根据国际种植学会的分类,如果以拔牙时间为基准,可将种植时机分为以下四类(图 8-1)。①即刻种植,即在拔牙同时进行种植体的植入。该方法可以减少手术次数,缩短治疗时间,但即刻种植由于牙槽窝的存在常常增加了种植创口的关闭难度。②早期种植,即在拔牙后 4~8 周后进行种植。相对于即刻种植,此时,根周或根尖的炎症已消失,牙槽窝软组织已初步愈合,种植创口的软组织关闭基本可以达到。③常规种植,即在拔牙后 12~16 周进行种植,此时,牙槽窝有大量骨组织沉积、软组织都已完全愈合,成熟。④延期种植,即指牙槽窝拔牙愈合超过 16 周后的种植。此时拔牙位点的骨组织已完全愈合。由于即刻种植可有效缩短治疗周期、减轻患者治疗痛苦,因此,深受患者的欢迎。

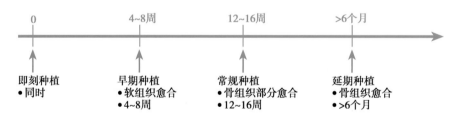

图 8-1 种植体植入时机(以拔牙时间为基准)

但是,即刻种植并不能阻断拔牙后的骨质吸收和高度、宽度改变(Araújo MG 2005,Araújo MG 2006)。这可能会带来一些不可预知的问题,影响到最终的美学效果。原因主要是由于牙拔除后,依赖于牙根和牙周韧带存在的束状骨会逐渐吸收消失,这个过程中主要由束状骨组成的颊侧骨板会出现更明显的高度降低。同时,颊舌侧骨板的外侧也会出现骨质吸收,牙槽骨因此会出现高度和宽度的降低(Cardaropoli G 2003,Araújo MG 2005)。Braut 等 2011 年研究了 498 颗拟行即刻种植患者的上前牙,结果显示:有 25.7% 的牙在釉牙骨质界根方 4mm 位置(MP1)和 10.0% 的牙在根中 1/2 位置(MP2)根本就没有残存的颊侧牙槽骨板;牙颊侧骨板厚度在 MP1 和 MP2 区小于 1mm 的占 62.9% 和 80.1%,主要由束状骨组成。

牙拔除后颊侧骨板的吸收程度还与颊侧骨板的厚度有明显关系。颊侧骨壁越薄,其吸收越多(Qahash M 2008,Araújo MG 2006,Vignoletti F 2009)。Huynh-Ba G 等的研究揭示有超过 87% 的前牙颊侧骨板小于 1mm 厚,平均厚度为 0.8mm。

2. 即刻种植的适应证

> 即刻种植不能防止拔牙后牙槽骨的吸收,因此,在临床工作中即刻种植的适应证需要严格掌握,理想的即刻种植适应证通常要符合以下标准:
>
> 1) 颊侧骨板超过 1mm 厚
>
> 2) 原有龈缘水平和牙槽嵴水平与邻牙平齐或相差不多
>
> 3) 厚牙龈生物类型
>
> 4) 牙周健康,根尖无急性炎症
>
> 5) 可以选择到合适的种植体,在理想的三维位置植入后种植体尖端或腭侧有充足的骨量确保种植体具有较好的初期稳定性。

Funato A 等在 2007 年提出了前牙区即刻种植的临床情况分类和适应证选择,可以作为临床参考(表 8-1):

表 8-1　即刻种植适应证

分类	临床情况	种植技术	即刻种植预期结果	是否属于即刻种植适应证
1	颊侧骨板完整,牙龈较厚	不翻瓣即刻种植	理想	是
2	颊侧骨板完整,牙龈较薄	即刻种植并考虑结缔组织移植	较好	是
3	牙槽骨有缺损,但种植体可在理想位置植入并获得初期稳定性	即刻种植同期 GBR,考虑结缔组织移植	可以接受	少数可以
4	颊侧骨板缺损,种植体无法在理想位置植入	延期种植	不可接受	绝不

美学区即刻种植最大的风险就是唇侧中分软组织退缩,甚至植体或基台暴露,出现严重的美学并发症。这种严重的唇侧骨吸收原因通常为以下几点:唇侧骨壁薄或者缺如;种植体过度偏向唇侧;薄软组织生物类型。

二、操作步骤

下面以前牙区为例,简述即刻种植手术步骤和注意事项:

1. 微创拔牙

在即刻种植拔牙时,应采用微创拔牙技术,以最小的创伤拔除牙齿、最大限度保存牙周组织是操作的核心指导原则。方法有以下几种:

(1) 采用牙周膜分离器插入牙周膜间隙,截断牙周韧带。优点是微创,但需要较长时间。

(2) 采用钻针直接备孔,在备孔时或者完成后去除牙根。该法的优点是可以较为准确地将种植体植入到理想的位置、角度。缺点是钻针损耗。

(3) 采用微创牙挺、拔牙钳以及牙根牵引器等。优点是可以快速拔除牙齿,减少手术时间。缺点是可能对牙槽骨有一定破坏,但手术中如果仔细选择施力点,避开唇颊侧,则不会明显影响最终的治疗效果。

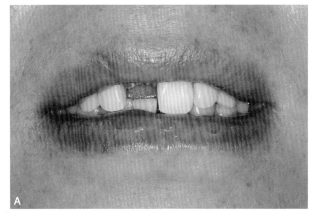

图 8-2A　术前口外观

2. 手术切口

手术切口的设计不仅要考虑是翻瓣还是不翻瓣,还要考虑如何翻瓣?

关于不翻瓣的优点很多,如:无唇颊侧瘢痕、牙槽骨唇面不会因翻瓣而吸收、手术简单(图8-2、图8-6)。但对于唇侧骨板有塌陷、缺损或者过薄而又必须进行即刻种植的病例则必须考虑翻瓣暴露术区,便于唇侧进行骨增量。图8-3所示的病例唇侧骨质略微突出,且腭侧有埋伏牙,因此采用腭侧翻瓣种植,术后没有唇侧瘢痕。

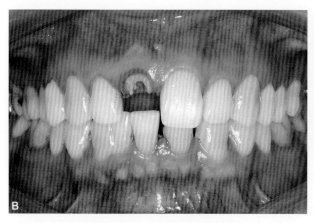

图 8-2B　口内见 A1 残根

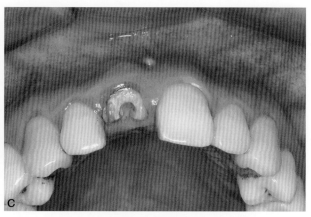

图 8-2C　𬌗面观

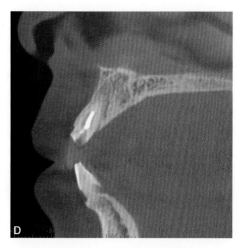

图 8-2D　CBCT 牙根剖面

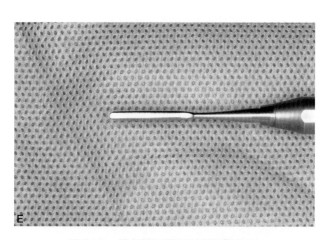

图 8-2E　微创拔牙器械(牙周膜切刀)

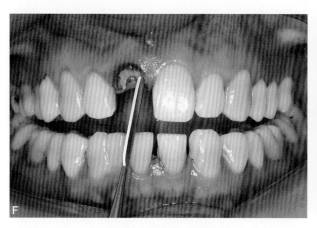

图 8-2F　切断牙周韧带

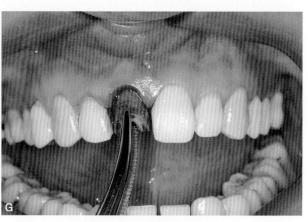

图 8-2G　微创拔除牙齿

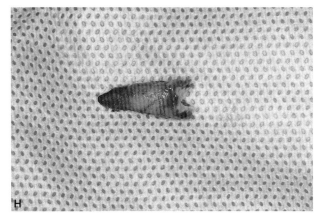

图 8-2H　拔出的牙根

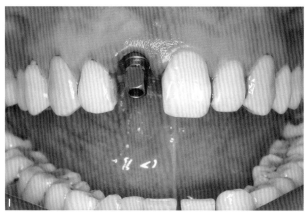

图 8-2I　种植体（Ankylos 系统）就位

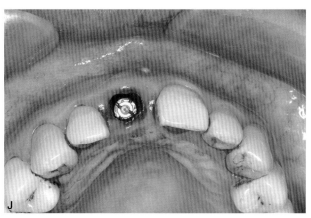

图 8-2J　殆面可见种植体位于安全区

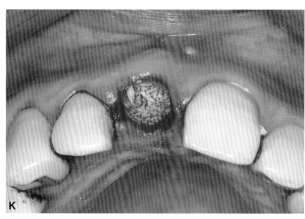

图 8-2K　种植体冠方及颊侧植入骨替代材料

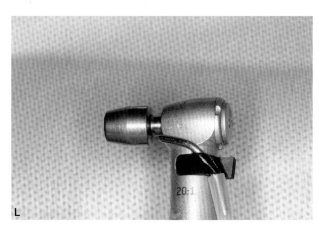

图 8-2L　环形切刀

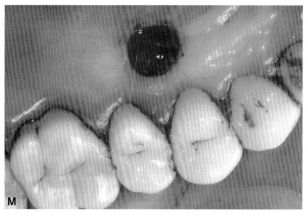

图 8-2M　腭部获取软组织

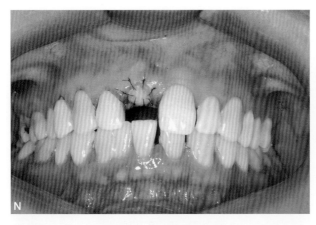

图 8-2N　软组织就位缝合

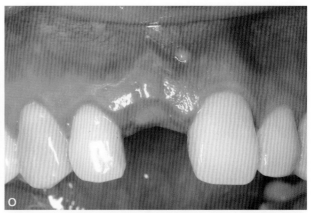

图 8-2O　两个月后愈合情况，可见牙槽嵴形态得以维持

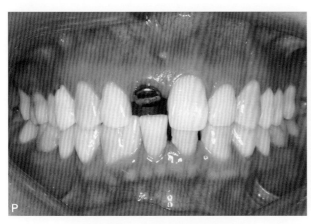

图 8-2P　二期手术后口内观

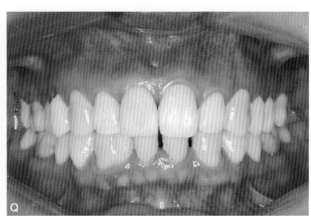

图 8-2Q　暂冠牙龈塑形

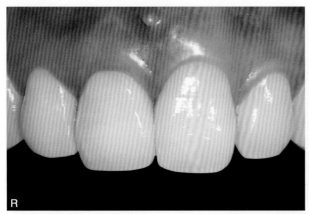

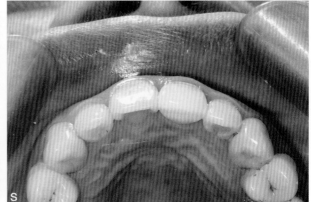

图 8-2RS　全瓷修复体戴入后口内观

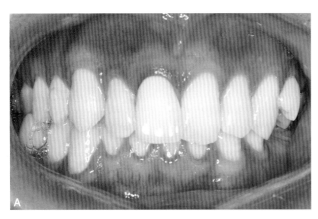

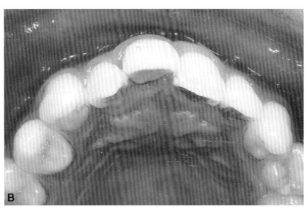

图 8-3A　A1 桩冠反复松动,需要拔除,拔牙前正面观　　　　图 8-3B　殆面观

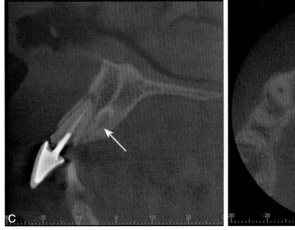

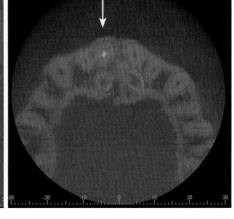

图 8-3C　左图可见残根腭侧有多生牙,右图见 A1 唇侧骨板比 B1 略凸向唇侧

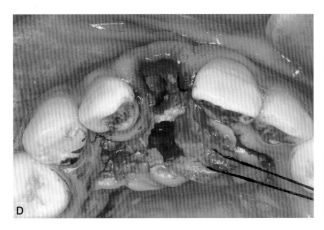

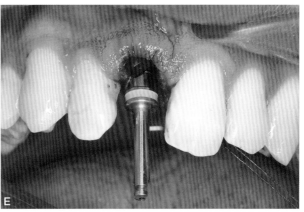

图 8-3D　腭侧翻瓣后拔除 A1 和腭侧的多生牙　　　　图 8-3E　制备骨孔检查其方向

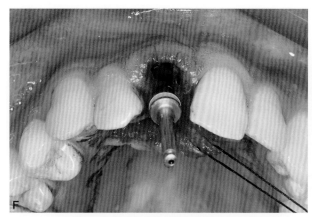

图 8-3F 检查骨孔的唇颊侧方向

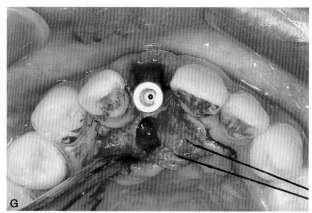

图 8-3G 骨孔与邻牙唇侧的位置关系

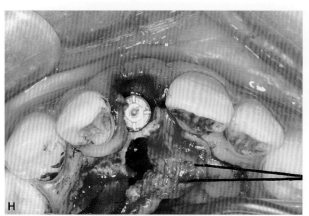

图 8-3H 植入种植体

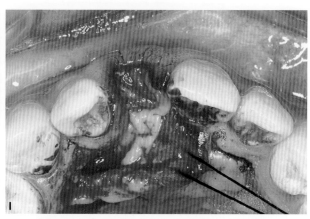

图 8-3I 种植体周围植入骨粉后用 CGF 膜覆盖

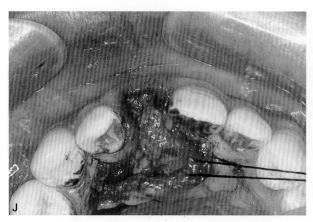

图 8-3J 腭侧带蒂软组织瓣旋转覆盖创口

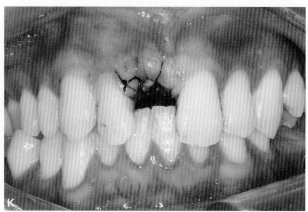

图 8-3K 严密缝合创口

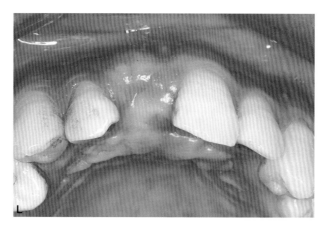

图 8-3L 创口愈合后口内观

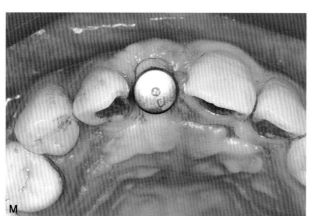

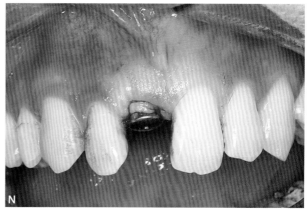

图 8-3MN 二期手术后口内情况

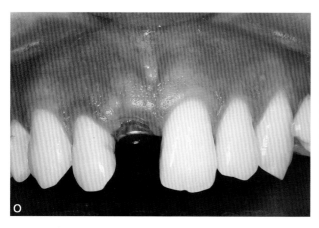

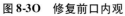

图 8-3O 修复前口内观

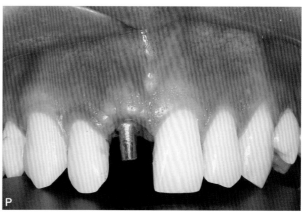

图 8-3P 基桩口内就位

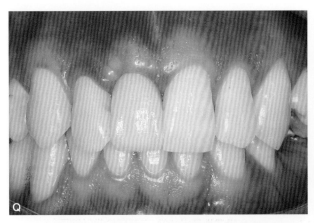

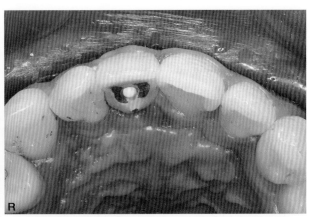

图 8-3Q　修复体戴入，可见龈缘与邻牙基本对称　　　　图 8-3R　骀面观可见唇侧牙龈弧度与邻牙一致，无塌陷

3. 种植体的选择

在即刻种植中不同形态的种植体对种植体的初期稳定性也有一定差异。一般来讲，锥柱状种植体和根形种植体更能达到较好的初期稳定性。

关于种植体的直径问题，大多数病例拔牙后牙槽窝颈部大于常规的种植体直径，这时是考虑选择更大直径的种植体来填充这个间隙还是采用如植骨材料来处理种植体周的骨缺损？即指是用钛还是植骨材料来填充种植体周围缺隙？在 20 世纪末以前，许多医师采用第一种方法，但结果是种植体植入后唇侧表面太靠近唇侧，随着时间的推移，越来越多的病例出现唇侧骨质吸收后种植体暴露。

Araújo MG 等（2006）在 beagle 犬即刻植入 4.1mm 的植体，12 周后颊侧垂直骨吸收量为 2.1±0.4mm。Covani U 等在 2010 年采用 3.25mm 的植体进行了类似的实验，颊侧骨吸收为 0.8±0.3mm。该研究结果被 Caneva M 等的研究进一步证实。其分别采用 3.3mm 直径（周围余留 1.1mm 空隙）和 5mm 直径（周围没有空隙）的植体进行即刻种植，四个月后颊侧冠根向骨吸收量分别为 1.5mm 和 2.7mm。因此，采用较细或者常规直径的种植体进行前牙种植可以防止颊侧牙槽骨的吸收退缩。

4. 种植体的植入位置

在拔牙前制作种植区义齿唇形模板（唇型），是一种简单、可行的定位点方法。Ferrus 等（2010）研究发现，颊侧骨板≤1mm 时，植入区的水平骨减少量（43%）明显大于颊侧骨板大于 1mm 的植入区（21%），且在种植体周间隙，厚骨板区新骨的形成量（84%）明显大于薄骨板区（67%）。因此，上颌前牙即刻种植体长轴方向应略偏向原天然牙长轴的腭侧，在制备骨孔时钻针位于前牙切嵴的腭侧，使种植体的唇侧骨板保留更多骨量。

一般来讲，如果拔牙前直接备孔，可以按照美学区常规种植进行。如果拔牙后进行备孔，则拔牙窝是即刻种植重要的参考位点。通常来讲，要先用小球钻或者棱形先锋钻在牙槽窝腭侧骨板定点，开始备孔时钻针要朝向腭侧，然后再逐渐向邻牙轴向变换（图 8-4）。这样可以防止钻针打滑。

种植体的深度通常要参考原有牙根长度，尖端应位于根尖下方 3~5mm，这样才能达到较好的初期稳定性。种植体颈部位置则要根据种植体系统的推荐值和局部情况确定，既要考虑美学问题，也要预估牙槽骨吸收高度降低的因素。

在上前牙区种植中，应注意勿穿通鼻底引起感染或鼻黏膜上皮潜入种植体根尖形成纤维囊包裹。鼻腭神经孔是上前牙种植中要注意避让的重要结构。

5. 恰当处理种植体周骨缺损

由于拔牙窝与牙种植体外形不一致，在即刻种植体周围常常存在不规则的骨缺损区，也称跳跃距离（jumping distance）。如何处理这些缺损呢？Botticelli 等（2003）通过对 Labrador 狗下颌骨植入钛种植体，在实验组种植体周围制造 1~1.25mm 宽和 5mm 深的间隙，并且实验组一半用可吸收的膜覆盖，另一半则不用膜覆盖而直接拉拢缝合。通过 4 个月的愈合后，在种植体周间隙内都有新生骨组织形成，并且骨组织

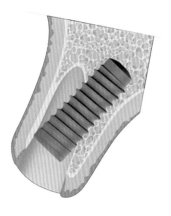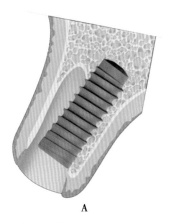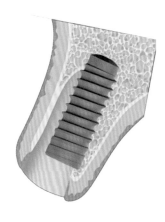

A

图 8-4A　种植体植入轴向(左图为错误的种植体位置;中间图示的种植体位置不理想,但在临床可以接受;
右图所示的种植体位置较为理想)

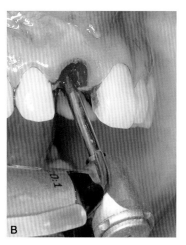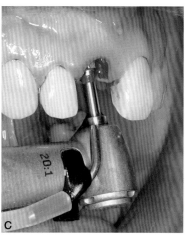

图 8-4BC　在前牙即刻种植中(图 8-2 病例),钻针方向需要逐渐调整

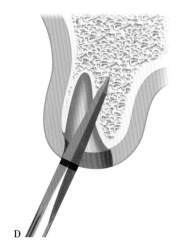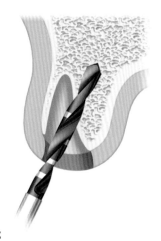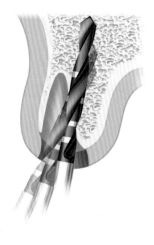

D　　　　　　　　　　　　E　　　　　　　　　　　　F

图 8-4DEF　图中所示在即刻种植开始制备骨孔时,钻针在牙槽窝腭侧骨壁上,后逐渐调整钻针方向,
使最终种植体的位置较原有天然牙略偏腭侧(图 8-4A 右图所示的位置)

与种植体的结合程度与对照组非常相似,但是采用可吸收的膜覆盖种植体并没有明显改善愈合结果。因此他们得出如下结论:对于种植体周间隙 1mm 左右的缺损不作任何处理是可以有新骨形成,并且种植体与周围骨组织能够获得较好的骨整合。

　　Paolantonio 等(2001)对 48 例患者进行新鲜拔牙窝内即刻种植(实验组)和在成熟的骨组织中进行常

规种植(对照组),在即刻种植种植体周没有采用任何填充材料或覆盖生物膜。经过6个月的愈合后,实验组和对照组在临床检查和影像学检查结果中无明显差异,并且两组中种植体周都没有结缔组织和纤维组织长入,在组织学切片中也没有骨吸收。因此,他们得出结论:在新鲜拔牙窝内植入螺旋形种植体,对于种植体周间隙在2mm以内即使不采用膜或骨替代材料填充,其临床愈合结果和骨整合程度与在成熟的骨组织常规植入种植体相比没有明显差异。

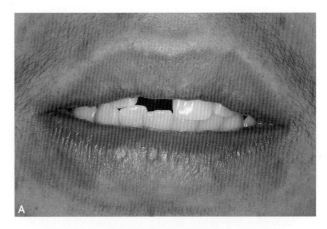

图8-5A　患者外伤致B1根折,图中为笑线情况

当然,对于超过2mm以上的种植体周缺损,要考虑采用引导骨组织再生技术促进局部骨组织的再生,骨整合的完成(Brunel 1998,Aki-moto 1999)。同时,即刻种植采用GBR技术还可以有效减少牙槽嵴唇侧水平向和垂直向的骨质吸收,所以即刻种植结合GBR是一种疗效较为肯定的方法(Park SY 2011)(图8-5JK)。但要注意,如果在美学区,还要选择替代率较低的骨充填材料。

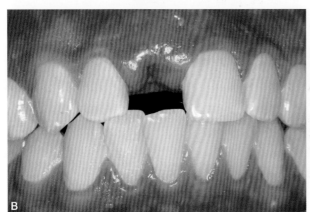

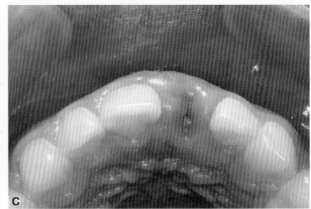

图8-5　BC拔牙前口内观

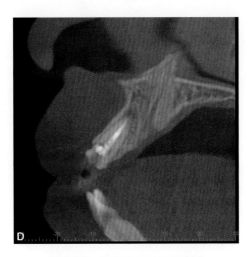

图8-5D　治疗前CBCT剖面图

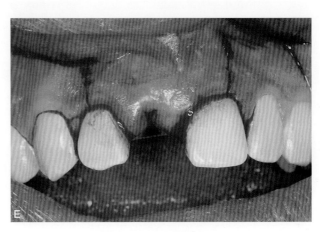

图8-5E　手术切口设计

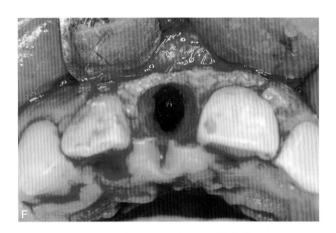

图 8-5F　拔除牙根后局部牙槽窝情况

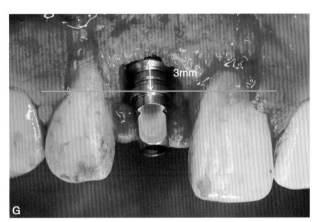

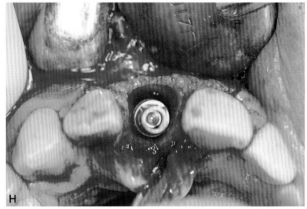

图 8-5GH　植入 Ankylos 种植体

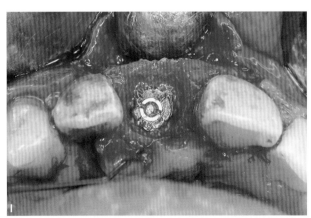

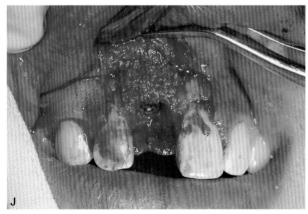

图 8-5I　种植体与牙槽窝骨壁间的间隙
用骨替代材料充填

图 8-5J　由于颊侧骨壁较薄,因此在颊侧
骨壁外侧铺一层骨替代材料

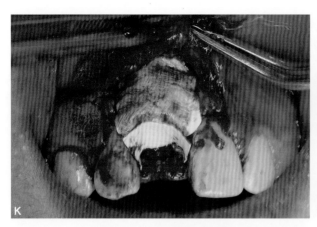

图 8-5K　覆盖胶原屏障膜

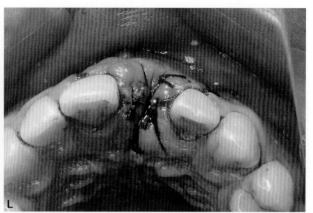

图 8-5L　严密缝合创口

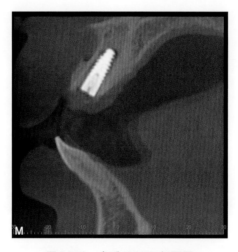

图 8-5M　术后 CBCT 剖面图

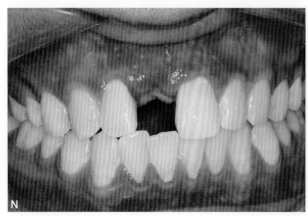

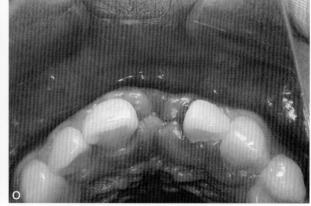

图 8-5NO　创口愈合后口内观

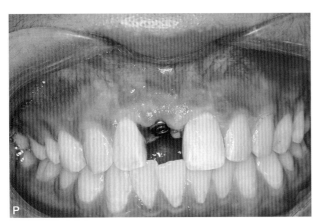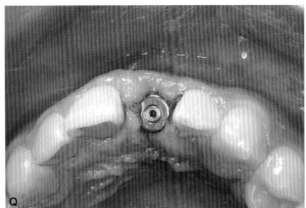

图 8-5PQ　二期手术后创口情况

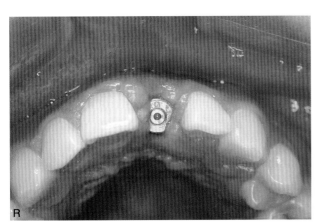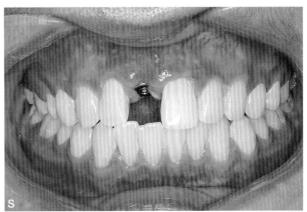

图 8-5RS　修复前口内观

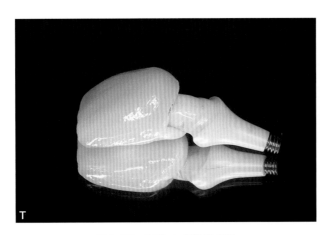

图 8-5T　制作完成的修复体

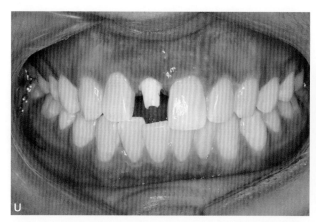

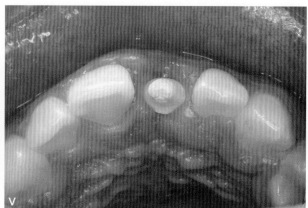

图 8-5UV 全瓷基桩就位

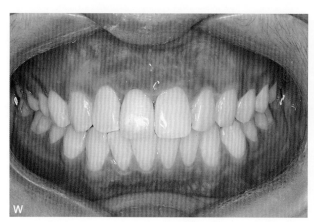

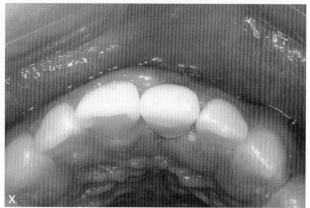

图 8-5WX 全瓷冠戴入

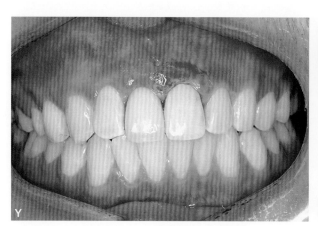

图 8-5Y B区中切牙颈缘修整

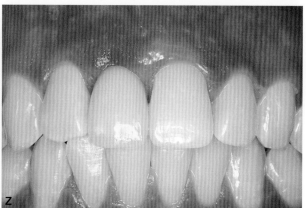

图 8-5Z 完成治疗后口内观

6. 即刻种植创口的关闭

对于即刻种植,采用种植体埋植式可以有效防止愈合过程中外界对创口的干扰,促进创口的愈合,尤其对于那些需要考虑引导骨组织再生或者植骨的病例。但由于存在软组织的缺损,达到创口的初步闭合就非常关键。对于即刻种植手术过程中如何关闭创口,目前临床常用的方法有如下几种:

(1) 采用腭侧角化黏膜移植关闭牙槽窝,常常用于非翻瓣种植,且腭侧黏膜与拔牙窝处黏膜颜色和纹理相似(图8-2)。

(2) 采用胶原材料塞入创口,常用于非翻瓣种植,牙槽黏膜较厚的病例(图8-6)。

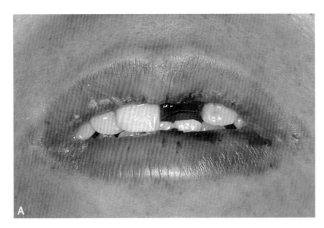

图 8-6A　术前患者笑线

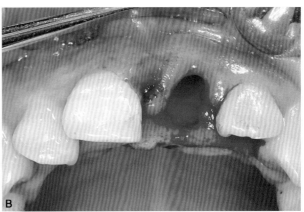

图 8-6B　术前患者口内观

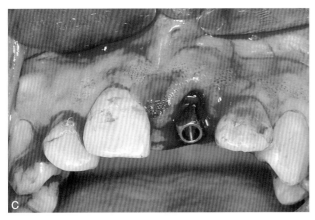

图 8-6C　不翻瓣植入种植体

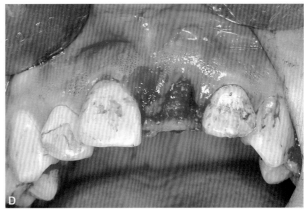

图 8-6D　种植体唇侧及种植体冠方植入骨粉

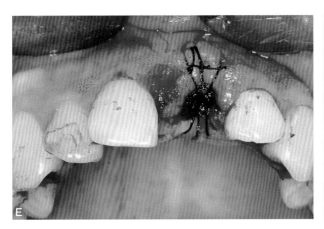

图 8-6E　植骨材料上覆盖胶原后严密缝合

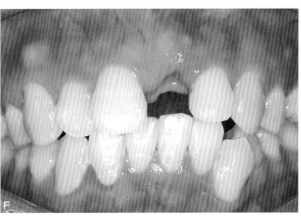

图 8-6F　愈合四个半月后局部情况

123

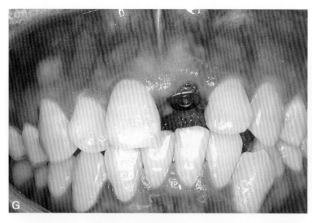

图8-6G 二期手术后局部情况,注意唇侧颈缘塌陷

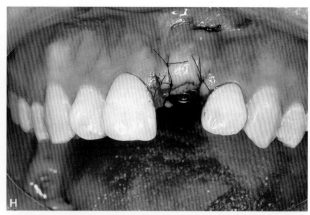

图8-6H 腭部获取游离结缔组织植于种植体颊侧颈缘

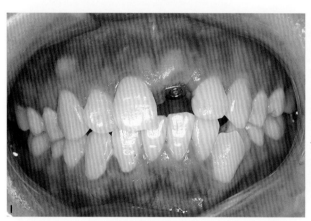

图8-6I 愈合后种植体唇侧软组织厚度色泽理想

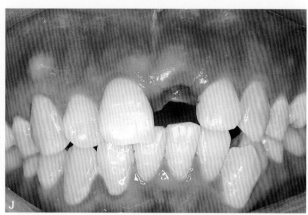

图8-6J 牙龈成形器塑形后的牙龈形态

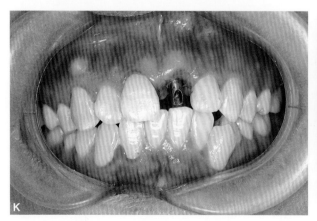

图8-6K 基桩就位后口腔情况

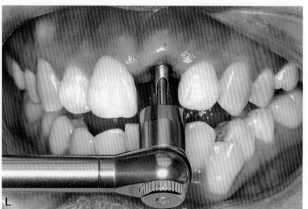

图8-6L 采用扭矩扳手紧固中央螺丝

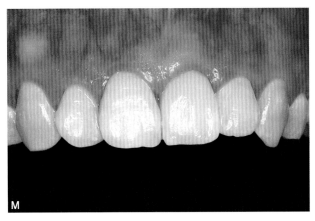

图8-6M　金属烤瓷冠就位

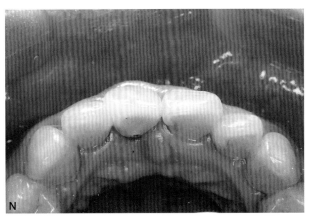

图8-6N　殆面观可见植体唇侧软组织较厚，这有助于种植体周围软硬组织的稳定

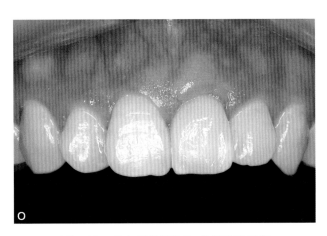

图8-6O　半年后龈缘稳定，美观效果理想

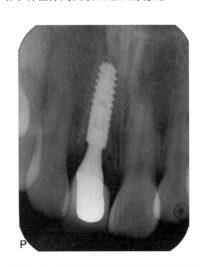

图8-6P　X线片见种植体颈缘骨组织盖过植体边缘，骨质健康

（3）采用唇颊侧黏膜向冠向滑行关闭牙槽窝，常用于翻瓣种植病例。

（4）采用腭侧带蒂结缔组织瓣覆盖创口（图8-3J）。

目前在前牙区学术界更为推崇进行早期种植，即大多数病例可以在拔牙后4~8周待软组织愈合后进行种植，这样局部再生的软组织可以达到创口的初期关闭。

7. 术后维护

即刻种植，尤其是在前牙区，往往受到口唇肌肉、进食、语言、面部所受的外力等多方面的影响，而且，对于前牙区进行骨增量手术的病例，创口很难达到完全无张力缝合，这时术区的术后维护就会非常重要。医师要仔细嘱咐患者术后注意事项，尤其是在进食、言语、面部清洁时要避免施予术区过大的外力，不要随时自己牵拉嘴唇、检视创口。作者对临床大量病例随访观察后发现在术后3周之内都是危险期，需要多次随访（可以采用电话随访方式）。

关于即刻种植术后是否应用抗生素以及应用时间方面目前尚缺少循证医学证据，但通常如果局部采用骨增量手术时建议全身使用抗生素5天。对于所有病例，都必须使用漱口水，并建议将使用漱口水作为日常口腔维护方式持续进行。

8. 后期修复

前牙区即刻种植，待二期手术时要判断种植体唇颊侧软硬组织情况，如有需要，可以采用特殊的手术方式将软组织向颊侧和近远中方向转移，以达到良好的美学效果（见种植治疗中的软组织外科处理技术)。二期手术后,软组织的塑形也非常重要,可以采用暂冠进行软组织形态的修整,待牙龈形态理想后再进行永久性修复(图8-2)。

即刻种植术中或者术后治疗过程中可以采用结缔组织移植增加局部软组织的厚度,对于提高局部软硬组织的稳定性,增加美观效果都是极为重要的(Rungcharassaeng K 2012)。因此在临床常可以通过游离结缔组织移植改善种植体唇侧塌陷的外形。

前面简要描述了美学区即刻种植的步骤及注意事项,在涉及美观的前磨牙区,处理原则与前述类似。但对于后牙区磨牙进行即刻种植就相对简单多了,主要原因是后牙区不涉及美观问题,即便由于牙槽骨吸收出现种植体边缘暴露也不会出现太大问题。同样,对于种植体周围的骨缺损同样可以简化处理。关于种植体的位置(以下颌为例),目前有多种意见,部分学者认为将种植体植于近中根牙槽窝或远中根牙槽窝,这样制备骨孔较为简单,钻针不会打滑,而且由于牙槽间隔的存在种植体容易达到较好的初期稳定性(图8-7)。

另一种就是要将种植体植于理想的天然牙位置中间,在下颌就是根间隔处。这样种植体的受力更符合生理状态,但这样通常会增加制备骨孔的难度。笔者认为,只要种植体的初期稳定性容易达到,将种植体置于牙槽间隔的位置是首选。可以采用先不拔出牙根直接备孔的形式来简化手术方式,待备孔过程中或完成备孔后再拔除天然牙根(图8-8)。这种方法近来也被国外学者报道(Rebele et al 2013)。

而关于种植体的选择,也可以选择略大直径的种植体,种植体颈缘少许暴露不会影响美观效果。

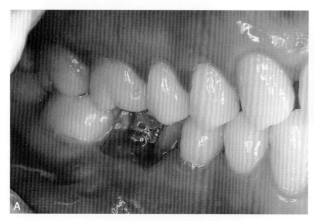

图8-7A C6残根侧面观

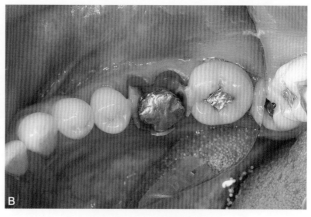

图8-7B C6残根𬌗面观

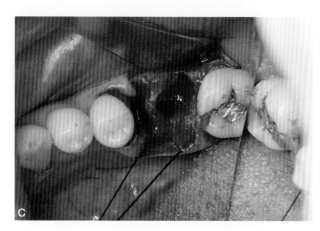

图8-7C 牙根拔除后在远中牙槽窝制备骨孔

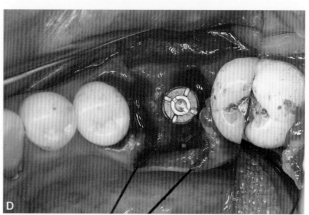

图8-7D 植入种植体(Ankylos),牙槽中隔可以
帮助固定种植体

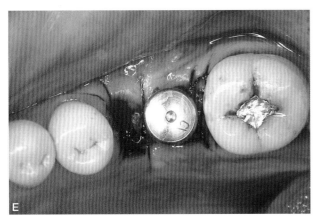

图 8-7E 植入胶原材料后缝合

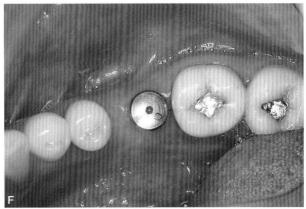

图 8-7F 愈合后情况

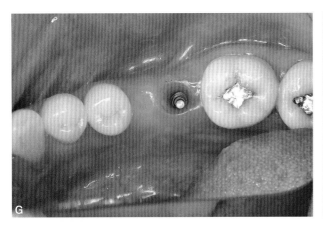

图 8-7G 移除牙龈成形器后可见局部软组织情况

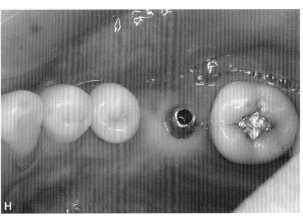

图 8-7H 基桩就位

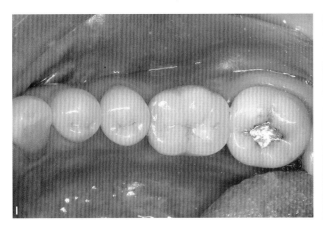

图 8-7I 牙冠就位

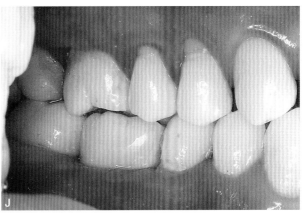

图 8-7J 修复完成后侧面观

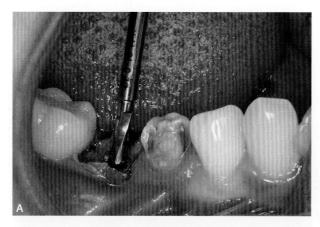

图 8-8A　直接在残根上备孔

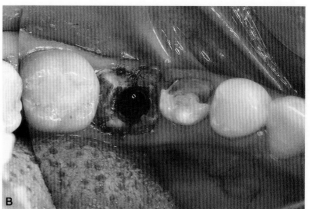

图 8-8B　备孔完成后可见牙根已被磨除一部分

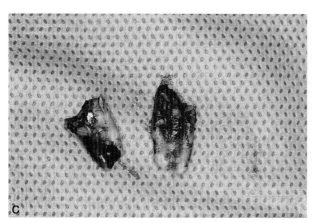

图 8-8C　拔出的残根

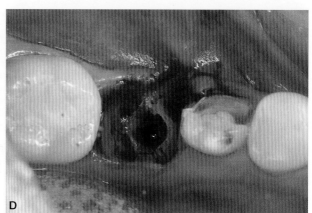

图 8-8D　牙根拔除后可见位于牙槽中隔的骨孔

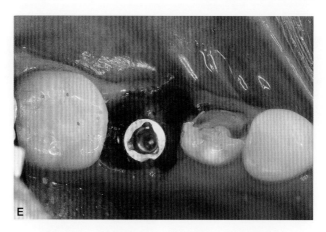

图 8-8E　种植体(Nobel 系统)植入后位置居中

三、小结

即刻种植中对种植体周软硬组织的影响因素复杂,Ferrus 等(2010)通过对 93 例单颗上前牙即刻种植修复的患者在植入种植体时和 16 周后对种植区的研究发现:种植体的植入位置、颊侧骨板厚度、种植体周间隙的大小和填塞材料的种类等,在植入后 4 个月的愈合过程中对种植体周围硬组织的改变有显著影响。因此在即刻种植计划和实际操作中要特别细致,注意以下问题,防止由于设计不当和操作错误导致的不良后果。

即刻种植的难点和需要考虑的问题:
1) 种植体的初期稳定性问题。
2) 国际种植学会关于前牙区美学的共识性报告认为种植体的唇面需要 3mm 左右的空间容纳骨组织才能保持良好的持久的美学效果,临床常常通过将种植体偏腭侧植入或者选用细直径种植体来力求达到这一目标。
3) 骨增量手术方式的确定和植骨材料的选择。
4) 软组织的关闭问题。
5) 愈合后软组织可能存在明显不足,尤其是角化牙龈不足的问题。

参考文献

1. Akimoto K, Becker W, Persson R, et al. Evaluation of titanium implants placed into simulated extraction sockets:a study in dogs. Int J Oral Maxillofac Implants,1999 May-Jun,14(3):351-360.
2. Araújo MG, Lindhe J. Dimensional ridge alterations following tooth extraction. An experimental study in the dog. J Clin Periodontol,2005,32:212-218.
3. Araújo MG, Sukekava F, Wennstrom JL, et al. Ridge alterations following implant placement in fresh extraction sockets. An experimental study in the dog. J Clin Periodontol,2005,32:645-652.
4. Araújo MG, Wennström JL, Lindhe J. Modeling of the buccal and lingual bone walls of fresh extraction sites following implant installation. Clin Oral Implants Res,2006,17:606-614.
5. Araújo MG, Sukekava F, Wennstrom JL, et al. Tissue modeling following implant placement in fresh extraction sockets. Clin Oral Implants Res,2006,17:615-624.
6. Botticelli D, Berglundh T, Buser D, et al. The jumping distance revisited. Clin Oral Implants Res,2003, 14:35-42.
7. Botticelli D, Persson LG, Lindhe J, et al. Bone tissue formation adjacent to implants placed in fresh extraction sockets:An experimental study in dogs. Clin Oral Implants Res,2006,17:351-358.
8. Braut V, Bornstein MM, Belser U, et al. Thickness of the anterior maxillary facial bone wall:A retrospective radiographic study using cone beam computed tomography. Int J Periodontics Restorative Dent,2011, 31:125-131.
9. Brunel G, Benqué E, Elharar F, et al. Guided bone regeneration for immediate non-submerged implant placement using bioabsorbable materials in Beagle dogs. Clin Oral Implants Res,1998 Oct,9(5):303-312.
10. Caneva M, Salata LA, de Souza SS, et al. Hard tissue formation adjacent to implants of various size and configuration immediately placed into extraction sockets:An experimental study in dogs. Clin Oral Implants Res,2010,21:885-890.

11. Cardaropoli G, Araújo MG, Lindhe J. Dynamic of bone tissue formation in tooth extraction sites. An experimental study in dogs. J Clin Periodontol, 2003, 30:809-818.

12. Covani U, Cornelini R, Calvo JL, et al. Bone remodeling around implants placed in fresh extraction sockets. Int J Periodontics Restorative Dent, 2010, 30:601-607.

13. Ferrus J, Cecchinato D, Pjetursson EB, et al. Factors influencing ridge alterations following immediate implant placement into extraction sockets. Clin Oral Implants Res, 2010, 21:22-29.

14. Fickl S, Zuhr O, Wachtel H, et al. Hard tissue alterations after socket preservation: An experimental study in the beagle dog. Clin Oral Impl Res, 2008, 19:1111-1118.

15. Funato A, Salama MA, Ishikawa T, et al. Timing, positioning, and sequential staging in esthetic implant therapy: a four-dimensional perspective. Int J Periodontics Restorative Dent, 2007 Aug, 27(4): 313-323.

16. Huynh-Ba G et al. Analysis of the socket bone wall dimensions in the upper maxilla in relation to immediate implant placement. Clin Oral Imp Res, 2010, 21:37-42.

17. Lazzara RJ. Immediate implant placement into extraction sites: surgical and restorative advantages. Int J Periodontics Restorative Dent, 1989, 9:332-343.

18. Paolantonio M, Dolci M, Scarano A, et al. Immediate Implantation in fresh extraction socket. A controlled clinical and histological study in man. Journal of periodontology, 2001, 72(11):1560-1571.

19. Park SY, Kye SB, Yang SM, et al. The effect of non-resorbable membrane on buccal bone healing at an immediate implant site: an experimental study in dogs. Clin Oral Implants Res, 2011, 22:289-294.

20. Qahash M, Susin C, Polimeni G, et al. Bone healing dynamics at buccal peri-implant sites. Clin Oral Implants Res, 2008, 19:166-172.

21. Rebele SF, Zuhr O, Hurzeler MB. Pre-extractive Interradicular Implant Bed Preparation: Case Presentations of a Novel Approach to Immediate Implant Placement at Multirooted Molar Sites. Int J Periodontics Restorative Dent, 2013 Jan, 33(1):89-96.

22. Rungcharassaeng K, Kan JY, Yoshino S, et al. Immediate implant placement and provisionalization with and without a connective tissue graft: an analysis of facial gingival tissue thickness. Int J Periodontics Restorative Dent, 2012 Dec, 32(6):657-663.

23. Schulte W, Heimke G. The Tubinger immediate implant. Quintessenz, 1976, 27:17-23.

24. Vignoletti F, de Sanctis M, Berglundh T, et al. Early healing of implants placed into fresh extraction sockets: An experimental study in the beagle dog. II: Ridge alterations. J Clin Periodontol, 2009, 36: 688-697.

第九章　种植手术中自体骨组织的获取
Autologous bone harvesting
难度指数: ★★★★

一、概述

由于各种原因,如拔牙的手术创伤、长期的无牙状态、不合适的局部义齿、牙周及根尖周感染等导致的缺牙区局部牙槽骨的高度或(和)宽度不足,影响了种植义齿的远期疗效,降低了种植修复的成功率,限制了种植义齿适用范围(Albrektsson T 1988)。近年来,临床最为普遍的重建缺损牙槽突的方法就是骨移植材料的植入。而理想的骨移植材料同时具有骨诱导性和骨引导性,并且能够促进种植体表面骨整合的形成(Caubet J 2011)。目前,自体骨兼具骨诱导性和骨引导性,自体骨移植被认为是颌骨缺损重建的金标准(Smukler H 1994)。而且,自体骨本身含有成骨细胞,其中的间充质细胞也可以分化为成骨细胞;自体骨中含有的生长因子和蛋白能够促进骨组织的重建,生长因子在自体骨移植后的愈合过程中能够加速成骨细胞的成骨作用(Becktor JP 2008);此外,自体骨移植没有免疫排斥反应,因此,有骨再生作用和良好的生物相容性,被视作最理想的骨移植材料。自体骨移植又可分为游离自体骨移植、带蒂复合骨瓣移植、吻合血管游离骨移植、松质骨骨髓移植等。相对于自体游离骨组织移植而言,血管化骨移植的优点是移植后有血循环重建,有利于保留有活力的骨细胞(Barber HD 1995)。但其手术操作时间长,操作要求高等缺点,因此较少应用。

二、供区位置的选择

目前,在种植治疗中应用最广的还是游离自体骨移植。自体骨主要来源于髂骨、胫骨、颅骨外板、上颌隆突、下颌颏部、下颌升支、外斜线和种植窝制备过程中的剩余骨等(Clavero J 2003,Lundgren S 1996)。供区的选择主要依据所需要的植骨量、受区的位置、术后的并发症、供区的解剖特点以及供区骨组织的生物性能、患者接受程度等因素综合而定。

1. 供区的骨量及并发症

口外的供区可以为无牙颌患者,尤其是牙槽骨吸收或缺损严重者提供较多骨量,如肿瘤术后需要的植骨量较大,自体骨多来自肋骨、髂骨等口外供区。在口外供区的选择上,髂骨骨移植在临床上使用较多,而且其能够提供70~140ml的骨量(Marx RE 1993)。髂骨移植的手术操作过程中必须注意以下几点:①防止感染;②保证受区软组织充分,防止创口裂开;③骨块与受区之间接触紧密,受区皮质骨上打孔,以促进骨块血管化;④稳定的固定,防止相对活动影响骨愈合(王慧明 2004)。但髂骨移植的术后并发症较多,包括疼痛、失血较多、神经损伤、术区畸形等,患者往往难以接受。

有学者指出与髂骨的高并发症相比,胫骨近中外上髁取骨,手术简单、创伤较小,取骨量也可达40ml。Bianchi 等(2004)还曾利用颅骨进行自体骨移植,颅骨的骨量和骨质能够满足重建下颌骨,并进行种植支持式覆盖义齿修复。近年来随着显微血管外科技术的发展,腓骨移植成为修复颌骨大段骨缺损的新方法之一。其优点在于:①能够提供足够的骨量;②骨质柔韧性较好,易于塑形;③骨密度高,强度大,骨吸收少;④并发症较少见(Garcia RG 2008)。其缺点为:由于其直径约为 1.5cm,因此在重建下颌骨时骨高度稍显不足。因此,Chiapassco 等学者(Chiapasco M 2000)提出可与垂直牵引的方法联合使用。肋骨移植也是游离骨组织移植的可选方案之一,但同样由于高度和宽度有限,移植后很难有效地恢复牙槽嵴高度。

口外取骨要求全麻、对手术要求高、操作不便、愈合时间长、术后并发症多,而且延缓了种植手术的进程。部分无牙颌患者的牙槽骨缺失程度往往相对较轻而且部位局限,对于骨量要求相对较少,因此在供区的选择上较为灵活,可以选择口内供区。相对于口外取骨,口内取骨具有缩短手术时间、减少供区的并发症等优点。常用的取骨位置包括:下颌颏部、下颌升支、外斜线区、拔牙区等处(图 9-1)。

下颌颏部:下颌骨颏部取骨的手术入路相对简单,而且能获得较大量的骨组织。一般手术中截骨线应当限制在下前牙根尖 5mm 以下,下颌骨下缘的皮质骨以上,双侧颏孔前 5mm 以内。曾有学者通过对尸体的下颌骨分析,得出颏部取骨最大的骨量为 42mm 长,6.5mm 宽,6mm 厚(Andre 2000)。颏部取骨最常见的并发症是神经损伤导致下唇麻木、下颌切牙感觉异常等;其次,还有研究证实,颏部取骨对下前牙的牙髓损伤也有较高风险(Weibull 2009)。2005 年 von Arx 等学者(2005)报道的 30 例颏部取骨病例中,有 18.6% 的患者在术后发生下前牙牙髓感觉异常;术后 6 个月时,8.1% 的患

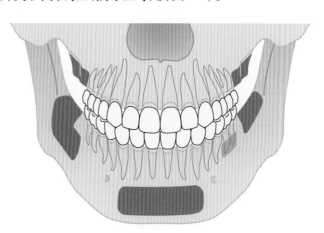

图 9-1　常见的口腔内取骨位置

者仍有牙髓感觉异常;术后 12 个月时,仅有 0.6% 的患者牙髓感觉异常。此外,仅有 1 例患者发生下唇麻木,但在术后 6 个月随访时已经完全恢复。2011 年 Gamal M 学者报道的 20 例颏部取骨病例中,有 3 例(15%)患者发生下唇麻木,但在术后 6 个月的随访时也都完全恢复。Silva 等学者(Silva FM 2006)总结了103 位接受下颌骨取骨的病例,其中 40% 的患者接受了颏部取骨手术,术后 16% 的患者出现了下唇麻木的并发症。取骨范围的大小与并发症的发生有直接关系,因此术前应当明确安全的取骨范围,切口不能超过尖牙远中(Pommer B 2008)。

下颌升支:下颌升支的供骨以皮质骨为主,术后对患者外形的改变小。Misch 认为从该部位可以获得厚度大约 4mm 的骨块,适用于 Onlay 植骨恢复牙槽突的宽度(Misch CM 1993)。Proussaefes 等学者(2002)提出,升支作为供区对恢复牙槽突垂直高度也有较好的效果。下颌升支取骨可能的并发症主要有:下牙槽神经损伤、张口受限和下颌骨骨折。但其造成神经损伤的风险远小于颏部取骨的风险(Buser D 1996)。

磨牙后区:磨牙后区作为供骨区也常见报道(Cordaro L 2002),其手术操作下限应当与下颌神经管上壁保持一定距离。与颏部和升支相比,患者对于磨牙后区取骨更容易接受。但其获得的骨量较少,能提供约直径 8mm,高度 5mm 的圆柱形骨块(Nkenke E 2002)。磨牙后区取骨的并发症包括:暂时性感觉异常、下颌骨骨折,但风险相对较小(蒋析 2010)。

上颌结节:该区能提供的骨量较少,且多为松质骨,移植后容易吸收,但感觉神经较少,术后一般不会出现明显的感觉异常。

2. 供区自体骨的生物学特性

自体骨主要有三种:皮质骨碎片、松质骨、皮质骨与松质骨的混合物。其中皮质骨机械稳定性好,而骨诱导能力相对差;松质骨的骨诱导能力较强,重建血液循环早,容易与脱矿骨结合,但机械稳定性差,吸收较快;皮质骨、松质骨的混合物可以兼具两者的优点(Block MS 1997)。

在口外的取骨位点上,髂骨和肋骨含有丰富的松质骨,骨诱导能力强,而且有一定的自然弯曲度和厚度,可恢复下颌骨的形态,但较易出现骨吸收。颅骨移植后的体积易于保留,颅骨外板在预防骨吸收方面优于髂骨和肋骨(Donovan MG 1993)。然而,髂骨、肋骨、胫骨等是以软骨内成骨的骨组织,而上下牙槽骨是膜内成骨的骨组织。

口内的供骨区与受区有着相同的组织学来源,均是膜内成骨的骨组织。研究认为,相对于膜内成骨骨组织,软骨内成骨骨组织移植后会延缓愈合,更容易发生吸收(Breine U 1980,Jensen J 1990,Keller EE 1987)。

口内位点上,下颌颏部能获取较多骨量,而且颏部骨组织也是膜内成骨,移植后骨吸收及形变较少,同时含有一定量松质骨,再血管化速度快,抗感染能力强(Misch CM 1993)。Jensen 等学者(Jensen J 1991)曾对 26 位患者进行颏部骨移植,并共植入 107 颗种植体,随访 32 个月后种植体的成功率为 94%。下颌升支处取骨能获得与颏部取骨类似的骨量,但骨质更优于颏部骨组织(Chiapasco M 2006)。外斜线区主要是皮质骨,结构较为致密,机械强度大,有利于种植体植入后初期稳定性的获得,也有利于负载后力量的传导。下颌隆突和磨牙后区同样是膜内成骨区域,都可以作为供骨区(Proussaefs P 2006)。

上颌结节的骨组织量不多,多为松质骨,移植后容易吸收。

三、临床常用的术中口内取骨方法

口内取骨可以提供膜内成骨来源的供骨,与受区距离较近,在局麻下即可进行手术,同时大部分牙槽骨缺损不需要太大的骨量,这使得口内取骨特别是下颌骨取骨成为种植术中取骨的首选。

1. 常规骨钻和骨锯取骨

这种方法主要用于块状骨移植,从供区获取骨块后再将其固定在受植区(图 9-2、图 9-3)。

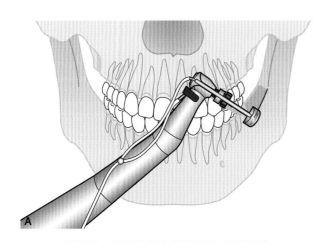

图 9-2A　采用钻针在嵴顶备孔,注意保护舌侧黏膜

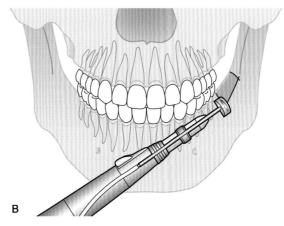

图 9-2B　使用带软组织保护套的微型锯切开皮质骨直抵骨松质

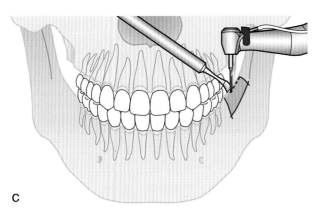

图 9-2C　使用钻针在嵴顶备孔,将钻孔连成线

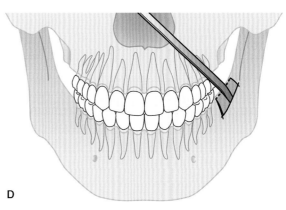

图 9-2D　采用骨凿敲击撬动取下骨块

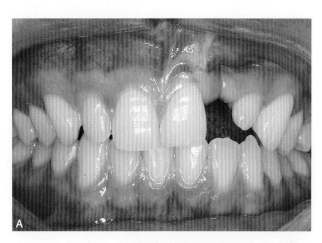

图 9-3A　B2 缺失,牙槽嵴缺损严重

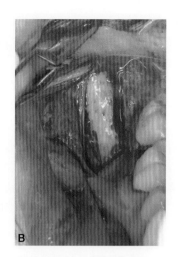

图 9-3B　外斜线取骨

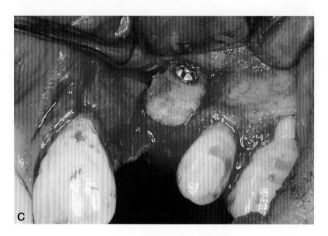

图 9-3C　骨块于受植区固定

2. 超声骨刀取骨

超声骨刀利用高强度聚焦超声技术,通过特殊转换装置,将电能转化为机械能,经高频超声震荡,使所接触的组织细胞内水气化,蛋白氢键断裂,从而将手术中需要切割的骨组织彻底破坏。在使用时,超声刀刀头的温度低于80℃,周围传播距离小于5μm。由于该高强度聚焦超声波只对特定硬度的骨组织具有破坏作用,不仅不会破坏到血管和神经组织,还能对手术伤口处起到止血作用,进一步缩小微创手术的创口,极大地提高了手术的精确性、可靠性和安全性。图9-4为超声骨刀的各种组件。图9-5～图9-12为各种超声骨刀刀头及其临床应用。

3. 环切钻取骨

又称为空心环钻取骨法,是一种非常快捷的取骨方式。取骨环钻(图9-13)从同手术区或口内其他供骨区钻取环状骨块,在种植体植入的同时固定移植环状骨块(图9-14)。与传统方法相比,其具有以下优点:可根据骨缺损的高度和形态选择合适的环状骨块,取骨更加精确;手术次数少,缩短疗程,骨块移植和种植体植入同期完成;减少了骨块在愈合过程中的改建吸收,避免二次手术引起的附着龈丢失;减少了手术并发症,降低了治疗费用。在骨环法取骨和种植体植入的操作过程中需要注意的地方是:术前应通过影像学检查,如CBCT,对需要取骨的区域和骨量进行评估,精确计算骨环的直径和高度,使得取出的骨环与骨缺损区形态匹配;取骨时避免暴力,防止骨环折断;软组织应当无张力愈合,形成良好的屏障。

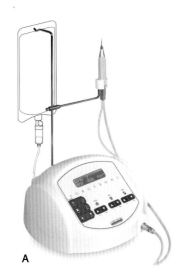

A

图 9-4A　Silfradent 超声骨刀机身

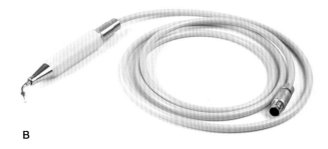

B

图 9-4B　超声骨刀手机

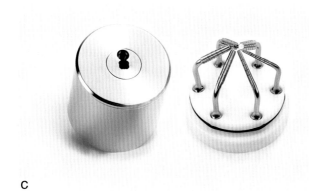

C

图 9-4C　刀头装卸器

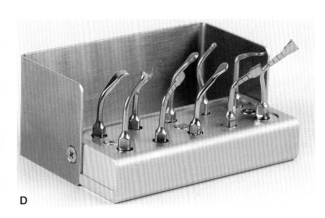

D

图 9-4D　刀头

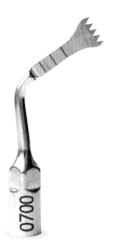

图 9-5　Silfradent 超声骨刀刀头 P0700, 扁平
状锯齿切割头, 快速高效切骨

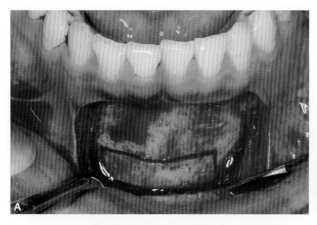

图 9-6A　采用超声骨刀刀头 P0700 进行颏部取骨

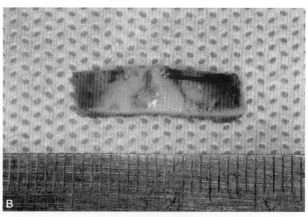

图 9-6B　所获取的骨块

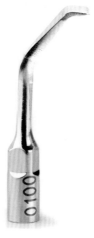

图 9-7　超声骨刀刀头 P0100,90°切
骨手术刀,主要适用于骨屑收集

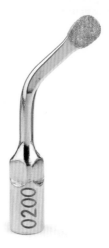

图 9-8　刀头 P0200,无创伤金刚砂刀头,
适用于开窗手术或修整骨块

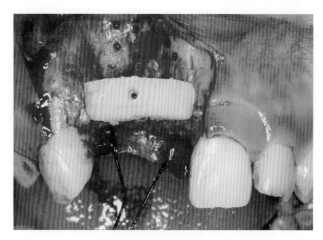

图 9-9　采用 P0200 修整骨块两端与受植区接触的
位置,使其尽量贴合

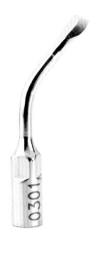

图 9-10　刀头 P0301，120°圆形切骨手术刀，适用于牙周及骨屑收集手术

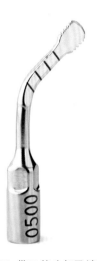

图 9-11　刀头 P0500，带刃状头部及嵴状侧边切割刀头，适用于收集骨屑手术及牙槽嵴劈开手术

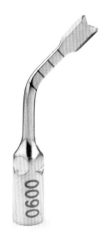

图 9-12　凹形切割刀头，适用于收集骨屑手术

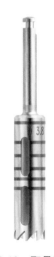

图 9-13　取骨环钻

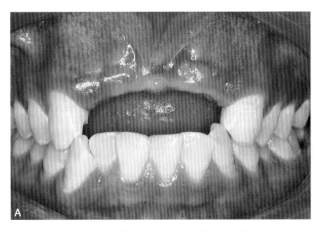

图 9-14A　前牙外伤，A2 到 B2 缺失，牙槽嵴吸收

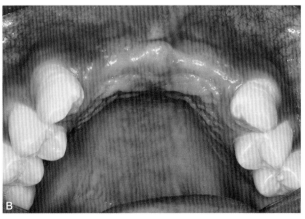

图 9-14B　口内殆面观

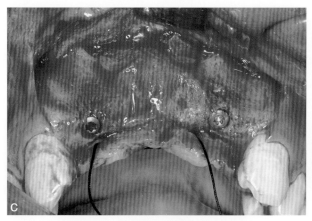

图 9-14C 在侧切牙位置植入两颗骨
水平种植体

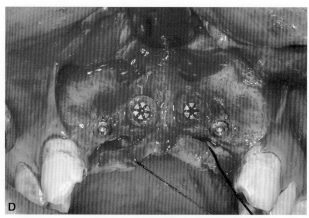

图 9-14D 在两个中切牙近前庭沟处用环钻取骨,
将骨块位置固定在嵴顶

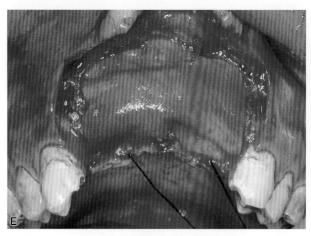

图 9-14E 局部进行 GBR 骨增量

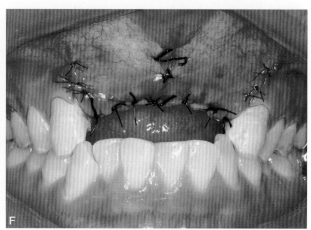

图 9-14F 创口关闭

4. 骨刮刀(bone scraper)取骨

目前市面上有多种不同的骨刮刀存在(图 9-15),原理基本类似,即通过锐利的金属边缘将骨组织从骨面分离、收集,应用于后续的植骨手术(图 9-16)。

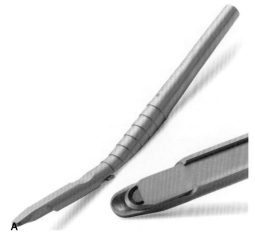

图 9-15A A. Titan 公司的骨刮刀

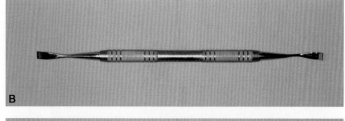

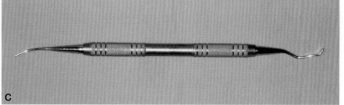

图 9-15BC 临床常用的骨刮刀正面和侧面观

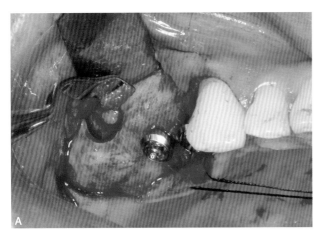
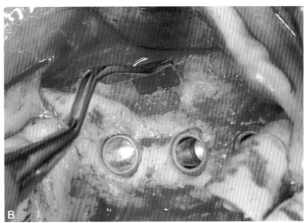

图 9-16AB　使用骨刮刀收集骨组织,可与骨替代材料一起植入上颌窦

5. 慢速备洞取骨法

　　临床常用的种植体窝制备方法是在不同的种植体窝制备阶段使用不同的转速,且需要全程冲水以防止产热过多,切屑的骨组织被水冲走而流失。尤其是同期植入多枚种植体时,切削了较多可用的自体骨屑。如果需要收集这部分自体骨需要特别的器械。因此,可回收和利用这些自体骨屑应用于局部骨缺损较小的患者。主要方法是采用常规钻慢速法(<50rpm)制备种植体窝(图 9-17),制备过程中不冲水,收集自体骨(图 9-18、图 9-19)。Sun-Jong 等学者(Kim SJ et al 2010)证实在转速<50rpm 且不冲水的种植窝洞制备过程中切钻持续时间不超过 1 分钟,产生的温度<47℃,不超过种植体窝洞制备过程中骨成活的临界值。慢速法制备种植窝洞的优点明显:既减轻了患者对新增创伤而产生的精神压力,又减少了新增手术创口的风险性;收集的自体骨屑修复骨缺损或上颌窦提升;还有研究证实慢速法制备种植窝洞可有助于提高收集的骨屑的质量(Anitua E et al. 2007)。

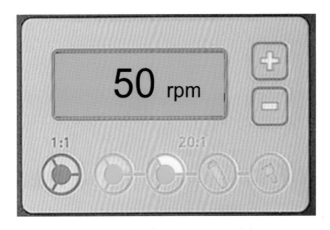

图 9-17　钻针钻速为 **50rpm**,不注水

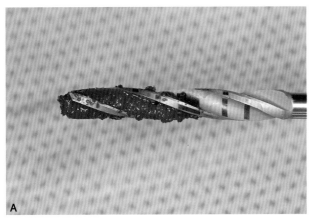
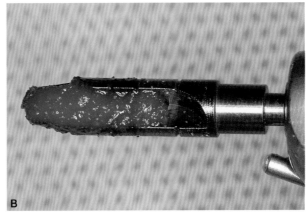

图 9-18AB　各种不同的钻针慢速取骨

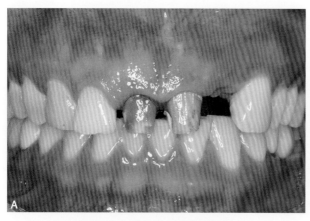

图 9-19A 患者 B 区侧切牙缺失

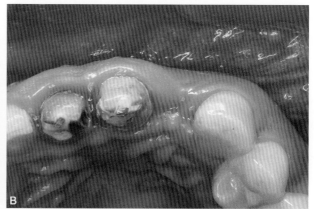

图 9-19B 𬌗面观

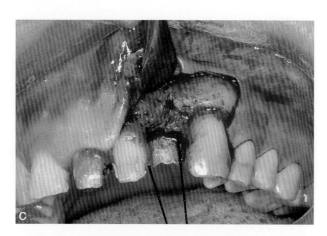

图 9-19C 翻瓣后唇面观,邻牙颈部骨质缺损约 2~3mm

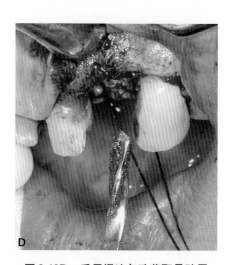

图 9-19D 采用慢速备孔获取骨碎屑

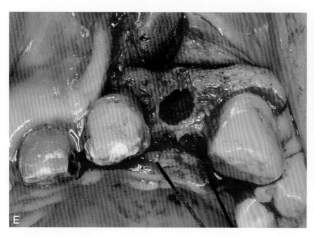

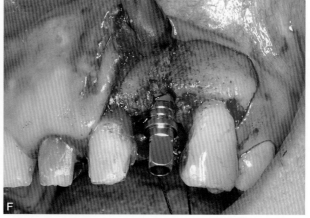

图 9-19EF 局部备孔后植入种植体

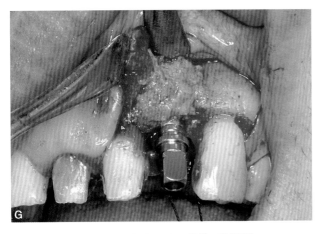

图 9-19G 骨碎屑植入植体唇侧颈缘

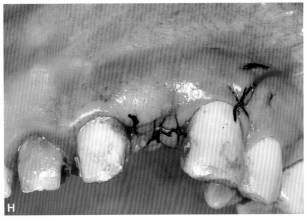

图 9-19H 创口愈合

6. 骨凿取骨

骨凿取骨也是一种简便的取骨方法,目前市售有各种不同的骨凿(图 9-20)。骨凿取骨通常在鼻棘或其他有突出骨组织的位置(图 9-21)。

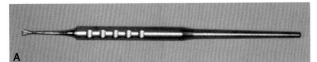

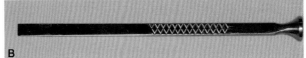

图 9-20AB 不同的骨凿

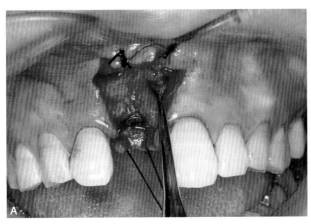

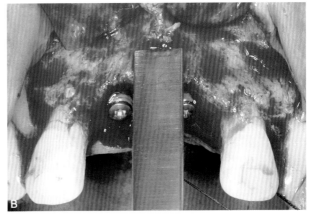

图 9-21AB 局部取骨用于种植体颈部的骨增量手术

7. Auto-Max 钻针取骨

Auto-Max 钻针是由韩国美格真公司生产出品的一种新型取骨钻,其独特的外形可以最大量地保留局部的自体骨屑。对于需要植骨的病例,这也是一种可选的方法(图 9-22 ~ 图 9-23)。

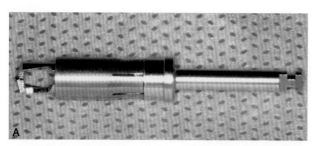

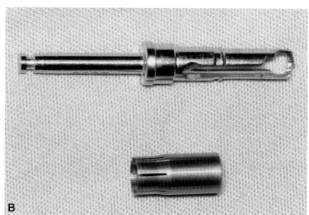

图 9-22AB 带止位器的 Auto-Max 取骨钻

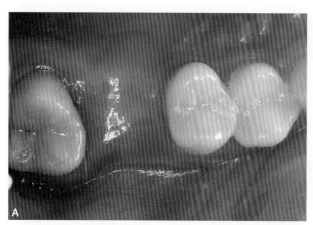

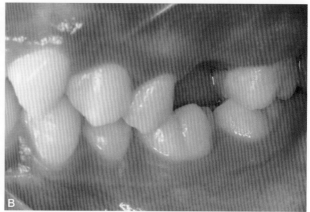

图 9-23AB B6 缺失，殆面观和侧面观

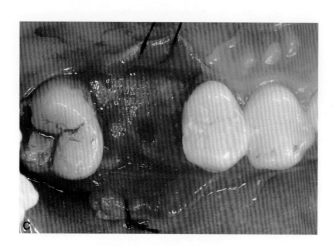

图 9-23C 局部定点，备孔

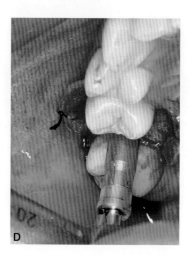

图 9-23D Auto-Max 钻针备孔取骨

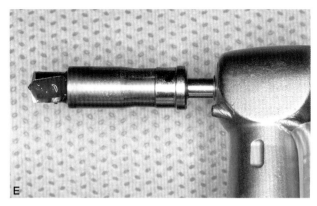
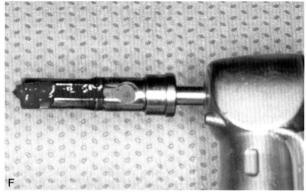

图 9-23EF　取骨后钻针内余留的骨屑

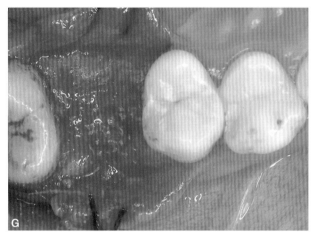

**图 9-23G　进行上颌窦内提升后,将自体
骨屑和骨粉填入窦底**

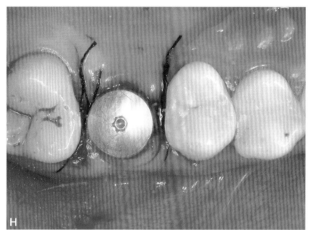

图 9-23H　植入种植体后缝合创口

四、所获取的骨组织形态及应用

用于移植的骨组织通常分为块状骨和颗粒状骨。块状骨通常由外层的皮质骨和内部的松质骨组成,机械稳定性好,有利于种植体植入后初期稳定性的获得,同时具有较好的骨诱导性能,移植后骨吸收少。因此,块状骨适合需要维持空间和同期植入种植体时移植。

颗粒状骨可以是皮质骨或者松质骨。颗粒状自体骨可来源于钻孔时收集的骨屑,颗粒大小约为0.5～1.5mm;也可将块状骨磨碎后植入,覆盖种植体表面骨缺损处,或联合 Onlay 块状骨移植一起使用,充填骨块与受区之间的间隙,保证良好的愈合。有研究表明,种植体与骨组织之间的距离大于0.85mm 是不能形成骨结合(Barzilay I 1993)。因此,即使使用颗粒状自体骨移植时,也应当将骨屑按压在骨缺损处,确保骨屑与种植体紧密接触。

> 对于自体骨移植,目前主要考虑的是其吸收问题,无论是块状骨还是颗粒状骨都存在这个问题。对于块状骨移植,现常与 GBR 技术结合使用。可以在块状骨表面加上骨替代材料,然后外覆屏障膜。而单纯的自体骨骨屑移植(图9-24),骨吸收更为严重,因此目前常结合骨替代材料一起使用,利用低替代率的骨替代材料来维持局部外形,自体骨屑则可以促进在该空间内的骨质再生(图9-25)。

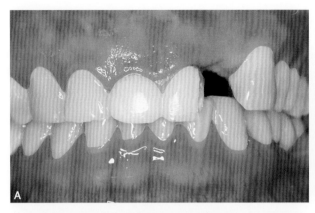

图 9-24A　前述 9-19 的病例愈合后的情况，可见局部有显著塌陷，植入的自体骨屑未能保持原有的外形

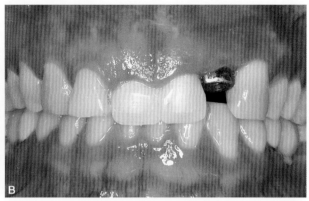

图 9-24B　二期手术后局部情况

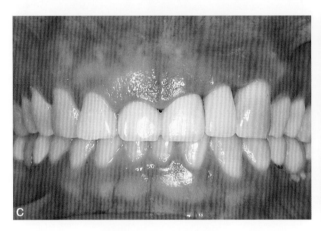

图 9-24C　患者拒绝进行邻牙冠延长术，遂直接修复。修复后可见 B2 牙冠较长

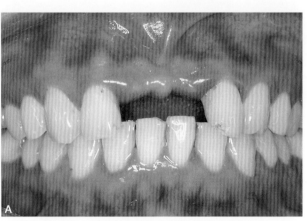

图 9-25A　该女性患者上颌双侧中切牙缺失

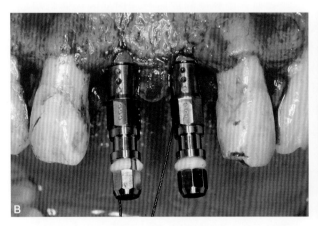

图 9-25B　植入两颗骨水平种植体（Straumann），图中可见种植体颈部骨缺损

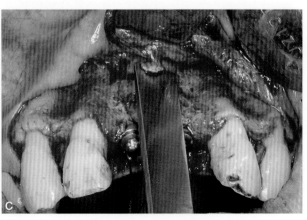

图 9-25C　采用骨凿取骨

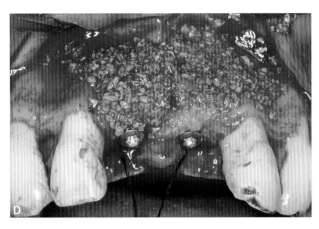

图 9-25D　自体骨与骨替代材料一起进行
局部 GBR 骨增量手术

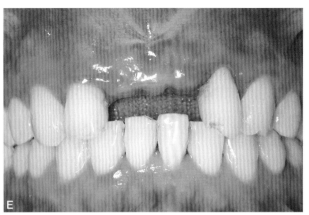

图 9-25E　愈合四个月后局部情况

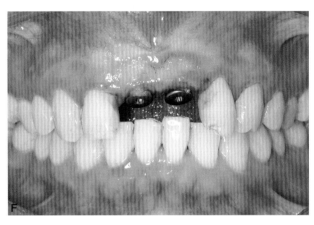

图 9-25F　二期手术后口内正面观

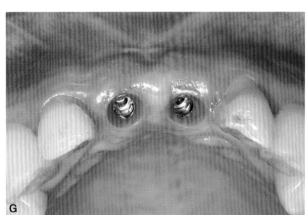

图 9-25G　牙龈软组织基本改建完成

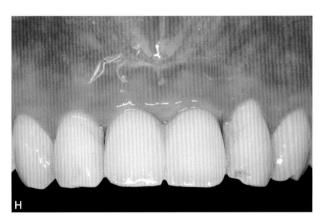

图 9-25H　戴牙后局部情况，软硬组织外形基本得以维持

五、小结

自体骨由于其良好的成骨及骨诱导性，在口腔种植领域中有着广阔的发展前景。但随着新生物材料的不断推出，特殊外科器械的设计和生产，诊断技术的发展，种植术中取骨的技术和方法也在不断地改良。因此，如何确定取骨部位和具体采用何种手术方式应当根据患者的具体情况、诊所医院配置设备及医师的操作能力来综合考虑。精细的术前诊断设计，如 CBCT 的应用、外科导板的使用等能够有助于手术顺利进行。

参考文献

1. Albrektsson T, Dahl E, Enbom L, et al. Osseointegrated oral implants: A Swedish multicenter study of 8139 consecutively inserted Nobelpharma implants. J Periodontol, 1988, 59(5): 287-296.

2. Anitua E, Carda C, Andia I. A novel drilling procedure and subsequent bone autograft preparation: a technical note. Int J Oral Maxillofac Implants, 2007, 22(1): 138-145.

3. BarberHD, Seckinger RJ, Hayclen RE, et al. Evaluation of osseointergration of endosseous implants in radiated, Vascularized fibula flaps to the mandible: A Pilot study. J Oral Maxillofac Surg, 1995, 83(6): 640-644.

4. Becktor JP, Hallström H, Isaksson S, et al. The use of particulate bone grafts from the mandible for maxillary sinus floor augmentation before placement of surface-modified implants: results from bone grafting to delivery of the final fixed prosthesis. J Oral Maxillofac Surg, 2008, 66(4): 780-786.

5. Bianchi AE, Vinci R, Torti S, et al. Atrophic mandible reconstruction using calvarial bone grafts and implant supported overdentures: Radiographic assessment of autograft healing and adaptation. Int J Periodontics Restorative Dent, 2004, 24(4): 334-343.

6. Block MS, Kent JN. Sinus augmentation for dental inlplants: the use of autogenous bone. J Oral Maxiuofac Sur, 1997, 55(11): 1281-1286.

7. Breine U, Brånemark PI. Reconstruction of alveolar jaw bone. An experimental and clinical study of immediate and preformed autologousbone grafts in combination with osseointegrated implants. Scand J Plast Reconstr Surg, 1980, 14(1): 23-48.

8. Buser D, Dula K, Lang NP, et al. Long-term stability of osseointegrated imp lants in bone regenerated with the membrane technique. 5-year results of a prospective study with 12 implants. Clin Oral Imp l Res, 1996, 7(2): 175-183.

9. Caubet J, Petzold C, Sáez-Torres C, et al. Sinus graft with safescraper: 5-year results. J Oral Maxillofac Surg, 2011, 69(2): 482-490.

10. Chiapasco M, Brusati R, Galioto S. Distraction osteogenesis of a fibular revascularized flap for improvement of oral implant positioning in a tumor patient: a case report. Oral Maxillofac Surg, 2000, 58(12): 1434-1440.

11. Chiapasco M, Zaniboni M, Boisco M. Augmentation procedures for the rehabilitation of deficient edentulous ridges with oral implants. Clin. Oral Impl Res, 2006, 17(Suppl 2): 136-159.

12. Clavero J, Lundgre S. Ramus or chin grafts for maxillary sinus inlay and local onlay augmentation: comparison of donor site morbidity and complications. Clin Implant Dent Relat Res, 2003, 5(3): 154-160.

13. Cordaro L, Amadé DS, Cordaro M. Clinical results of alveolar ridge augmentation with mandibular block bone grafts in partially edentulous patients p rior to imp lant p lacement. Clin Oral Imp l Res, 2002, 13(1): 103-111.

14. Donovan MG, Dickerson NC, Hellstein JW, et al. Autologous clavarial and iliac onlay bone graft in miniature Swine. Oral Maxillofac Surg, 1993, 51(8): 898-903.

15. González-García R, Naval-Gías L, Rondríquez-Campo FJ, et al. Vascularized free fibular flap for the reconstruction of mandibular defects: clinical experience in 42 cases. Oral Surg Oral Med Oral Pathol Oral Radiol Endod, 2008, 106(2): 191-202.

16. Barzilay I. Immediate implants: their current status. Int J Prosthodont, 1993, 6(2): 169-175.

17. Jensen J, Simonsen EK, Sindet-Pedersen S. Reconstruction of the severely resorbed maxilla with bone grafting and osseointegrated implants: A preliminary report. J Oral Maxillofac Surg, 1990, 48(1):27-32.

18. Jensen J, Sindet-Pedersen S. Autogenous mandibular bone grafts and osseointegrated implants for reconstruction of the severely atrophied maxilla: A preliminary report. J Oral Maxillofac Surg, 1991, 49(12): 1277-1287.

19. Keller EE, Van Roekel NB, Desjardins RP, et al. Prosthetic-surgical reconstruction of the severely resorbed maxilla with iliac bone grafting and tissue-integrated prostheses. Int J Oral Maxillofac Implants, 1987, 2(3):155-165.

20. Kim SJ, Yoo J, Kim YS, et al. Temperature change in pig rib bone during implant site preparation by low-speed drilling. J Appl Oral Sci, 2010, 18(5):522-527.

21. Marx RE. Philosophy and particulars of autogenous bone grafting. Oral and Maxillofac Clin North Am, 1993, 5:599-612.

22. Misch CM, Misch CE. Autogenous mandibular bone graft for reconstruction of ridge deficiencies prior to implant placement. Int J Oral Maxillofac Implants, 1993, 8:117.

23. Nkenke E, Radespiel-Tröger M, Wiltfang J, et al. Morbidity of harvesting of retromolar bone grafts: a prospective study. Clin Oral Imp l Res, 2002, 13(5):514-521.

24. Montazem A, Valauri DV, St-Hilaire H, et al. The mandibular symphysis as a donor site in maxillofacial bone grafting: a quantitative anatomic study. J OralMaxillofac Surg, 2000, 58(12):1368-1371.

25. Pommer B, Tepper G, Gahleitner A, et al. New safety margins for chin bone harvesting based on the course of the mandibular incisive canal in CT. Clin Oral Implants Res, 2008, 19(12):1312-1316.

26. Proussaefs P. Clinical and histologic evaluation of the use of mandibular tori as donor site for mandibular block autografts: report of three cases. Int J Periodontics Restorative Dent, 2006, 26(1):43-51.

27. Proussaefs P, Lozada J, Kleinman A, et al. The use of ramus Autogenous block grafts for vertical alveolar ridge augmentation and implant placement: a pilot study. Int J Oral Maxillofac Implants, 2002, 17(2): 238-248.

28. Silva FM, Cortez AL, Moreira RW, et al. Complications of intraoral donor site for bone grafting prior to implant placement. Implant Dent, 2006, 15(4):420-426.

29. Smukler H, Chaibi MS. Ridge augmentation in preparation for conventional and implant-supported restorations. Compend Suppl, 1994, 18:714-717.

30. von Arx T, Häfliger J, Chappuis V. Neurosensory disturbances following bone harvesting in the symphysis: a prospective clinical study. Clin Oral Implants Res, 2005, 16(4), 432-439.

31. Weibull L, Widmar G, Ivanoff CJ, et al. Morbidity after chin bone harvesting-a retrospective long-term follow-up study. Clin Imp lant Dent Relat Res, 2009, 11(2):149-157.

32. 蒋析, 邱立新. 局部牙槽骨缺损自体下颌块状骨 onlay 植骨重建种植技术. 现代口腔医学杂志, 2010, 24(3):228-231.

33. 王慧明, 刘治慧, 吴慧玲, 等. 自体髂骨游离移植加同期种植修复牙槽缺损初步观察. 中国口腔种植学杂志, 2004, 9(1):15-18.

第十章 引导骨再生术(GBR)
Guided bone regeneration
难度指数: ★★★★

一、概述

1982 年 Nyman 等首先将微孔滤膜用于牙周病的治疗获得成功,提出了引导组织再生术(guided tissue regeneration,GTR)这个概念。GTR 包含牙骨质、牙周韧带、牙槽骨等牙周多种组织的再生。20 世纪 80 年代末 90 年代初,Buser 等人将引导组织再生术被引入到口腔种植中。大量的动物实验和临床研究证实,在生物屏障膜封闭的稳定植骨区内,能形成新生骨组织,并与同期植入的牙种植体之间形成良好的骨结合。以重建骨组织为目的的引导组织再生术也被命名为"引导骨再生术"(guided bone regeneration,GBR)。在口腔种植治疗中,GBR 仅涉及骨组织的再生。

迄今,GBR 技术用于牙种植患者的临床实践已有 20 多年历史,相对于 Onlay 植骨、骨劈开或牵张成骨,GBR 技术得到了大量的科学证据支持。经 GBR 治疗的种植体存留率达到 95% 以上(Simion 2001,Buser 2002,Blanco 2005,Juodzbalys 2007,Aghaloo & Moy 2007,Chiapasco & Zaniboni 2009)。GBR 技术拓宽了种植的适应证,提高了种植体的成功率,目前已成为局部骨缺损再生的标准措施,是种植临床工作中应用最为广泛的骨增量技术(Buser 2011,Clementini 2012)。

GBR 的原理是将屏障膜置于软组织和骨缺损之间建立生物屏障,制造一个相对封闭的组织环境,阻止迁移速度较快的软组织细胞(上皮细胞和成纤维细胞)进入骨缺损区,使迁移速度较慢的成骨前体细胞优先进入骨缺损区,优势生长,同时保护血凝块,维持血块充填间隙,实现缺损区的骨修复性再生(Dahlin 1988,Buser D 1994)。临床操作中,生物屏障膜往往需要与植骨材料联合应用,以防止膜塌陷,并为骨再生提供支架,还可以刺激新骨的生成(图 10-1、图 10-2)。2006 年 Hom-Lay Wang 提出了保证 GBR 成功的 "PASS"原则,即创口的初期关闭、术区的血管化、空间的维持、血凝块和种植体的稳定。Buser 也认为除了

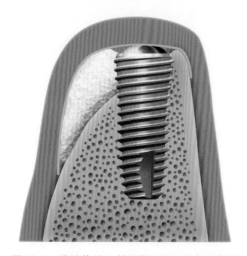

图 10-1　种植体植入并同期 GBR 手术示意图

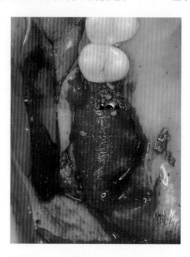

图 10-2　种植体植入并同期 GBR

全身状况会影响缺损区骨再生外,缺损区外形(图10-3)、骨床状态(骨质密度如何、出血与否)也是局部成骨的关键,而且植骨材料的性质也会影响骨再生效果(Buser 2009)。

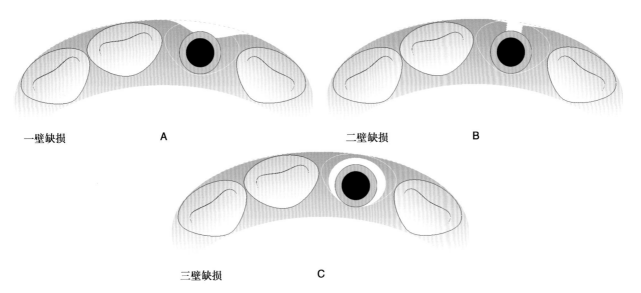

一壁缺损　　　　　A　　　　　　　　　　　二壁缺损　　　　　B

三壁缺损　　　　　C

图10-3ABC　　分别为三种不同的缺损形态。残留骨壁越多,预后越好(三壁缺损预后好于一壁缺损)

二、生物屏障膜与植骨材料

生物屏障膜作为软组织细胞的屏障,建立了一个隔离空间,同时为植骨区提供了机械稳定和保护。20世纪90年代中期广泛采用以聚四氟乙烯膜(e-PTFE)为代表的不可吸收膜,但存在手术操作困难、容易出现术后膜的暴露和需要二次手术取出等缺点,随后以胶原膜为代表的可吸收膜逐渐成为主流,具有临床操作简单、无需二次取出、膜暴露和术区感染的机率也大大降低等优点(Rakhm-atia YD 2013)。但可吸收膜的降解速度是否与骨组织的再生过程匹配、其降解产物是否影响组织的愈合过程等指标都是评判可吸收膜优劣的关键指标。

目前,胶原膜是绝大多数GBR手术的首选,如水平向骨增量、上颌窦外提升手术等。而不可吸收性膜(钛膜和钛网)一般用于一壁骨缺损及垂直向骨增量的治疗。

由于可吸收膜机械性能不佳,往往需要结合使用骨替代材料以防止其塌陷(Hämmerle 2003),骨替代材料还可以作为新骨长入的支架,刺激新骨从受区缺损周围长入等。目前骨移植材料有自体骨、同种异体骨、异种骨、人工合成骨。自体骨目前依然被视为植骨材料的金标准,具有良好的骨生成、骨诱导和骨传导特性,但存在吸收量较大、来源有限等缺点,甚至在一些时候还需要开辟第二术区,会增加患者的痛苦(Hjoqrting-Hanse E 2002)。部分同种异体骨由于保留了骨基质蛋白,被认为具有一定的骨诱导作用。然而该材料存在的交叉感染风险在一定程度上限制了它在种植中的应用。异种骨包括牛骨,猪骨等,经脱蛋白处理的无机牛骨(DBBM)是目前研究和应用最为广泛的异种骨材料。它在生产过程中保留了原有松质骨的几何结构和表面的天然特性,可以有效引导骨再生,临床应用广泛,但成骨较慢,一般需要半年左右,且几乎不可吸收。人工合成骨主要有羟基磷灰石(HA)、磷酸三钙(TCP)和生物玻璃等。现在,羟基磷灰石HA和双相磷酸钙TCP的混合材料被认为有良好的前景,HA具备稳定的空间维持能力,而TCP有较好的成骨性能,且易于吸收(LeGeros RZ 2003)。

除了采用植骨材料维持外形外,对一些较大的缺损还有可能需要通过一些钛网或钛板等特殊结构辅助维持骨再生空间(图10-4)。

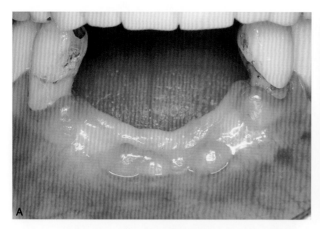

图 10-4A　下前牙缺失并颌骨严重缺损，常规方法很难恢复骨缺损

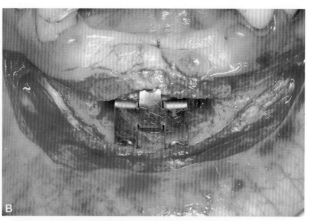

图 10-4B　唇面翻瓣后切开骨块（保留舌侧软组织附着，维持血供），用 MTO 固定夹板（登腾公司）提高殆方骨块

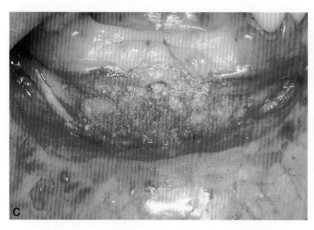

图 10-4C　骨块之间的缝隙用骨替代材料填满

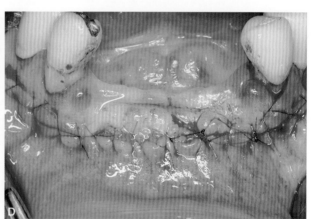

图 10-4D　严密缝合创口

> 取自体骨往往需要第二术区，增加了手术创伤和供区的并发症，且吸收较快，因而在 GBR 手术中，很少单独使用自体骨。但是可以在术区取少量骨碎屑，与人工骨替代材料以 1∶1 比例混合使用，以增强成骨能力。

三、GBR 的适应证

1. GBR 用于种植体周围局部骨缺损

GBR 常用于即刻种植和早期、延期种植中的裂开型和旁穿型骨缺损。种植体周围剩余的骨壁数目越多，骨愈合能力越强。三壁型及二壁型骨缺损，剩余的骨壁能为植骨材料提供很好的支持和稳定，有利于成功的骨再生。对于部分一壁型骨缺损及垂直向骨缺损，需要采取不可吸收膜如钛膜、钛网等材料维持骨再生空间，对手术的技巧要求较高。

2. GBR 与 Onlay 植骨、骨劈开等技术联合运用

Onlay 及骨劈开技术所产生的骨间间隙常要用植骨材料来充填，以利于成骨。而且使用骨替代颗粒和生物膜覆盖块状骨可以限制表面吸收，最大限度地保存移植骨块的骨量（Maiorana 2005，von Arx 2006）。

四、操作步骤

对于 GBR 是否进行种植体同期植入的问题,主要取决于局部原有的骨量是否允许种植体在理想的三维位置植入并保持良好的初期稳定性,如果可以则考虑同期种植体植入,否则就要进行二次手术植入种植体。下面以 GBR 并种植体同期植入为例介绍 GBR 的具体操作步骤:

1. 切开翻瓣

牙槽嵴顶(下颌)或偏腭侧(上颌)切开,垂直切口应远离骨缺损区以保证有足够血供的软组织瓣来覆盖植骨区。全层翻开黏骨膜瓣,完全暴露骨缺损区(图 10-5A ~ D)。

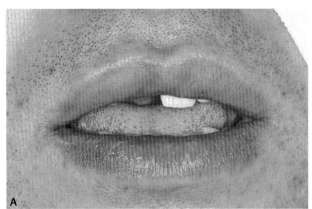
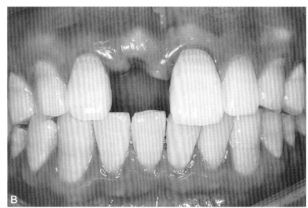

图 10-5AB　术前口外及口内观

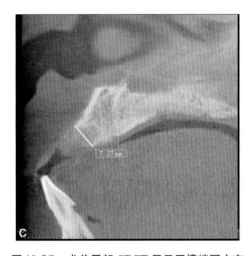
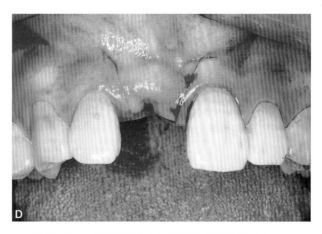

图 10-5C　术前局部 CBCT 显示牙槽嵴冠方有缺损,中分骨质宽度尚可

图 10-5D　由于邻牙触点与颈部骨质高度超过 6mm,故切口避开牙龈乳头

2. 清理创口

彻底清除术区肉芽组织及骨面上所有软组织,有助于止血,确定缺损区范围,保证成骨效果。

3. 植入种植体

按照种植系统要求,逐级备洞,植入种植体,旋入覆盖螺丝(图 10-5E ~ O)。

4. 皮质骨钻孔

如果暴露的骨为皮质骨,建议在皮质骨上用小球钻钻许多小孔(图 10-5Q),如果暴露的骨面有出血,例如拔牙窝的骨缺损,就不需要钻孔。很多动物实验证实了皮质钻孔可以促进血管形成和新骨再生

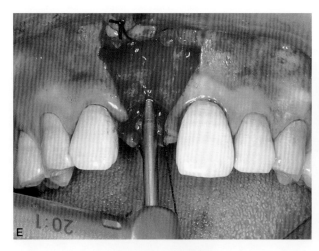

图 10-5E　球钻定点

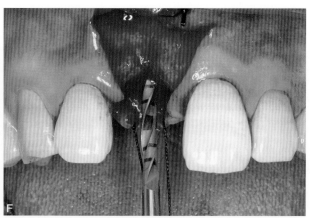

图 10-5F　先锋钻备孔

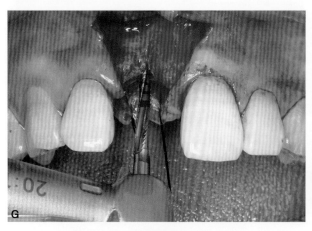

图 10-5G　球钻或侧切钻修正方向

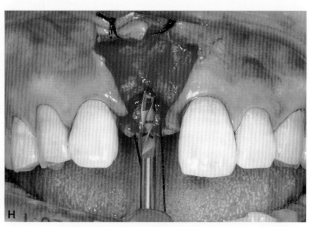

图 10-5H　扩孔钻继续制备骨孔

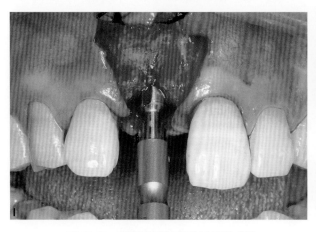

图 10-5I　颈部成型钻去除局部骨皮质

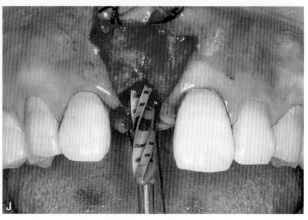

图 10-5J　扩孔钻备孔

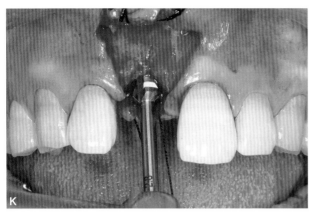

图 10-5K　顶部成型钻

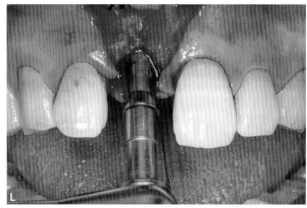

图 10-5L　使用攻丝钻攻丝

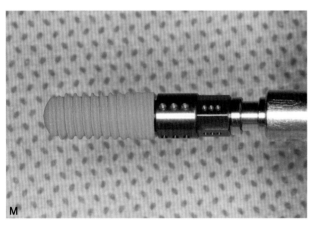

图 10-5M　骨水平种植体

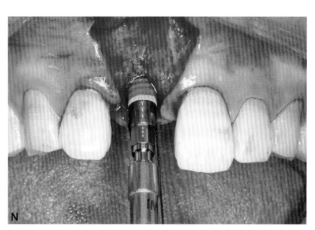

图 10-5N　种植体植入

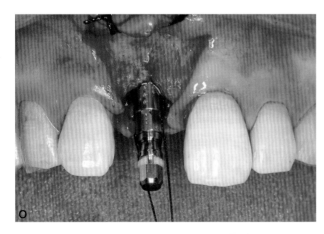

图 10-5O　种植体就位，可见颈部缺损

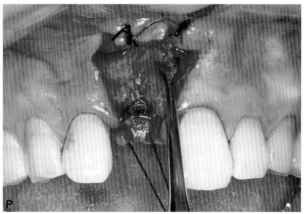

图 10-5P　骨凿于鼻棘处取少量自体骨

（Rompen 1999，De Carvalho 2000，Nishimura 2004），也有动物实验却得出相反的结论（Greenstein 2009），目前尚未形成共识，但临床大多倾向于前一种观点。

5. 填入植骨材料

可将术中取出的骨屑先覆盖于种植体周围（图10-5P），再填入植骨材料。自体骨和骨替代材料同时使用可以协同增效（Buser 1998，Hom-Lay 2004）。植骨量应大于骨缺损量，以弥补愈合过程中出现的骨吸收（图10-5R）。

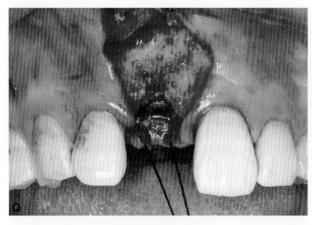

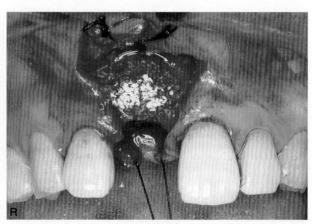

图10-5Q　采用钻针于植骨区备孔,使其与骨髓腔相通　　　　图10-5R　自体骨和骨替代材料分层植入

6. 放置屏障膜

根据缺损形状修剪屏障膜,使其完全覆盖缺损区并超出至少2mm,以形成一个封闭的成骨空间（图10-5S~V）。同时屏障膜应与切口及邻牙保持1~2mm距离,有利于伤口的愈合。采用双层膜覆盖可以提高膜的稳定性（Buser 2008，Kim 2009）。

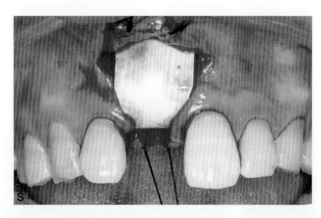

图10-5S　采用骨替代材料
包装薄膜修剪出适合局部
缺损的"屏障膜"

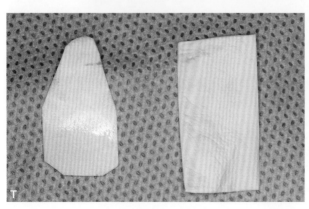

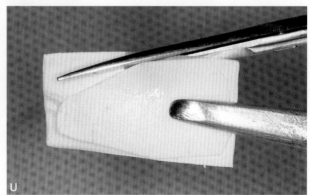

图10-5TU　根据修剪出的"屏障膜"尺寸选择合适的屏障膜型号,修剪屏障膜

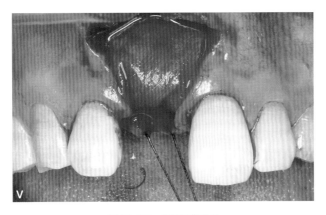

图 10-5V　屏障膜就位

7. 关闭创口

　　严密无张力缝合,必要时切开骨膜减张。相对于单纯的间断缝合,采用水平褥式或改良褥式缝合能降低伤口裂开的机率。提倡首先采用骨膜褥式缝合固定屏障膜,这样有助于防止创口裂开(图 10-5W、X)。

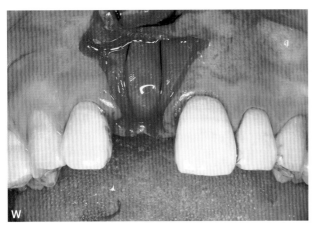

图 10-5W　缝合固定屏障膜

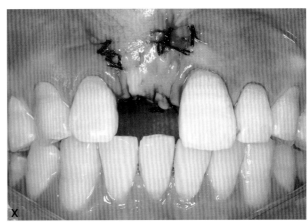

图 10-5X　严密缝合创口

8. 术后处理

　　术后抗感染治疗一周。创伤较大,术后 24 小时内局部冷敷,控制肿胀。临时活动义齿组织面应充分缓冲,严防压迫植骨区。术后 7 ~ 10 天拆线。4 个半月后进行二期手术和修复(图 10-6)。

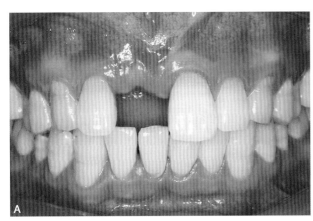

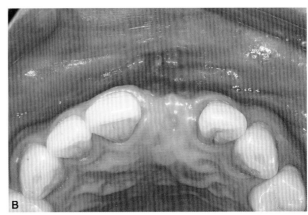

图 10-6AB　愈合 4 个半月后局部情况

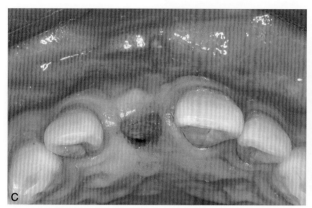

图 10-6C　二期翻瓣

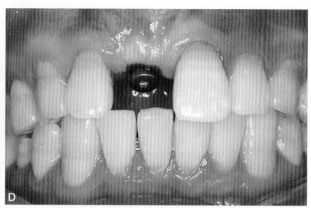

图 10-6D　牙龈成形器就位。可见由于牙龈成型器将黏膜推向唇侧,局部黏膜发白

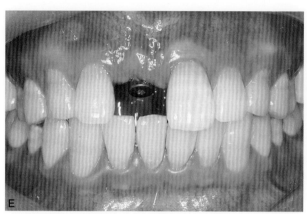

图 10-6E　三周后愈合情况

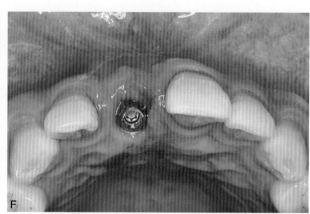

图 10-6F　基桩就位后的𬌗面观

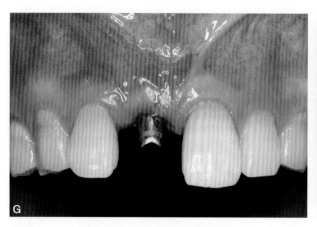

图 10-6G　基桩就位后的唇面观

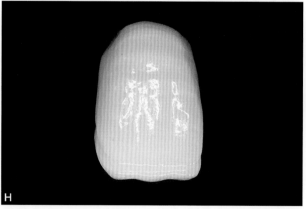

图 10-6H　全瓷修复体

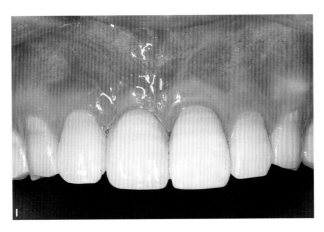

图 10-6I　完成修复

注意事项
1. 要保证创口严密无张力缝合，常需要做骨膜减张切口，缝合口应距膜的边缘有 2~3mm。
2. 若术后出现膜的暴露，通常没有办法重新再关闭创口。此时，应注意使用漱口水和洗必泰、抗生素凝胶预防感染。若只是部分暴露，且能保持稳定，通常可以愈合，并达到良好的成骨效果。

后牙区进行 GBR 手术时，由于操作视野和手术入路限制，难度会有所增加。但后牙区对美观的要求较低，因此在手术时可以采用较为简化的治疗策略，种植体植入同期 GBR 手术也可以采用非埋植式（图 10-7）。

在进行过 GBR 手术的位点进行种植，常常在颈部龈沟内出现骨替代材料颗粒，这时需要将其去除，以免该位置成为感染入侵的靶点（图 10-8）。

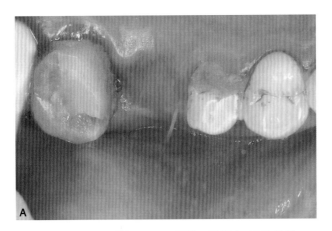

图 10-7A　B6 缺失。B7 牙周袋深及根尖，无法保留

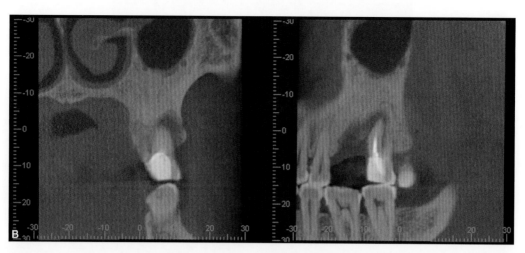

图 10-7B　CBCT 剖面图显示局部骨质情况

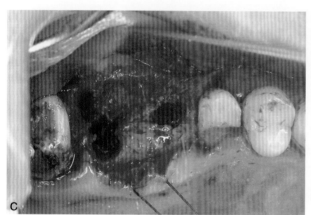

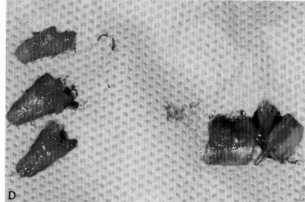

图 10-7CD　拔除残根后可见局部出现较大的缺损

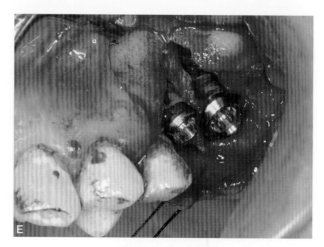

图 10-7E　植入两枚软组织水平种植体（Straumann），
可见局部缺损较大

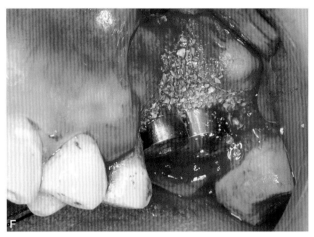

图 10-7F　植入骨替代材料

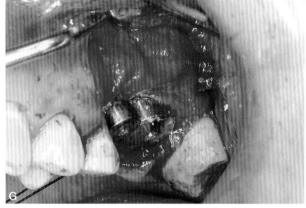

图 10-7G　覆盖屏障膜

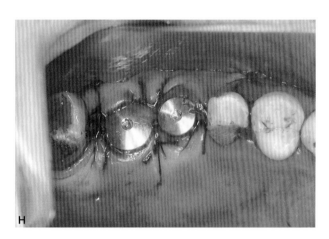

图 10-7H　严密缝合

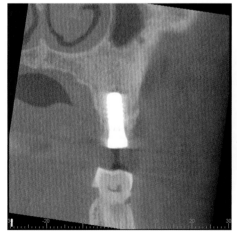
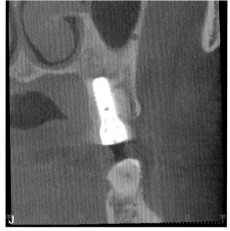

图 10-7IJ　5 个月后局部 CBCT 图像显示局部骨质愈合良好

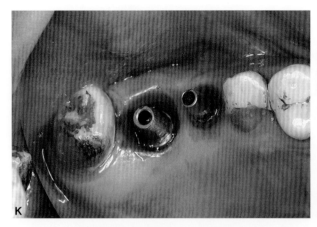

图 10-7K 进行修复，基桩就位

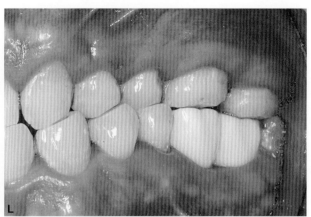

图 10-7L 修复完成后口内观

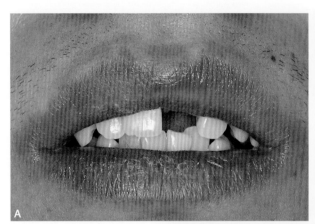

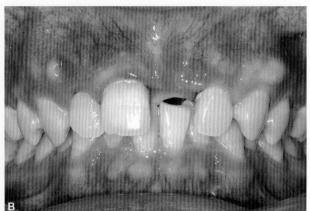

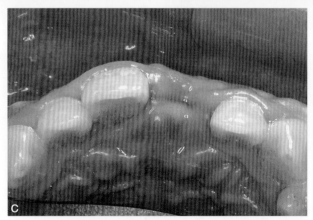

图 10-8ABC 患者 B1 缺失，拔牙后 6 周

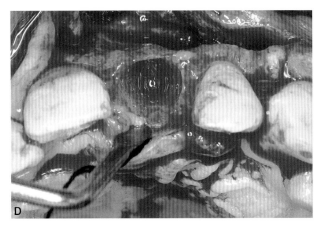

图 10-8D 翻瓣后局部可见牙槽窝较为完整

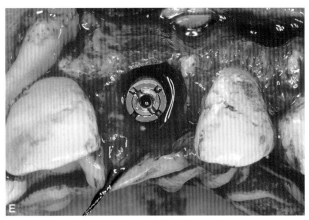

图 10-8E 植入种植体（Ankylos 系统）后见种植体周围明显骨缺损

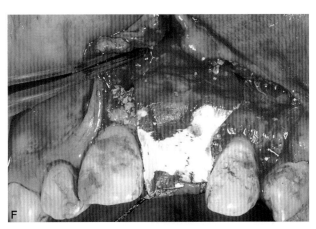

图 10-8F 局部进行 GBR

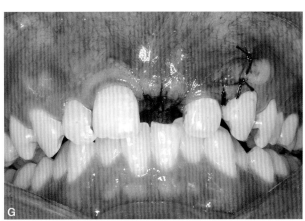

图 10-8G 创口严密缝合

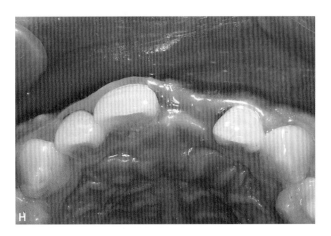

图 10-8H 四个半月后局部愈合情况

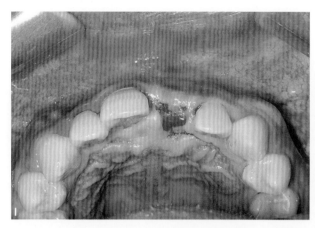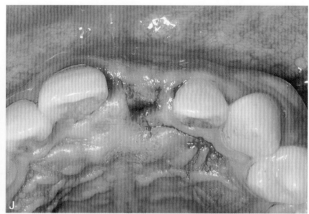

图 10-8IJ　进行二期手术,局部去除上皮层,作弧形切口

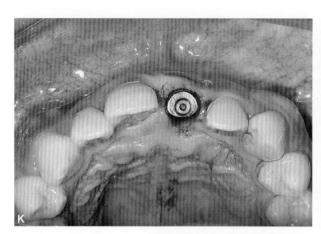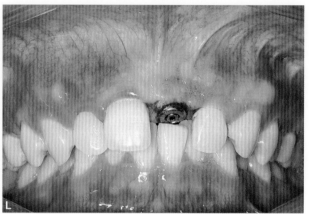

图 10-8KL　愈合基台就位,可见软组织向唇侧挤压,局部黏膜发白

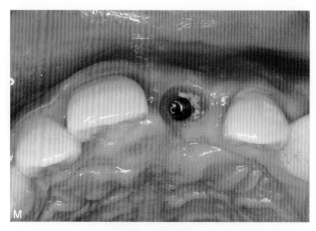

图 10-8M　一月后取下愈合基台,可见形成的软组织
界面有骨替代材料存在

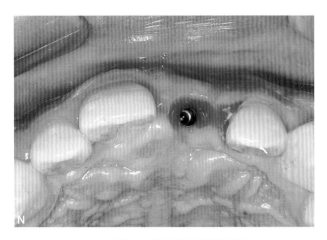

图 10-8N 去除残留骨替代材料

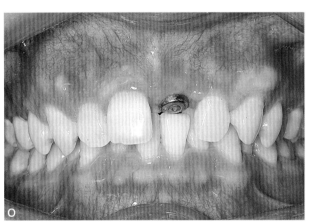

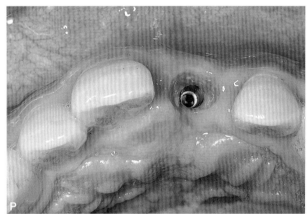

图 10-8OP 继续愈合一月后,可见龈沟内软组织愈合良好

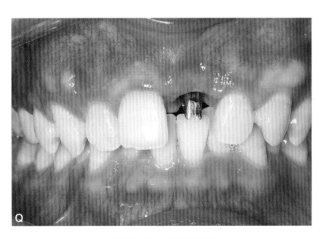

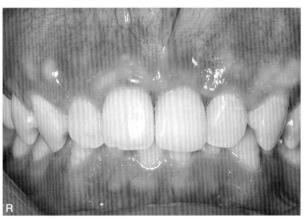

图 10-8Q 基桩就位

图 10-8R 修复完成

参考文献

1. Aghaloo TL, Moy PK. Which hard tissue augmentation techniques are the most successful in furnishing bony support for implant placement? Int J Oral Maxillofac Implants, 2007, 22 (Suppl) : 49-70.

2. Blanco J, Alonso A, Sanz M. Long-term results and survival rate of implants treated with guided bone regeneration : a 5-year case series prospective study. Clin Oral Implants Res, 2005 Jun, 16 (3) : 294-301.

3. Buser D, Chen S T, Weber H P, et al. Early implant placement following single-tooth extraction in the esthetic zone : biologic rationale and surgical procedures. The International journal of periodontics & restorative dentistry, 2008, 28 (5) : 441.

4. Buser D, Dahlin C, Schenk RK. Guided bone regeneration in implant dentistry. Chicago : Quintessence Publishing Co, Inc. 1994, 32-34.

5. Buser D, Hoffmann B, Bernard JP, et al. Evaluation of filling materials in membrane--protected bone defects : A comparative histomorphometric study in the mandible of miniature pigs. Clin Oral Implants Res, 1998 Jun, 9 (3) : 137-150.

6. Buser D, Ingimarsson S, Dula K, et al. Long-term stability of osseointegrated implants in augmented bone : a 5-year prospective study in partially edentulous patients. Int J Periodontics Restorative Dent, 2002 Apr, 22 (2) : 109-117.

7. Buser D, Wittneben J, Bornstein MM, et al. Stability of contour augmentation and esthetic outcomes of implant-supported single crowns in the esthetic zone : 3-year results of a prospective study with early implant placement post-extraction. J periodontol, 2011, 82 (3) : 342-349.

8. Buser D. 20 Years of Guided Bone Regeneration in Implant Denistry. 2nd Edition, Chicago : Quintessence Pub Co, : Inc, 2009.

9. Chiapasco M, Zaniboni M. Clinical outcomes of GBR procedures to correct peri-implant dehiscences and fenestrations : a systematic review. Clin Oral Implants Res, 2009 Sep, 20 Suppl 4 : 113-123.

10. Clementini M, Morlupi A, Canullo L, et al. Success rate of dental implants inserted in horizontal and vertical guided bone regenerated areas : a systematic review. Int J Oral Maxillofac Surg, 2012 Jul, 41 (7) : 847-852.

11. Dahlin C, Linde A, Gottlow J, et al. Healing of bone defects by guided tissue regeneration. Plastic and Reconstructive Surgery, 1988, 81 : 672-676.

12. De Carvalho PS, Vasconcellos LW, Pi J. Influence of bed preparation on the incorporation of autogenous bone grafts : a study in dogs. IntJ Oral Maxillofac Implants, 2000 Jul-Aug, 15 (4) : 565-570.

13. Greenstein G, Greenstein B, Cavallaro J, et al. The role of bone decortication in enhancing the results of guided bone regeneration : a literature review. J Periodontol, 2009 Feb, 80 (2) : 175-189.

14. Hämmerle CH, Jung RE. Bone augmentation by means of barrier membranes. Periodontol, 2000, 33 : 36-53.

15. Hjorting-Hansen E. Bone grafting to the jaws with special reference to reconstructive preprosthetic surgery. A historical review. Mund Kiefer Gesichtschir, 2002 Jan, 6 (1) : 6-14.

16. Juodzbalys G, Raustia AM, Kubilius R. A 5-year follow-up study on one-stage implants inserted concomitantly with localized alveolar ridge augmentation. Journal of Oral Rehabilitation, 2007 Oct, 34 (10) : 781-789.

17. Kim SH, Kim DY, Kim KH, et al. The efficacy of a double-layer collagen membrane technique for overlaying block grafts in a rabbit calvarium model. Clin Oral Implants Res, 2009 Oct, 20 (10) : 1124-1132.

18. Lee A, Brown D, Wang HL. Sandwich bone augmentation for predictable horizontal bone augmentation. Implant Dent,2009 Aug,18(4):282-290.

19. LeGeros RZ, Lin S, Rohanizadeh R, et al. Biphasic calcium phosphate bioceramics: preparation, properties and applications. J Mater Sci Mater Med,2003 Mar,14(3):201-209.

20. Maiorana C, Beretta M, Salina S, et al. Reduction of autogenous bone graft resorption by means of bio-oss coverage: a prospective study. Int J Periodontics Restorative Dent,2005 Feb,25(1):19-25.

21. Nishimura I, Shimizu Y, Ooya K. Effects of cortical bone perforation on experimental guided bone regeneration. Clin Oral Implants Res,2004 Jun,15(3):293-300.

22. Nyman S, Gottlow J, Karring T, et al. The regenerative potential of the periodontal ligament. An experimental study in the monkey. J Clin Periodontol,1982 May,9(3):257-265.

23. Nyman S, Lang NP, Buser D, et al. Bone regeneration adjacent to titanium dental implants using guided tissue regeneration: a report of two cases. Int J Oral Maxillofac Implants,1990 Spring,5(1):9-14.

24. Rakhmatia YD, Ayukawa Y, Furuhashi A, et al. Current barrier membranes: titanium mesh and other membranes for guided bone regeneration in dental applications. J Prosthodont Res,2013 Jan,57(1): 3-14.

25. Rompen E. H, Biewer R, Vanheusden A, et al. The influence of cortical perforations and of space filling with peripheral blood on kine tics of guided bone generation. A comparative histometric study in the rat. Clinical Oral Implants Research,1999 April,10(2):85-94.

26. Simion M, Jovanovic SA, Tinti C, et al. Long-term evaluation of osseointegrated implants inserted at the time or after vertical ridge augmentation. A retrospective study on 123 implants with 1-5 year follow-up. Clin Oral Implants Res,2001,12(1):35-45.

27. Von Arx, T. and Buser D. Horizontal ridge augmentation using autogenous block grafts and the guided bone regeneration technique with collagen membranes: a clinical study with 42 patients. Clin Oral Implants Res,2006 Aug,17(4):359-366.

28. Wang HL, Boyapati L. "PASS" principles for predictable bone regeneration. Implant Dent,2006 Mar,15 (1):8-17.

第十一章　钛网在种植治疗中的应用

The application of titanium mesh in implant dentistry

难度指数: ★★★★★

一、概述

种植手术颌骨缺损重建有多种方法,目前广泛应用的是 onlay 植骨技术以及引导骨再生技术。引导骨再生(guided bone regeneration,GBR)技术可以扩增口腔种植术区骨量,GBR 基础是引导组织再生(guided tissue regeneration,GTR)技术,即区分细胞,从而使组织愈合又有利于再生的细胞主导(Melcher 1976)。GBR 技术中,通过使用骨替代材料及屏障膜,选择性排除组织上皮及结缔组织长入而使成骨细胞增生,从而扩增牙槽嵴骨量,为后期种植体植入做准备。Dahlin C 等(1988)第一次发现大鼠下颌骨缺损通过引导组织再生技术可以成功恢复。

随着 GBR 技术的广泛应用,骨缺损区种植手术成功率得到显著提高。然而,残余骨的术后缺损以及后期的骨吸收使功能与美学修复效果不甚令人满意。Hom-Lay Wang 等(2006)提出 GBR 技术应用成功基于 PASS 四项原则:①良好的一期愈合;②充足的血供;③足够的空间维持;④创口及种植体的稳定。传统使用的屏障膜——可吸收胶原膜可以基本满足这四项原则:首先,其胶原趋化作用能够促进成纤维细胞的迁移,从而促进创口愈合;其次,作为屏障膜,它可以隔离细胞、屏障上皮及结缔组织;另外,胶原膜的血栓作用,也有利于创口初期稳定。然而,可吸收胶原膜由于缺乏成形能力、易于折叠塌陷、可能过早吸收、暴露后存在较高感染风险,且在维持足够空间、维持创口稳定方面有所欠缺,可能导致引导骨再生的失败,尤其是对于骨缺损大的病例而言。

针对可吸收胶原膜的不足,Maiorana 等(2001)首次从临床及组织学水平证明钛网(titanium mesh)对于人牙槽嵴骨量扩增有效,从而利用钛网替代可吸收胶原膜成为 GBR 技术的屏障膜。很多文献证实了钛网成功地实现了牙槽嵴的三维重建(Corinaldesi G 2009,Merli M 2010,Louis P J 2010,Ricci L 2012)。与可吸收胶原膜相比,钛网具有多种优势:首先,钛网具有一定机械强度,可引导控制再生骨的轮廓外形;其次,钛网能够更有效地维持骨再生空间,其优势凸显于骨缺损大的病例(Her S 2012);而且钛网的孔对植骨区血供的维持起重要作用,有利于植骨区的血管化(Gutta R 2009,Lee JY 2010,Rakhmatia YD 2013)。大量研究表明,应用钛网的种植治疗术后骨增量高于单纯使用可吸收胶原膜的种植治疗,前者的长期骨吸收量也低于后者(Boyne PJ 1985,Von Arx T 1996,Corinaldesi G 2009)。此外,由于钛网表面光滑,降低细菌感染的可能性,即使钛网暴露,临床及组织学水平观察少见感染(Schopper CH 2001,Khamees J 2012)。

二、钛网临床应用的操作步骤

临床只有对那些缺损较大的病例才考虑应用钛网。钛网可以应用于种植体植入的同期手术(图 11-1 ~图 11-7),也可以应用于分期手术的早期植骨手术中(图 11-8 ~图 11-13)。后者主要针对骨缺损严重,钛网暴露风险高的患者,即下颌骨残骨高度<7mm,残骨宽度<5mm;上颌骨残骨高度<10mm,残骨宽度<3mm 的病例。钛网通常与 GBR 结合应用,下面以中切牙种植体植入并同期应用钛网、GBR 技术为例介绍植入该技术的临床操作步骤。

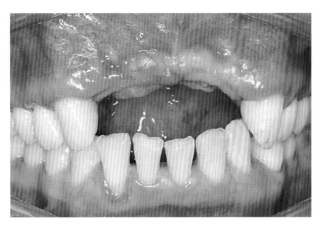

图 11-1　术前正面观,可见前牙区严重的骨缺损,伴
垂直和水平向缺损

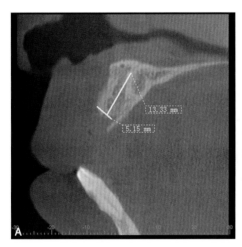
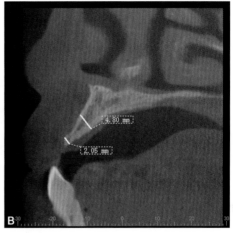

图 11-2AB　AB 分别为中切牙、侧切牙的 CBCT 矢状面像,可见中切牙区域宽度尚可,但垂
直高度不足。侧切牙虽高度比中切牙有所增加,但嵴顶太薄

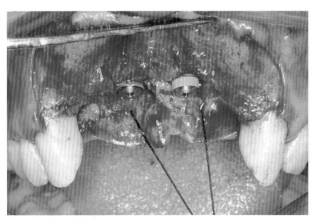
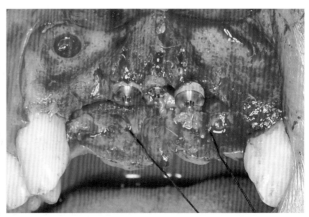

图 11-3　种植体(Nobel 系统)在中切牙区域植入　　　　图 11-4　取骨块植于中切牙之间龈乳头处

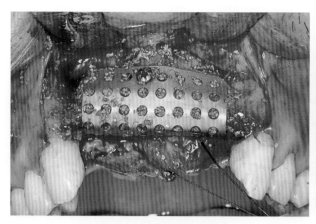

图 11-5 钛网加骨粉置入

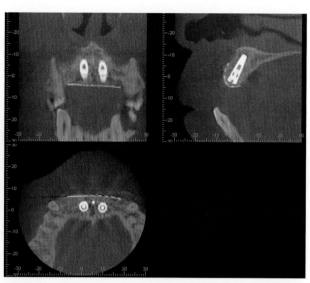

图 11-6 术后 CBCT 显示局部宽度和高度均有明显增加

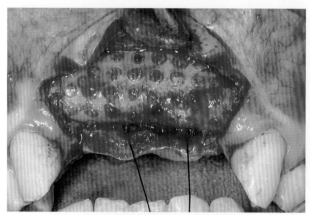

图 11-7 愈合后暴露缺损区去除钛网
可见局部骨质基本形成

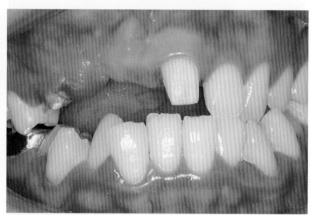

图 11-8 术前口内观

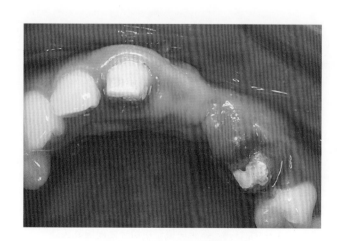

图 11-9 𬌗面观可见牙槽嵴较窄

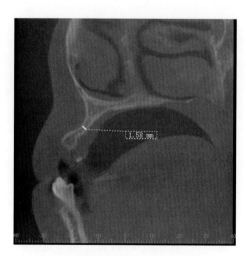

图 11-10 CBCT 显示牙槽嵴宽度窄
且不规则,无法容纳种植体

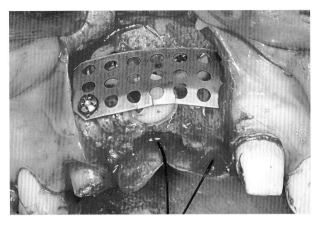

图 11-11 骨块移植、钛网结合 GBR 技术进行骨增量

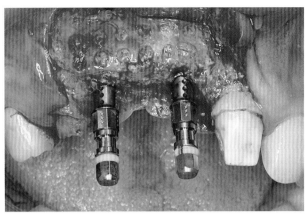

图 11-12 4 个半月后局部骨质形成,可以以正常位置和轴向植入两枚种植体(Straumann 系统)

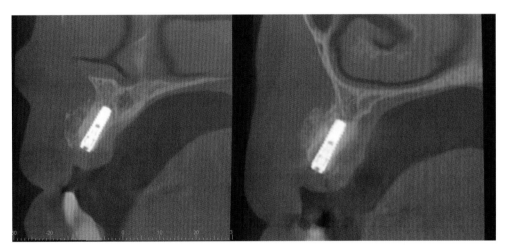

图 11-13 CBCT 剖面图显示种植体周围有足量的骨组织

1. 患者术前检查,确定治疗方案

患者 7 年前 B1 牙外伤脱出后重新植入(图 11-14A),前来就诊时 B1 牙牙根吸收(图 11-14B),要求种植修复治疗。术前临床检查可见 B1 切端与邻牙咬合平面有 2mm 的间隙,龈缘也偏离根方 2mm(图 11-15、图 11-16)。

术前 CBCT 检查也显示唇侧骨板吸收,有明显缺损(图 11-17)。

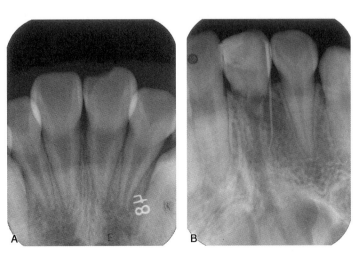

图 11-14AB A 为 7 年前牙齿再植后 X 线片;B 图显示 B1 牙根出现明显吸收

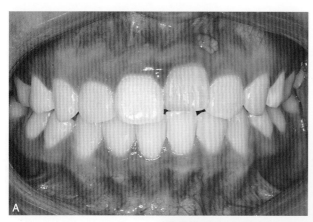
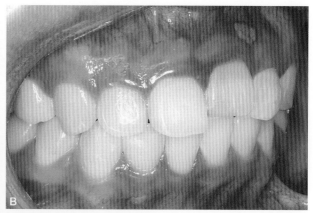
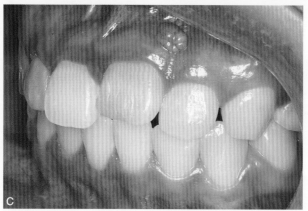

图 11-15ABC　咬合正面像、侧面像

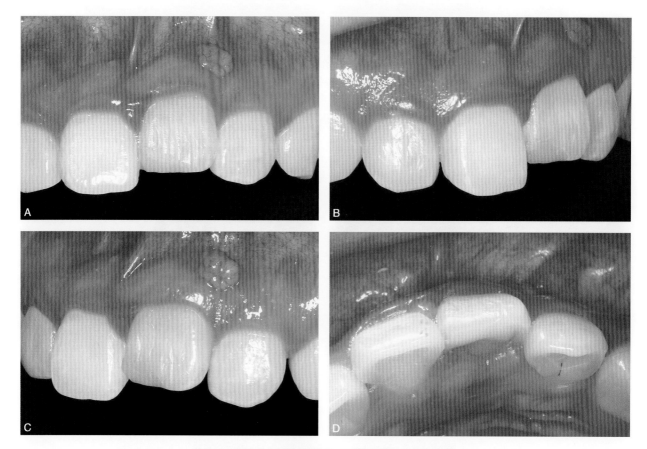

图 11-16ABCD　切缘正面像、切缘侧面像和咬合面观

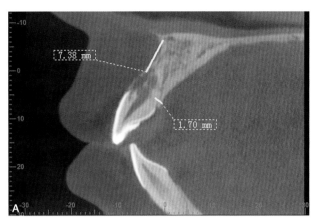
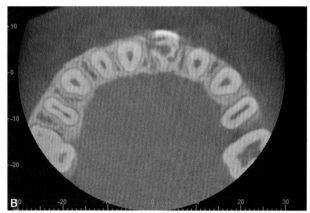

图 11-17AB 锥束 CT 检查矢状面和水平面像

2. 翻瓣植入种植体

局部麻醉后,由前庭沟向邻牙唇侧牙龈及待拔除牙牙槽嵴顶做至骨膜下纵向切口(图 11-18)翻唇侧瓣(图 11-19),先用球钻清理拔牙窝(图 11-20),再用细钻针定点后在局部按照既定的种植体植入位点和轴向制备骨孔(图 11-21 ~ 图 11-23),逐级采用与种植体匹配的成形钻备孔(图 11-24、图 11-25)。然后植入种植体(图 11-26、图 11-27)。

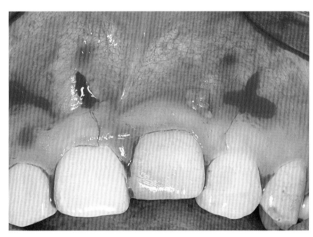

图 11-18 切口设计

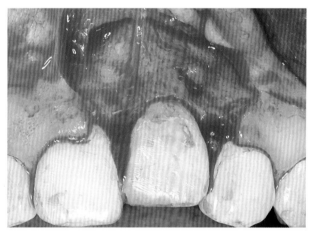

图 11-19 翻瓣后可见唇侧骨板情况

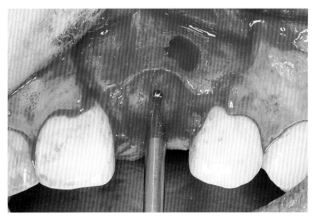

图 11-20 清理牙槽窝

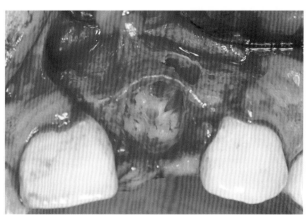

图 11-21 在牙槽窝舌侧骨壁上定点

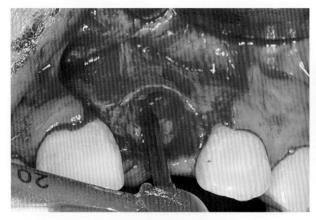

图 11-22　先锋钻备孔

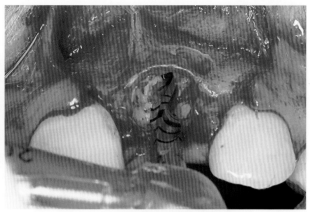

图 11-23　扩孔钻确定方向和深度

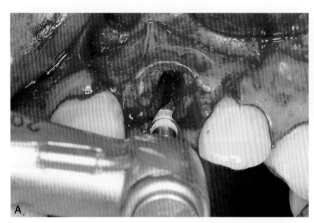

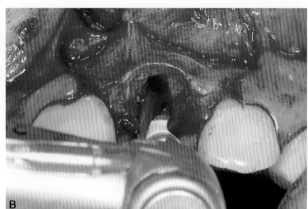

图 11-24AB　系列成形钻备孔

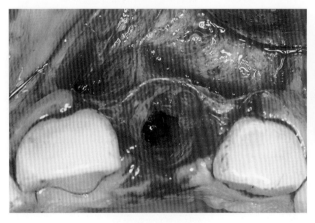

图 11-25　备孔完成

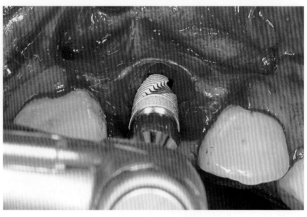

图 11-26　旋入种植体

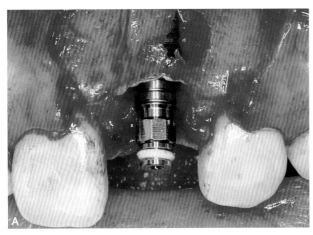 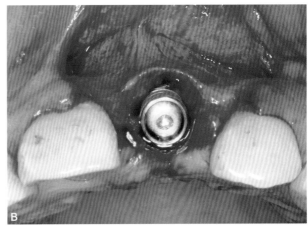

图 11-27AB　种植体就位后唇面观、殆面观

3. 黏骨膜瓣减张

唇侧瓣内侧基底部作减张切口,使唇侧瓣完全覆盖可吸收生物膜,作切口缝合(图 11-28、图 11-29)

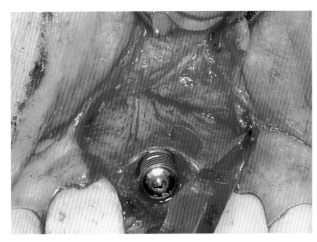 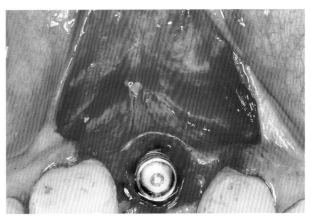

图 11-28　在黏骨膜瓣基部切断骨膜,进行减张　　　　图 11-29　减张后软组织瓣牵拉弹性增加

4. 钛网预备、骨替代材料植入、覆屏障膜

根据术区骨缺损形状,将钛网打磨弯曲成适当尺寸与形状(图 11-30)。再植入骨粉材料于骨缺损部位(图 11-31),并将钛网覆盖在骨粉材料表面,采用可吸收缝线固定钛网于骨缺损区支撑起足够空间,重建唇侧骨板,恢复唇侧高度(图 11-32、图 11-33)。最后使用可吸收生物膜完全覆盖钛网表面(图 11-34)。

5. 缝合创口

完成上述操作后,再次检查唇侧粘骨膜瓣的松解是否足够。如果不足,需再次松解。然后严密缝合创口(图 11-35)。术后 CBCT 检查可见唇舌侧牙槽嵴宽度明显增加(图 11-36、图 11-37)。

6. 二期手术

术后 4 个月准备进行二期手术。术前 CBCT 检查可见钛网下的唇侧骨组织外形基本稳定(图 11-38、图 11-39)。采用小切口微创技术,局麻下由种植术区软组织舌侧作 H 形切口(图 11-40),分别向舌侧及唇侧翻全厚瓣后,暴露一期手术埋植的钛网,并将其取出(图 11-41)。然后旋出覆盖螺丝(图 11-42),安装转移基桩(图 11-43),进行个性化取模(图 11-44)。最后安装愈合基台(图 11-45)。

7. 暂冠修复、牙龈塑形

二期手术后 1 周,制作暂冠维持前牙区美观(图 11-46、图 11-47)。二期手术后 2 个月,口腔检查可见局部软组织愈合,但尚未完全改建成熟(图 11-48、图 11-49)。

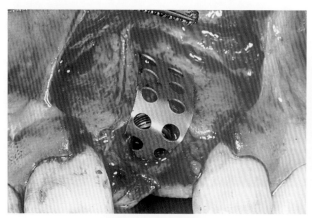

图 11-30　预备好的钛网就位

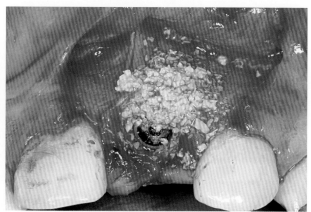

图 11-31　缺损区先植入骨替代材料

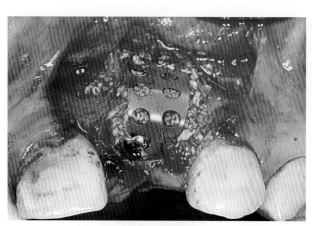

图 11-32　采用可吸收缝线固定钛网

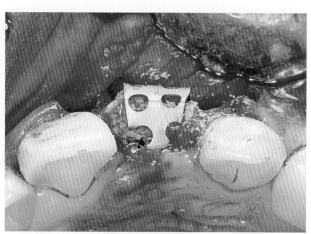

图 11-33　𬌗面观

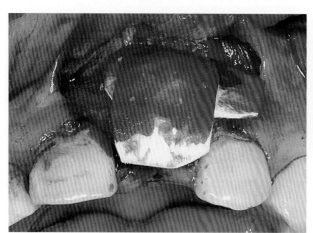

图 11-34　采用双层膜技术覆盖屏障膜

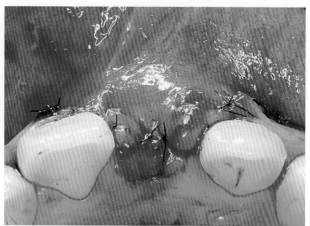

图 11-35　严密缝合创口

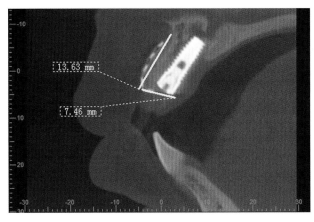

图 11-36 术后 CBCT 矢状面

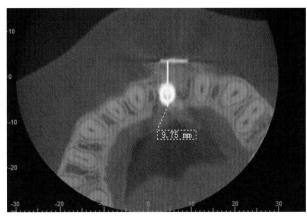

图 11-37 术后 CBCT 水平面

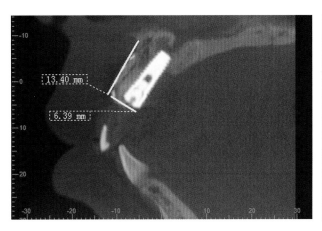

图 11-38 术后 4 个月 CBCT 矢状面

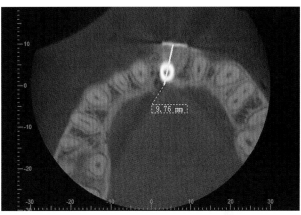

图 11-39 术后 4 个月 CBCT 水平面

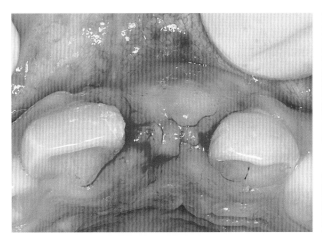

图 11-40 嵴顶切口

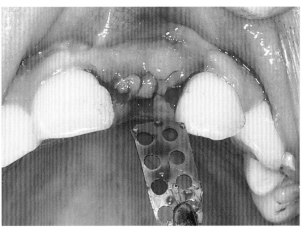

图 11-41 翻瓣后取出钛网

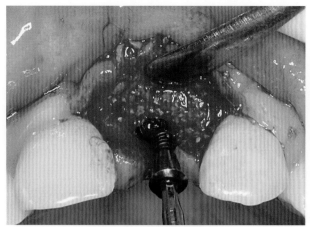

图 11-42 旋出覆盖螺丝

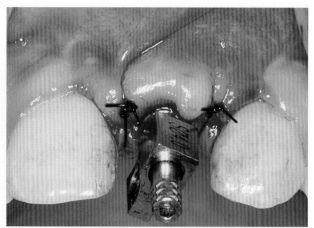

图 11-43 术中直接上取模桩转移种植体位置关系

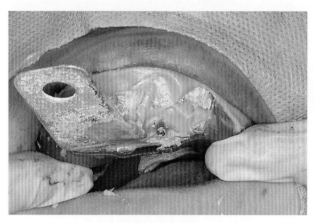

图 11-44 印模

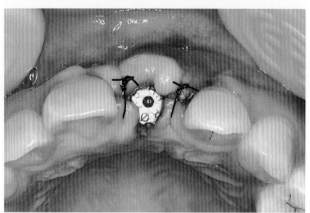

图 11-45 安装愈合基台

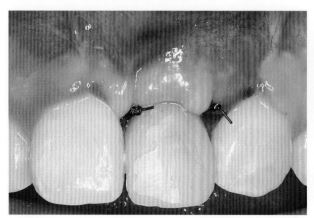

图 11-46 暂冠戴入正面观

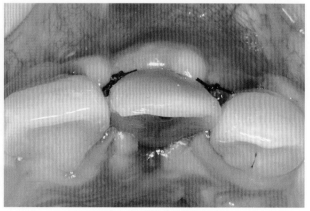

图 11-47 暂冠戴入𬌗面观

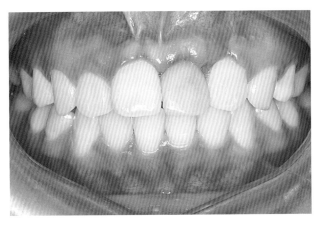

图 11-48 二期手术 2 月后正面观

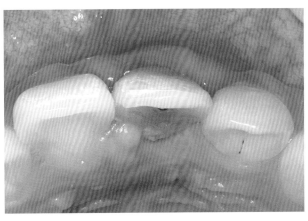

图 11-49 二期手术 2 月后殆面观

8. 个性化转移、永久性修复

取模(图 11-50 ~ 图 11-52),将植入体替代体安插在印模中(图 11-53)。种植体周软组织在二期术后 3 个月的形态要明显比术后 2 个月的形态更佳(图 11-54 ~ 图 11-56)。试戴全瓷冠待调改合适后固定基桩(图 11-57 ~ 图 11-60),然后封闭基桩螺孔(图 11-61)。最后粘接全瓷冠(图 11-62 ~ 图 11-65)。完成后 CBCT 矢状面和水平面像可见颊侧骨板基本稳定(图 11-66、图 11-67)。

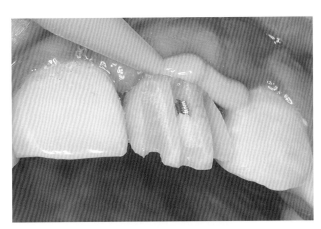

图 11-50 在暂冠上备槽沟,增加固位能力,以确保阴
模上暂冠能准确就位

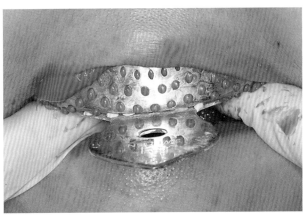

图 11-51 取模

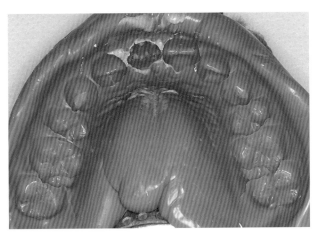

图 11-52 阴模中可见暂冠位置有明显的槽沟

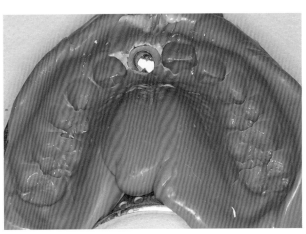

图 11-53 暂冠及种植体替代体能准确就位

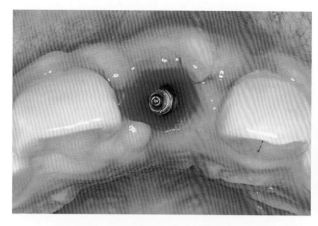

图 11-54 在二期术后 2 个月的软组织形态

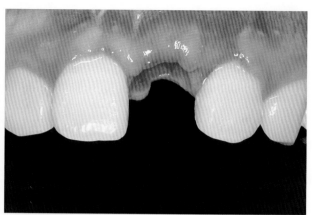

图 11-55 二期术后 3 个月的软组织形态

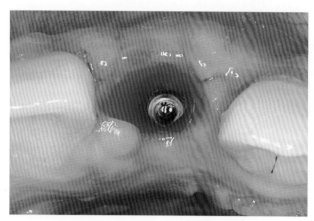

图 11-56 二期术后 3 个月的软组织形态

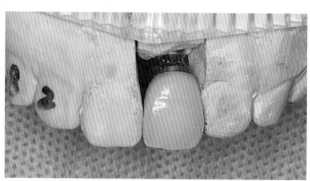

图 11-57 制作完成的全瓷冠

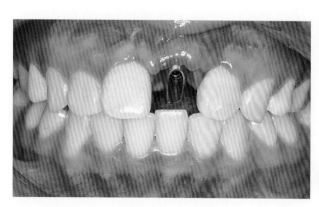

图 11-58 基桩就位

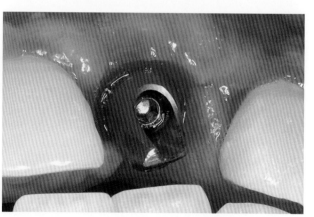

图 11-59 咬合面观

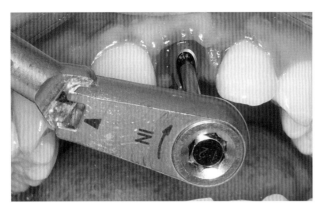

图 11-60 根据厂商推荐紧固中央螺丝

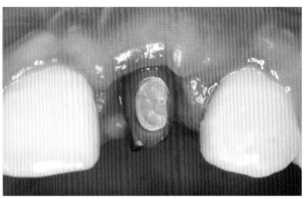

图 11-61 封闭螺孔

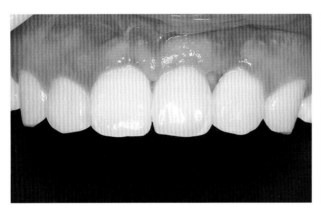

图 11-62 全瓷冠就位

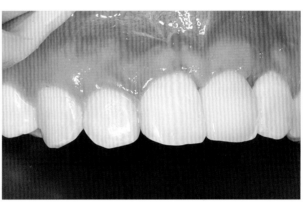

图 11-63 侧面观

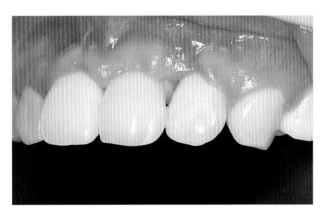

图 11-64 侧面观

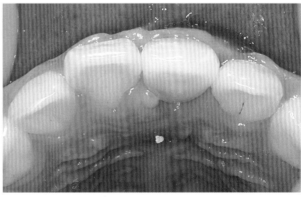

图 11-65 拾面观

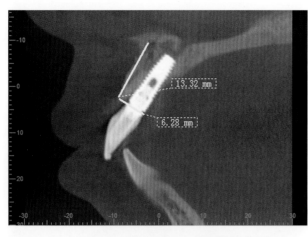

图 11-66　CBCT 矢状面观可见颊侧骨板基本稳定

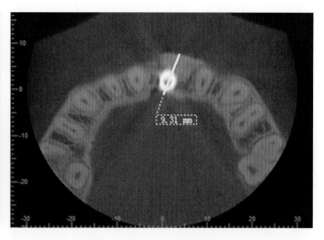

图 11-67　CBCT 水平面

三、钛网应用的主要并发症及应对措施

钛网的应用也存在潜在的问题,尤其对于水平和垂直联合缺损的情况下会导致很高的并发症(Miyamoto I 2012)最主要的并发症是术区钛网的暴露(Louis PJ 2008),目前关于钛网暴露率的统计缺乏统一。但钛网暴露对术区骨扩增量的影响根据暴露时间的不同而存在差别。早期暴露,通常发生于钛网植入手术后 4 周之内,能够造成暴露处成骨量明显下降。此时应考虑植骨失败,尽快取出钛网,重新进行植骨手术,或在后期利用软组织恢复垂直高度。延迟暴露,常发生于钛网植入手术后 7~8 周之后,此时暴露虽然使暴露处成骨量受到限制(Corinaldesi G 2009),但是新骨已经保持足够的稳定,植入的种植体成活率和成功率几乎不受影响,可以暂不取出钛网(Watzinger F 2000,Proussaefs P 2006)。但是延迟暴露同时存在明显感染症状时应当尽快取出钛网,给予抗生素治疗,重新进行植骨或清理感染区后关闭创口。

> 导致钛网暴露的可能因素可以归纳为以下几点:
> ①创口软组织裂开;②残留尖锐骨壁;③术区感染;④钛网边缘尖锐,黏膜机械损伤。
> 其对应的预防方法如下:
> ①术前软组织移植增加黏膜厚度、改善软组织瓣设计,软组织瓣减张松解并避免即刻种植时使用钛网;②修圆残留尖锐骨壁;③术前口腔洁治,术后注意创区维护;④打磨钛网边缘。

临床上针对钛网暴露问题的预防措施还包括联合使用富血小板血浆膜或可吸收生物膜。富血小板血浆膜(platelet-rich plasma membrane,PRP 膜)是全血离心后得到的血小板浓缩物形成的膜状物,富含多种与组织愈合和骨修复相关的生长因子,包括 TGF、PDGF、EGF 等。全血离心后由于密度不同分三层,由下至上依次为:红色的红细胞层、黄色的富血小板血浆(PRP)和低血小板血浆,每 4.5ml 全血一般可分离出 0.9ml 富血小板血浆。PRP 膜能够促进软组织创口的愈合,因而能够有效防止钛网的暴露(Toores J 2010)。

PRP 膜具体制备应用操作步骤

1. 取自体血于真空管中。
2. 将全血置于离心机以特定速度离心(见十二章)。

3. 取离心后样本,使用30% $CaCl_2$ 活化得到黄色凝胶状物(图11-68)。

4. 将黄色凝胶状物挤压成膜状物(图11-69)。

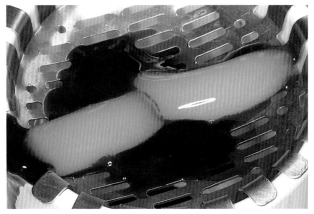

图 11-68 $CaCl_2$ 活化得到黄色凝胶状物

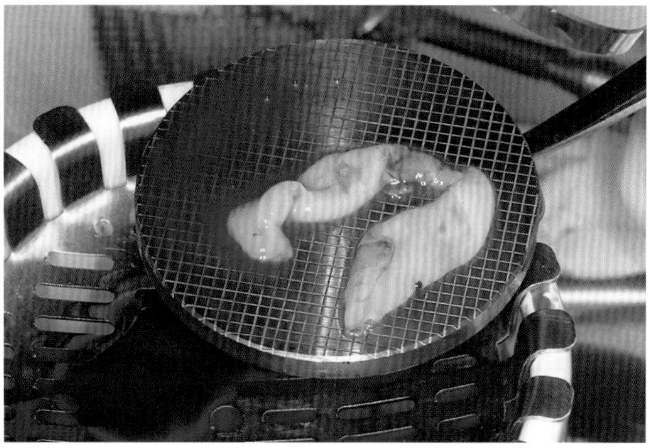

图 11-69 挤压成膜,便于应用

5. 覆盖术区钛网表面

目前,由于PRP本身的制备需要加入外源性因子、步骤较为繁琐使其应用受到限制。现在临床应用更多的是富血小板纤维蛋白(platelet-rich fibrin,PRF)和浓缩生长因子(concentrate growth factors,CGF),它们的应用见第十二章。

四、钛网应用的注意事项

(1)钛网可以应用于种植体植入的同期手术,也可以应用于分期手术的早期植骨手术中。在同期手术中,钛网取出同时进行基桩连接。在种植分期手术过程中,对于下颌骨,钛网取出并种植体植入后愈合期达3个月方可连接基桩;对于上颌骨,愈合期则至少需要4个月。

(2)钛网的尺寸:钛网边缘与术区邻牙之间应当保留2~3mm的距离,从而避免邻牙牙周感染干扰骨整合过程。

(3)使用钛钉固定钛网时,应注意预先在术区皮质骨上打孔,一方面便于确定钛钉固定位置;另一方面使术区血供充足。

(4)为了避免钛网与骨替代材料间存在空隙,可以将部分骨替代材料预先覆盖在钛网内侧。

(5)尽管钛网应用增加了术区的机械强度,但是为了维持新骨生长的空间环境,植入钛网手术4周后方可进行暂冠修复,以恢复美观。维持暂冠3~6个月后进行永久修复。

(6)取出钛网的时机:一般为植入钛网术后10周~4个月,以保证新骨已经维持稳定。

(7)"假骨膜"的处理:1985年,Boyne PJ等首次提出钛网与新生骨之间存在一层结缔组织,并将其命名为"假骨膜"。他们发现由于钛网的隔离"假骨膜"与钛网表面的软组织在黏膜下分层,并由此提出利用这层膜形成颊黏膜皱襞,从而替代前庭沟成形术。Patric J L等(2008)对"假骨膜"进行小样本的组织学观察后,得出结论"假骨膜"平均厚度约为0.7mm,无不成熟骨质的存在,但纤维与成熟骨质的分布不具有规律。目前大部分应用钛网的种植临床操作,在第二次手术取出钛网时,一并将这层膜直接取出后进行软组织缝合。

参考文献

1. Boyne PJ, Cole MD, Stringer D, et al. A technique for osseous restoration of deficient edentulous maxillary ridges. J Oral Maxillofac Surg, 1985, 43:87-91.

2. Corinaldesi G, Pieri F, Sapigni L, et al. Evaluation of survival and success rates of dental implants placed at the time of or after alveolar ridge augmentation with an autogenous mandibular bone graft and titanium mesh: a 3-to 8-year retrospective study. Int J Oral Maxillofac Implants, 2009, 24:1119-1128.

3. Dahlin C, Sennerby L, Lekholm U, et al. Generation of new bone around titanium implants using a membrane technique: An experimental study in rabbits. Int J Oral Maxillofac Implants, 1989, 4:19-25.

4. Gutta R, Baker R A, Bartolucci A A, et al. Barrier membranes used for ridge augmentation: is there an optimal pore size? Journal of Oral and Maxillofacial Surgery, 2009, 67(6):1218-1225.

5. Her S, Kang T, Fien M J. Titanium mesh as an alternative to a membrane for ridge augmentation. Journal of Oral and Maxillofacial Surgery, 2012, 70(4):803-810.

6. Khamees J, Darwiche M A, Kochaji N. Alveolar ridge augmentation using chin bone graft, bovine bone mineral, and titanium mesh: Clinical, histological, and histomorphomtric study. Journal of Indian Society of Periodontology, 2012, 16(2):235.

7. Lee JY, Kim YK, Yun PY, et al. Guided bone regeneration using two types of non-resorbable barrier membranes. J Korean Assoc Oral Maxillofac Surg, 2010, 36:275-279.

8. Louis P J. Vertical ridge augmentation using titanium mesh. Oral and Maxillofacial Surgery Clinics of North America, 2010, 22(3):353-368.

9. Louis PJ, Gutta R, Said-Al-Naief N, et al. Reconstruction of the maxilla and mandible with particulate bone graft and titanium mesh for implant placement. J Oral Maxiilofac Surg, 2008, 66:235-245.

10. Maiorana C, Santoro F, Rabagliati M, et al. Evaluation of the use of iliac cancellous bone and anorganic bovine bone in the reconstruction of the atrophic maxilla with titanium mesh: a clinical and histological investigation. Int J Oral Maxillofac Implants, 2001, 16:427-432

11. Melcher AH. On the repair potential of periodontal tissues. Jperiodontal, 1976, 47:256-260.

12. Merli M, Lombardini F, Esposito M. Vertical ridge augmentation with autogenous bone grafts 3 years after loading: resorbable barriers versus titanium-reinforced barriers. A randomized controlled clinical trial. The International journal of oral & maxillofacial implants, 2010, 25(4):801.

13. Miyamoto I, Funaki K, Yamauchi K, et al. Alveolar Ridge Reconstruction with Titanium Mesh and Autogenous Particulate Bone Graft: Computed Tomography-Based Evaluations of Augmented Bone Quality and Quantity. Clinical Implant Dentistry and Related Research, 2012, 14(2):304-311.

14. Proussaefs P, Lozada J. Use of titanium mesh for staged localized alveolar ridge augmentation: clinical and histologic-histomorphometric evaluation. Journal of Oral Implantology, 2006, 32(5):237-247.

15. Rakhmatia Y D, Ayukawa Y, Furuhashi A, et al. Current barrier membranes: Titanium mesh and other membranes for guided bone regeneration in dental applications. Journal of prosthodontic research, 2013, 57(1):3-14.

16. Ricci L, Perrotti V, Ravera L, et al. Rehabilitation of Deficient Alveolar Ridges Using Titanium Grids Prior and Simultaneously to Implant Placement: A Systematic Review. Journal of periodontology, 2013 Sep, 84(9):1234-1242.

17. Schopper CH, Goriwoda W, Moser D. Long-term results after guided bone regeneration with resorbable and microporous titanium membranes. J Oral Maxillofac Surg Clin NorthAm, 2001, 13:449.

18. Torres J, Tamimi F, Alkhraisat MH et al. Platelet-rich plasma may prevent titanium-mesh exposure in alveolar ridge augmentation with anorganic bovine bone. J clin Periodontol, 2010, 37:943-951.

19.　Von Arx T,Hardt N,Walkamm B. The TIME technique：a new method for localized alveolar ridge augmentation prior to place of dental implants. Int J Oral Maxillofac Implants,1996,11(3)：387-394.

20.　Wang HL,Boyapati L.“PASS”Principles for Predictable Bone Regeneration. Implant dent,2006,15：8-17.

21.　Watzinger F,Luksch J,Millesi W,et al. Guided bone regeneration with titanium membranes：A clinical study. Br J Oral Maxillofac Surg,2000,38：312.

第十二章　血液提取物PRF、CGF与牙种植

The application of CGF/PRF in implant dentistry

难度指数: ★★★★

一、概述

口腔种植涉及骨组织的再生,能够促进骨再生的生长因子自然也得到了学界的注意。目前,由于外源性生长因子价格昂贵,且许多体外制备的生长因子尚缺少临床应用方面的安全性论证,而人体血液血浆和血小板中含有大量的生长因子,因此,患者内源性的血液提取物就是一个较好的选择。目前主要有富血小板血浆(platelet-rich plasma,PRP)、富血小板纤维蛋白(platelet-rich fibrin,PRF)、浓缩生长因子(concentrate growth factors,CGF)。PRP是第一代血小板浓缩物,由 Marx 等在 1998 年首先提出。PRF 则是第二代血小板浓缩物,在 2000 年由 Choukroun 首先报道,其制备简单。经典的制备方法是 3000rpm,10 分钟,也有如下表中依据一定的程序进行加速减速(Dohan DM 2006)。而 2006 年由 Sacco 提出了 CGF,其制备方法,同样简单,但与 PRF 略有差别。

三种材料的制备过程、制备方法和患者血液利用率区别如表 12-1 所示。

表 12-1　PRP、PRF、CGF 三种材料的比较

种类	制备过程	制备方法	患者血液利用率
PRP	相对复杂,且要添加牛凝血酶和氯化钙	需二次离心	只有约 10%
PRF	简单,无添加剂。防止交叉感染	3000rpm 10 分钟或者依照程式 30 秒加速, 2700rpm2 分钟,2400rpm4 分钟,2700rpm4 分钟, 3000rpm 3 分钟,36 秒减速停止	约 30%～40%
CGF	简单,无添加剂。防止交叉感染	2400～2700rpm,10 分钟	约 30%～40%

但是,经过多年的研究,对于 PRP 能否促进骨组织再生仍存在争议(Creugers NH 2008)。而且,由于本身制备需要两步,添加剂的加入又可能出现病毒传播的风险,目前已较少应用。

而 PRF 临床对于骨组织的再生作用已较为肯定(Choukroun J 2006)。单纯利用 PRF 即可促进种植体周围小到中度的骨质缺损的修复,相比于引导骨组织再生术有明显优势(操作简单而且减少外源性植骨材料的应用)(Lee JW 2012)。当然,动物实验显示 PRF 单独应用于种植体周围骨质缺损区其骨质再生效果要比联合运用植骨材料时稍差(Jang ES 2010)。而 CGF 与 PRF 制备方法相似,只是离心速度有一定差异。CGF 由于离心速度较低,所得到的纤维蛋白凝胶更大,生长因子种类更多、含量更高。因此,CGF 被认为作用更广、促进组织再生能力更强。而且 CGF 黏性高、抗张能力强,施压成形后作为屏障膜也更为合适。CGF 含有高浓度的生长因子及纤维蛋白原所形成的纤维网状支架。研究表明(Rodella LF 2011),在浓缩生长因子中含有转化生长因子(transforming growth factor-β1,TGF-β1)和血管内皮生长因子(vascular endothelial growth factor,VEGF),这两种生长因子可以促进细胞分裂和分泌基质,还可以促进局部血管形成,对于组织再生非常关键。而且另一种重要的细胞成分 CD34 阳性细胞也大量存在于 CGF 中,其对于血管再

生和新血管形成、维持都有重要作用,因此,也能显著促进组织再生。

二、PRF 和 CGF 的应用范围

目前 PRF 和 CGF 在口腔种植的应用范围主要有以下几个方面:

1. 促进植骨区骨组织再生

切成 1～2mm 的碎粒与植骨材料混合(图 12-1～图 12-10)。

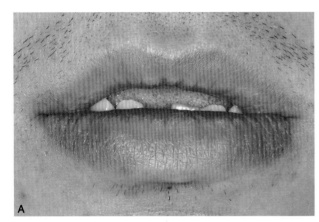

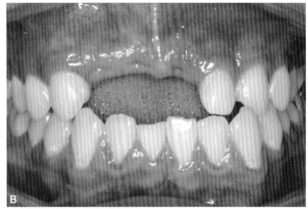

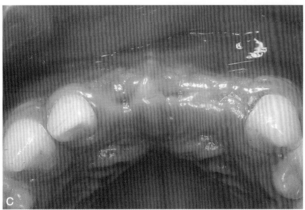

图 12-1ABC　患者 A12B1 缺失,术前口外观和口内观,可见唇侧塌陷,局部骨质缺损明显

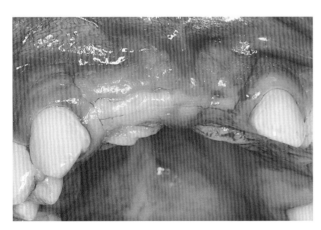

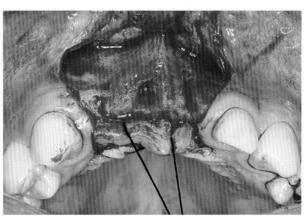

图 12-2　切口设计注意避开邻牙牙龈乳头

图 12-3　翻瓣后可见骨板较薄,原来牙根位置的缺损仍未完全愈合

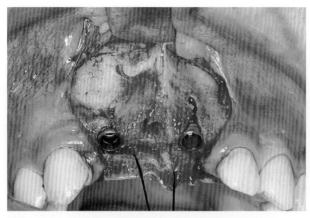

图 12-4 植入两枚骨水平植体(Straumann 系统)

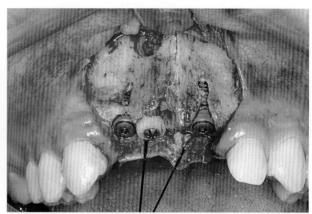

图 12-5 从 A1 根尖位置取一小块骨植于 A1 牙槽嵴顶以增加牙槽嵴高度

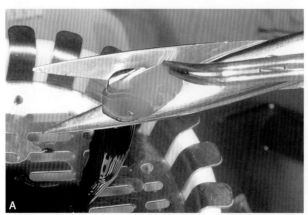

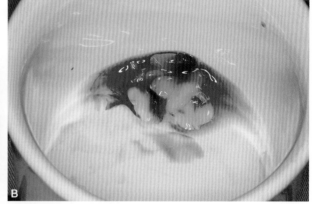

图 12-6 AB 分离并剪碎 CGF

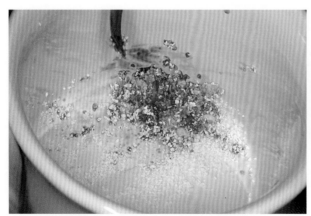

图 12-7 将 CGF 与骨替代材料混合

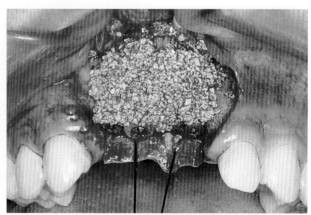

图 12-8 将混合后的植骨材料置于缺牙区牙槽嵴唇侧

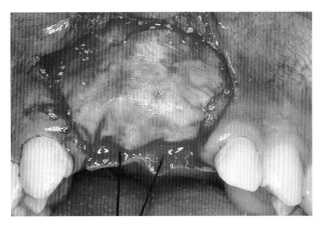

图 12-9　覆盖可吸收性屏障膜

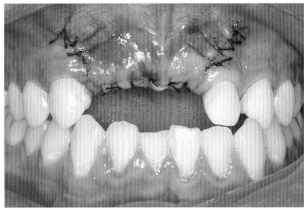

图 12-10　严密缝合

2. 促进上颌窦腔内骨质再生

制备的纤维蛋白与 CGF 块可以在上颌窦内黏膜提升后直接塞入上颌窦底保持间隙来促进窦内种植体周围骨质再生(Sohn DS 2001)。不管是与其他植骨材料联合应用还是单独应用,都可以明显促进局部骨质的再生(Sohn DS 2009,Mazor Z 2009,Tajima N 2013,Choukroun J 2006)(图 12-11、图 12-12)。

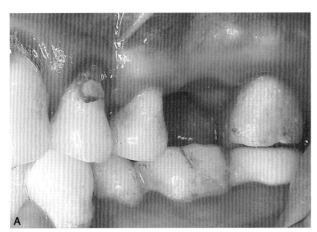

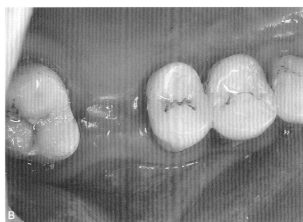

图 12-11AB　患者 A6 缺失

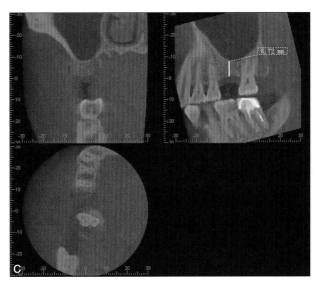

图 12-11C　术前 CBCT 剖面图

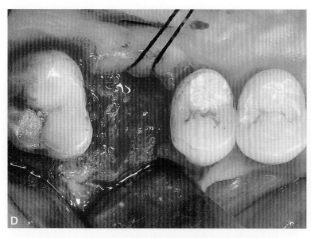

图 12-11D　翻开黏膜后可见牙槽嵴颊侧有塌陷

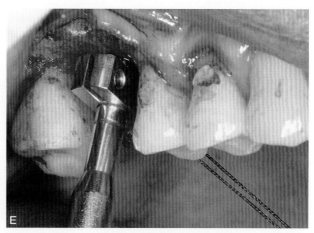

图 12-11E　常规内提升

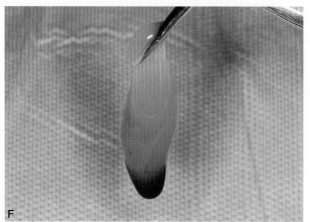

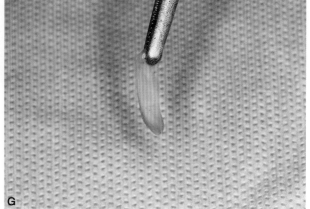

图 12-11FG　将制取的 CGF 压制成膜以缩小体积

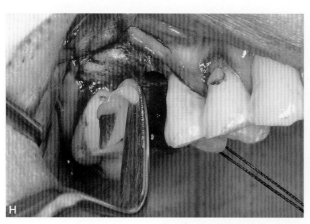

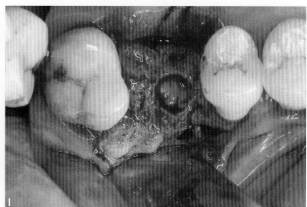

图 12-11HI　将压制后的 CGF 塞入骨孔

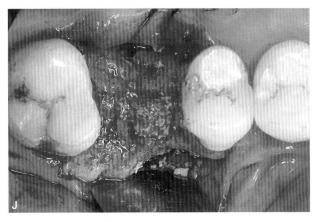

图 12-11J　再填入骨替代材料

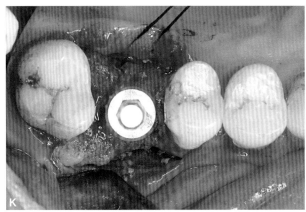

图 12-11K　植入种植体

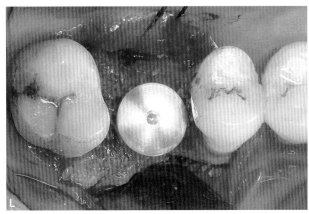

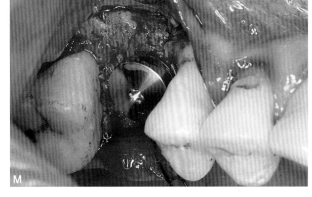

图 12-11LM　种植体颊侧骨组织有小缺损

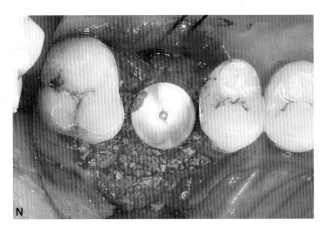

图 12-11N　植入骨替代材料

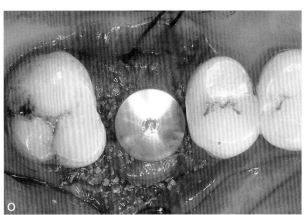

图 12-11O　覆盖 CGF 膜

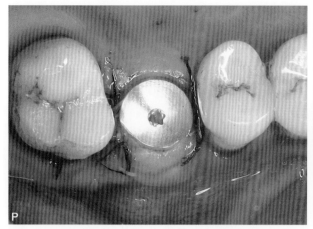

图 12-11P 严密缝合创口

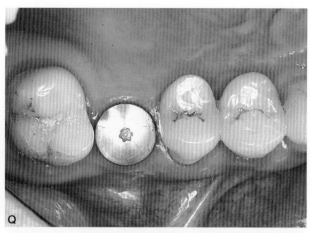

图 12-11Q 修复前口内状况

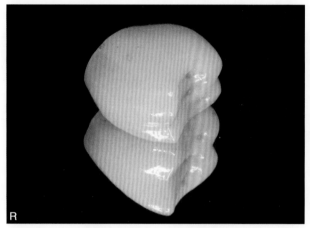

图 12-11R 完成的修复体

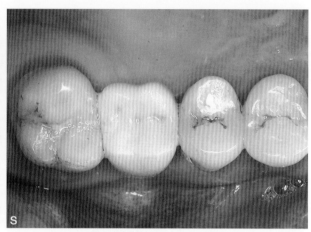

图 12-11S 戴牙后殆面观

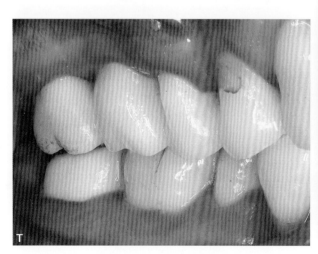

图 12-11T 戴牙后颊面观

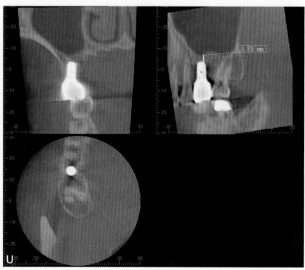

图 12-11U 修复完成后的 CBCT 影像。尽管存在伪影，依然可见种植体位置的骨质高度较术前有明显提高

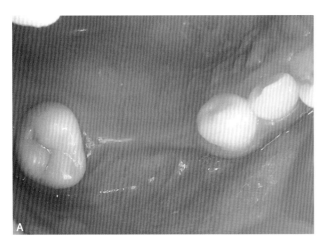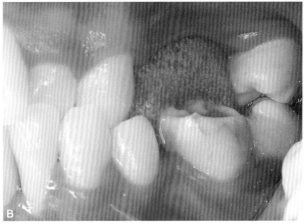

图 12-12AB 患者 A456 缺失,残留骨高度严重不足,需要进行上颌窦外提升

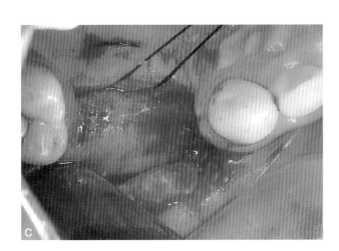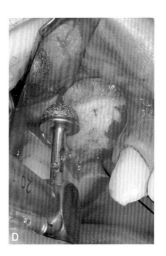

图 12-12C 翻瓣暴露牙槽嵴　　　　　　　图 12-12D 侧壁暴露后进行骨壁开窗

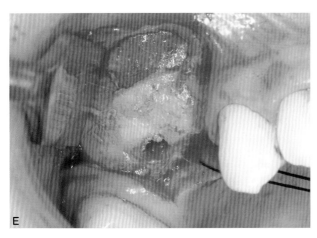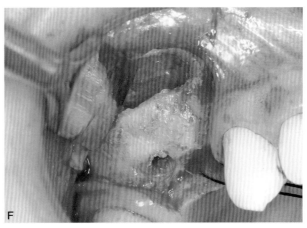

图 12-12E 上颌窦黏膜翻瓣后制备种植窝　　　图 12-12F 黏膜随患者呼吸出现移动

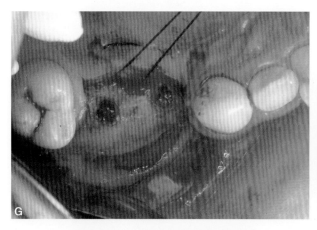

图 12-12G 殆面观可见备好的骨孔

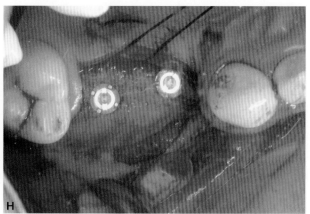

图 12-12H 种植体就位

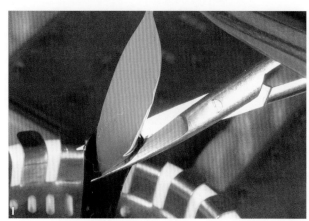

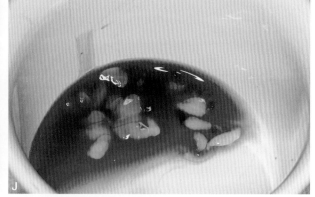

图 12-12IJ 分离 CGF 并将其剪碎

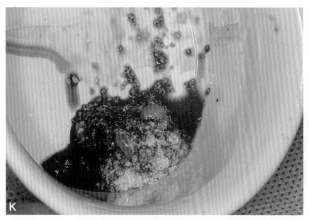

图 12-12K 将剪碎的 CGF 与骨
替代材料混合均匀

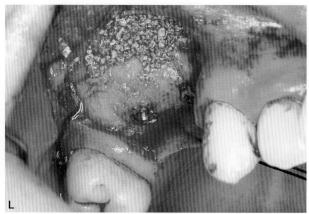

图 12-12L 将混合有 CGF 碎块的骨替代
材料植入上颌窦黏膜下的窦腔

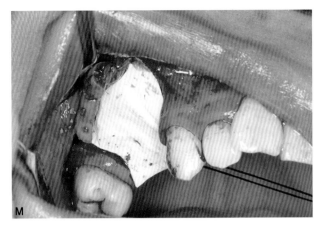

图 12-12M　覆盖屏障膜

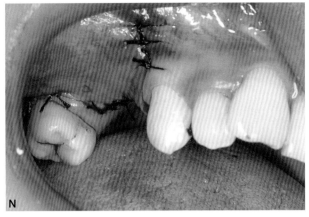

图 12-12N　创口严密缝合

3. 起到屏障膜的作用

压成膜状材料,即可用于上颌窦提升中防止上颌窦膜的穿孔(图 12-11),也可以在上颌窦黏膜出现小的穿孔后覆盖在穿孔部位。还可以作为屏障膜置于植骨材料表面。

4. 促进软组织愈合

创口缝合前也可以将其植于切口位置来促进切口的愈合(图 19-3P)。

> 对于 PRF 和 CGF 在种植治疗中的应用目前仍缺少大量的、科学的临床证据。在这方面,还需要大量有针对性的、前瞻性的随机对照研究来解答一些关键问题。

三、PRF 和 CGF 的临床操作步骤

1. 由于不使用抗凝剂,因此,为了获得较好的 CGF 凝块,在抽取患者血液后应立即离心制备(图 12-13、图 12-14)。

2. 离心后,试管内上层为无细胞血清,下层为红细胞,中间凝胶状结构为纤维蛋白凝块(图 12-15)。其中生长因子和单能干细胞位于红细胞层的上面,纤维蛋白层的下面。也有学者认为上层血清可用于术后涂抹创口,可以防止感染、加速愈合,下层红细胞也可用来混合植骨材料。

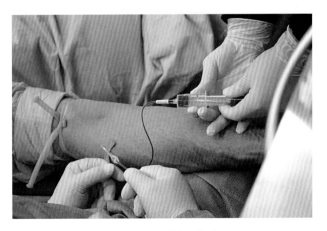

图 12-13　前臂抽取静脉血

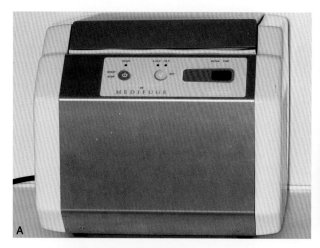

图 12-14A 意大利赛法登特（Silfradent）离心机

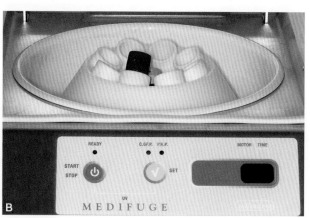

图 12-14B 离心机操作面板

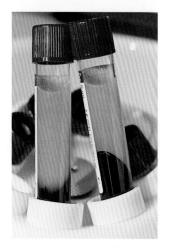

图 12-15 离心后离心管中分层情况

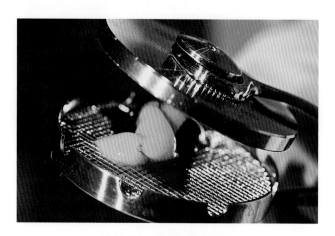

图 12-16 专用的膜压制器

3. 根据使用目的不同进行塑形修整。如果需要放置在有限的空间或作为屏障膜,都可以压制成膜（图 12-16）。如果用于占据空间助于成骨就可以直接应用。

4. 严密无张力缝合创口。尽管 PRF、CGF 可以促进创口的愈合,但术后医嘱、定期随访也很关键。

参考文献

1. Choukroun J, Adda F, Schoeffler C, et al. Une opportunite' en paro-implantologie: le PRF. Implantodontie, 2000, 42: 55-62. French. .

2. Choukroun J, Diss A, Simonpieri A, et al. Platelet-rich fibrin(PRF): a second-generation platelet concentrate. Part IV: clinical effects on tissue healing. Oral Surg Oral Med Oral Pathol Oral Radiol Endod, 2006 Mar, 101(3): e56-60.

3. Choukroun J, Diss A, Simonpieri A, et al. Platelet-rich fibrin(PRF): a second-generation platelet concentrate. Part V: histologic evaluations of PRF effects on bone allograft maturation in sinus lift. Oral Surg Oral Med Oral Pathol Oral Radiol Endod, 2006 Mar, 101(3): 299-303.

4. Creugers NH. Effect of platelet-rich plasma on bone regeneration in dentistry: a systematic review. Clin Oral Implants Res, 2008 Jun, 19(6): 539-545.

5. Dohan DM, Choukroun J, Diss A, et al. Platelet-rich fibrin(PRF): a second-generation platelet concentrate. Part I: technological concepts and evolution. Oral Surg Oral Med Oral Pathol Oral Radiol Endod,

2006 Mar,101(3):e37-44.

6. Jang ES,Park JW,Kweon H,et al. Restoration of peri-implant defects in immediate implant installations by Choukroun platelet-rich fibrin and silk fibroin powder combination graft. Oral Surg Oral Med Oral Pathol Oral Radiol Endod,2010,109:831-836.

7. Lee JW,Kim SG,Kim JY,et al. Restoration of a peri-implant defect by platelet-rich fibrin. Oral Surg Oral Med Oral Pathol Oral Radiol,2012 Apr,113(4):459-463.

8. Marx RE,Carlson ER,Eichstaedt RM,et al. Platelet-rich plasma:Growth factor enhancement for bone grafts. Oral Surg Oral Med Oral Pathol Oral Radiol Endod,1998 Jun,85(6):638-646.

9. Rodella LF,Favero G,Boninsegna R,et al. Growth factors,CD34 positive cells, and fibrin network analysis in concentrated growth factors fraction. Microsc Res Tech,2011 Aug,74(8):772-777.

10. Sacco L. Lecture. International academy of implant prosthesis and osteoconnection,2006,12.4.

11. Sohn DS,Moon JW,Moon YS,et al. The use of concentrated growth factors(CGF) for sinus augmentation. Implant Journal(Japan),2009,38:25-35.

12. Sohn DS,Heo JU,Kwak DH,et al. Bone regeneration in the maxillary sinus using an autologous fibrin-rich block with concentrated growth factors alone. Implant Dent,2011 Oct,20(5):389-395.

13. Mazor Z,Horowitz RA,Del Corso M,et al. Sinus floor augmentation with simultaneous implant placement using Choukroun's platelet-rich fibrin as the sole grafting material:a radiologic and histologic study at 6 months. J Periodontol,2009,80:2056-2064.

14. Tajima N,Ohba S,Sawase T,et al. Evaluation of sinus floor augmentation with simultaneous implant placement using platelet-rich fibrin as sole grafting material. Int J Oral Maxillofac Implants,2013 Jan, 28(1):77-83.

第十三章 Onlay 植骨

Onlay bone graft
难度指数: ★★★★★

一、概述

长期缺牙、使用不良修复体、拔牙及其他手术创伤、感染以及外伤所致牙列缺损,都有可能导致牙槽骨高度或(和)宽度不足,限制了种植技术的应用。上置法植骨(Onlay bone graft),又称为外置式植骨或贴面式植骨,是将移植材料置于牙槽嵴受植区表面以扩增牙槽嵴骨量的骨移植技术。作为重建牙槽嵴的方法之一,Onlay 植骨可以使牙槽嵴在水平向、垂直向中任一方向或双向同时增加骨量(Proussaefs 2002,Capelli 2003)。目前的植骨材料按来源分为自体骨、同种异体骨、异种骨和人工合成骨材料,按形状分为颗粒状和块状。自体骨因其具有良好的骨传导性、骨诱导性和骨再生性且无传播疾病的危险而被认为是骨移植的金标准(Cypher and Grossman 1996)。块状骨相对颗粒状骨具有易维持骨再生间隙、吸收较慢以及易于固定等优点。因此,自体块状骨移植在上置法植骨术中显得极为重要,其适应证广泛、手术相对容易、预后可靠、并发症少,已经广泛应用于临床。

骨块来源分为口外及口内两种,前者包括髂骨、下颌骨、肋骨、颅骨、腓骨等,它们各自的优缺点见第九章。口内取骨的应用受到供骨量的限制,同时患者因手术创伤大等原因不愿接受口外取骨,使得牙槽骨严重吸收患者的修复重建成为难题,这也是现在临床研究的主要问题。Misch CM(1999)曾建议口内来源的块状骨移植仅使用于较小范围的缺损。但在后期的临床研究中,中等至大范围甚至几乎涉及整个牙列的块状骨移植已取得成功,并且与小范围移植相比,并发症发生率及移植失败率并无明显区别(Schwartz-Arad 2005)。中等至大范围的手术成功依赖于口内取骨骨量不足问题的解决。就增量方向看,块状骨可固定于牙槽嵴唇颊面实现水平向增量,固定于牙槽嵴顶实现垂直向增量,同时在两个方向固定实现双向增量。就扩增范围看,可通过近远中向增长骨块或多个较短骨块间隔一定间隙并列固定实现近远中范围扩大。多个骨块通过帐篷效应避免软组织塌陷,为骨再生提供空间,同时在形成的间隙充填骨粉和生长因子,可有效诱导骨再生(Marx 2002,Le 2008)。针对垂直方向骨高度不足,有研究提出分次叠加植入骨块的方法,即在首次植入 5 个月后在已整合了的骨块上植入新骨块,该方法最大的缺点是需要多次手术(Schwartz-Arad 2007)。随着手术技术及材料的发展,口内取骨的适应证正在不断扩大,目前已较少受到骨量的限制。

目前,块状骨移植的总的发展趋势是:①取骨部位由口外转向口内,其中以颏部、下颌外斜线及升支外侧取骨最为常见;②从传统手术方法到各种改良手术方法并联合其他技术和材料,解决口内取骨量不足的缺点(图13-1～图13-14)。如何减少移植骨愈合期内骨吸收,提高植骨后种植修复的远期效果,实现可控的硬组织形态以达到更高的美学需求已成为当今研究的热点问题(邱立新2008)。

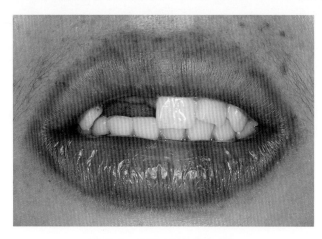

图13-1 患者 A1A2 缺失十年

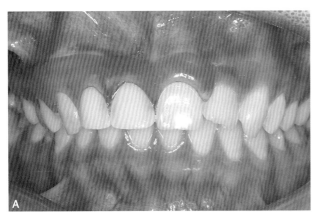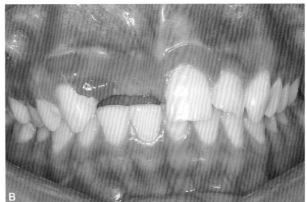

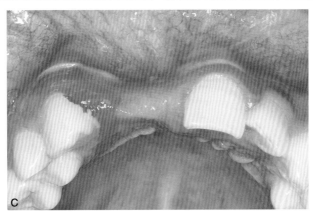

图 13-2ABC 牙缺失时间长,且患者长期戴用隐形义齿

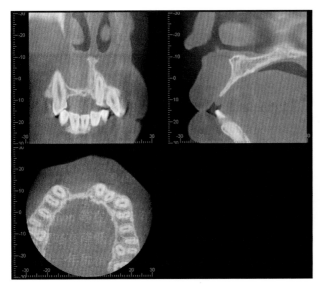

图 13-3 术前 CBCT 显示局部牙槽嵴呈刃状

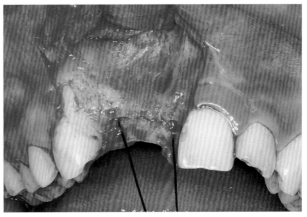

图 13-4 局部翻瓣后可见牙槽嵴颊舌向宽度严重不足

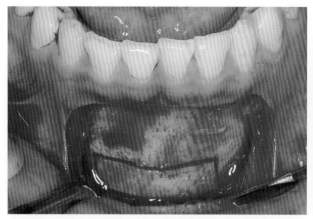

图 13-5 颏部取骨

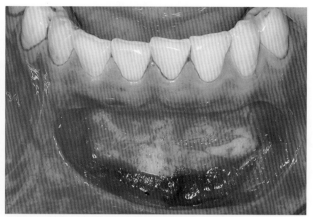

图 13-6 取出骨块后局部用胶原材料填塞

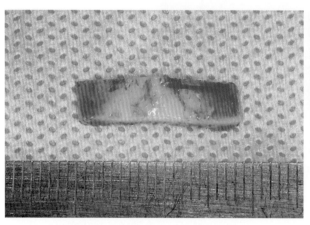

图 13-7 取出的骨块长度达 18mm

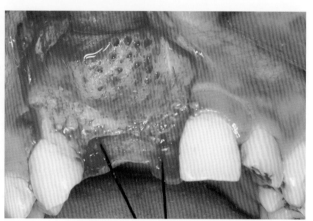

图 13-8 缺牙区颊侧骨板备孔

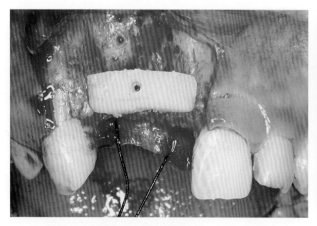

图 13-9 将获取的骨块修整并制备钛钉固位孔

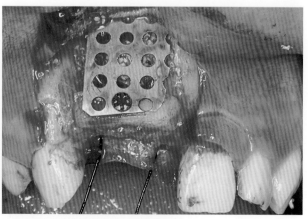

图 13-10 将钛网和骨块用钛钉固定在牙槽嵴上

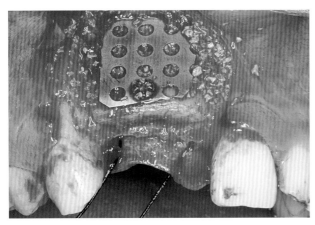

图 13-11　钛网下填塞骨替代材料

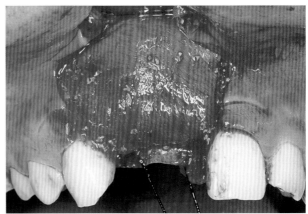

图 13-12　覆盖胶原屏障膜

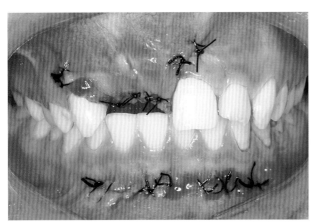

图 13-13　严密缝合创口

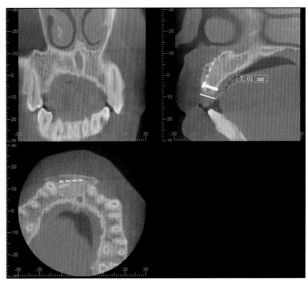

图 13-14　术后 CBCT 显示局部牙槽嵴宽度扩增到理想状态

二、受区和供区易出现的并发症

虽然植骨技术发展至今在技术和材料方面都取得了很大进步,临床上植骨后并发症依然不能完全避免。分析并发症的原因并采取及时恰当的处理成为临床医师面临的一大挑战。块状骨移植相关的并发症主要包括感染、切口裂开、骨折、神经功能异常、黏膜穿孔、植入骨部分缺失、伤口不愈合（wound dehiscence）以及植入骨块活动（Tolman 1995）。伤口裂开是最常见的术后并发症,它会直接导致植入骨块污染,血管再生受阻,甚至损失整个移植骨块（Misch and Misch 1995, Tolman 1995）。而就种植体存活率而言,伤口不愈合危害最大（Tolman 1995）。有报道指出在下颌块状骨移植中,出现黏膜穿孔的几率为 5.2%（Carlson 2004）。内源性细菌、手术无菌意识不足以及黏膜初期封闭的失败都有可能造成骨块的污染。针对污染,有研究提出在植入物中混合抗生素,如四环素。四环素同时具有促进胶原再生的功效,但是其螯合钙离子的特点会阻碍骨再生。因此若需使用抗生素,建议采用青霉素或克林霉素（Pallasch 1968）。

要及时有效地处理以上并发症,必须首先分析原因。表 13-1 列举了各并发症的原因、预防及治疗方法（Li 2008）。

表 13-1　块状骨移植相关并发症、原因、预防及处理

并发症种类	病因	预防方法	治疗方法
膜及创口感染	致病微生物污染	预防性使用抗生素,严格手术无菌要求	彻底清除感染源,全身抗生素和(或)使用抗生素漱口水
术后切口裂开,膜暴露,伤口不愈合以及黏膜穿孔	未达到无张力缝合	植骨前行软组织移植;术中充分减张,确保创口无张力关闭	全身抗生素和(或)抗生素漱口水;如有可能,再次缝合
骨折	骨完整性降低,骨高度宽度不足	术前通过检查熟悉局部解剖情况	内固定
神经功能异常	术中意外损伤周围神经	熟悉神经解剖位置	姑息治疗
植入骨块活动	固定不足(固定钉数目不够或松动)	术中旋紧螺钉,发现固定不足即可增加数目,伤口关闭前确保骨块固定,无死腔	取出松动骨块,恢复一定时间后再行骨移植
植入骨块消失	吸收	同上	再次行骨移植

此外,取骨部位也可能出现并发症,表 13-2 分别列举了于下颌支、颏部取骨可能出现的并发症及处理措施(Li 2008)。

表 13-2　取骨部位并发症、病因及处理

取骨部位	并发症	病因	处理
下颌支	神经损伤 创口裂开 牙关紧闭 下颌骨骨折	下牙槽神经损伤 未实现无张力缝合 损伤咬肌 骨完整性降低,骨高度宽度不足	熟悉解剖,部分可自愈,有时需要保守治疗 使用抗生素,某些病例可能需要软组织移植 肌肉松解,控制疼痛 在满足需要的情况下尽量减少取骨量,在愈合过程中减小咬合力
颏部	不完全骨再生 感觉异常 牙髓损伤 血管损伤 切口裂开 骨折	骨再生能力降低 损伤神经及肌肉 损伤牙齿血供 术中破坏血管 未实现无张力缝合 骨完整性降低,骨高度宽度不足	目前无有效处理方法 目前无有效避免方法 取骨上切口位于根尖根方至少 4~5mm;必要时行根管治疗 止血 充分减张 在满足需要的情况下尽量减少取骨量,在愈合过程中减小咬合力

造成各并发症的原因大体上可分为手术操作因素、解剖因素以及患者因素三大类(Li and Wang 2008)。解剖因素主要针对取骨过程。下颌升支及外斜线取骨可能造成下牙槽神经及颊神经损伤,但与颏部相比,下颌升支及外斜线取骨神经损伤几率很小(Misch 1997,Schwartz-Arad 2002)。咬肌损伤造成牙关紧闭通常是暂时的(Misch 2000),通过及时处理可以缓解。颊神经的损伤几乎没有报道,可能是由于患者对颊神经损伤造成的改变不敏感。骨再生能力降低的患者行颏部取骨术后,可能不会完全恢复外形,但此外形改变一般不明显(Jensen 1991)。通常由于颏肌附着改变造成的感觉异常会在大约半年以后消失(Rubens 1989)。患者因素包括吸烟、饮酒、糖尿病、放射治疗等,应在筛选病例时就引起重视。这些情况是可以通过完善的术前分析、精细的手术操作以及合理的术后维护预防的。下面是并发症防治的一些具体建议:

1. 在下颌骨外斜线处取骨时,若下切口位于下颌神经管下方,应注意在确定神经未附着于移植骨块前,不应贸然取下骨块。为了避免损失下颌神经,在钻入骨皮质 2mm 后应更加小心,通常有血液流出时就应停下。

2. 在颏部取骨时应尽量选择超声骨刀取骨。超声骨刀可安全取下骨块同时不损伤软组织。但应注意,若使用压力过大,仍可能造成神经损伤。

3. 颏部取骨应位于规定范围内,不可随意超出范围。

三、Onlay 植骨操作步骤

下面以下颌升支取骨,上前牙区局部 Onlay 植骨为例,具体说明该技术的操作步骤。

1　第一次手术:onlay 植骨

1.1　先于受骨区做梯形切口并翻起软组织瓣。测量所需植骨块的长度、宽度及厚度,用盐水纱布覆盖保护受骨区(图 13-15 ~ 图 13-19)。

1.2　升支取骨

后牙龈沟切口,远中延伸至下颌升支(不超过咬合平面水平),近中延伸至第二磨牙前缘。翻全厚瓣,暴露升支侧面及第三磨牙区。

确定取骨部位的下缘,分别于下颌体及升支外侧行单皮质层垂直骨切口,沿外斜线行上部骨切口,连接前后两垂直切口。薄骨凿轻轻劈下表层骨块,测量骨块大小,做适当修整,置于室温下生理盐水中待用(图 13-20 ~ 图 13-21)。

供区伤口一期缝合,也可用明胶海绵或骨粉填塞再严密缝合。

1.3　在受骨区骨面钻取若干个深至骨髓的小孔(骨细胞溢出孔),再将骨块植入受骨区并用钛螺钉固定(图 13-22 ~ 图 13-24)。

1.4　将修整植骨块所余骨屑剪碎并混合 Bio-Oss 人工松质骨颗粒(可加入促进骨愈合生物因子,如 CGF、PRP)填充植骨块周边间隙,覆盖可吸收生物膜(图 13-25 ~ 图 13-26)。

1.5　充分松解软组织瓣,无张力下严密缝合创口。局部涂敷派力奥。术后口服抗生素 7 天,口服地塞米松 3 天,醋酸氯己定(氯己定)洁口液含漱清洁口腔。视创口愈合情况分期拆除缝线(图 13-27 ~ 图 13-28)。

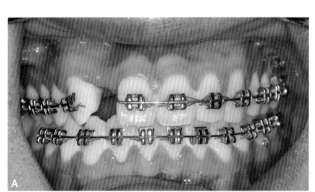
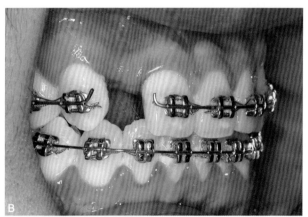
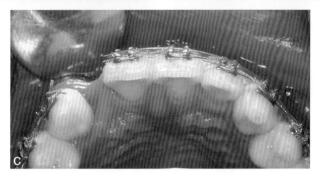

**图 13-15ABC　男,20 岁,先天缺失 A2,正畸后要求种植。检查见
A2 缺失,唇侧软硬组织塌陷,见明显倒凹**

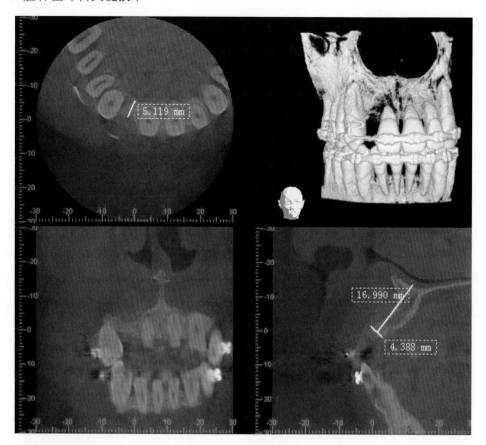

图 13-16 术前 CBCT

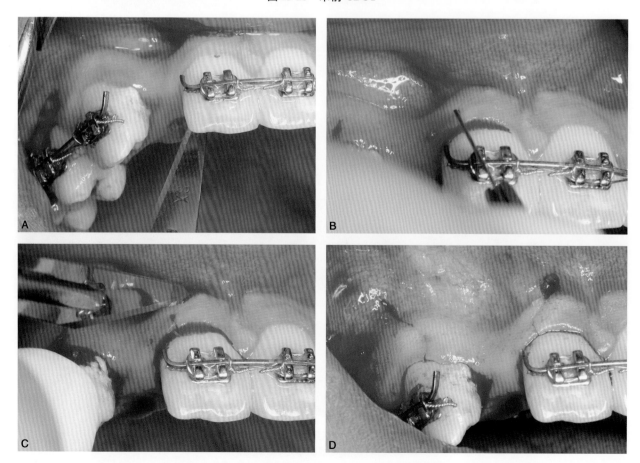

图 13-17 手术切口设计,包括牙槽嵴顶偏腭侧切口和 A1 远中垂直切口、A3 近中垂直切口

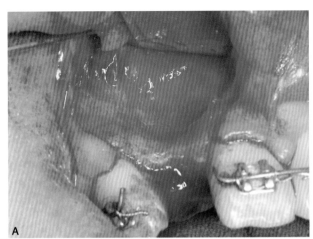

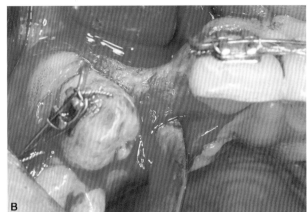

图 13-18 牙槽嵴唇侧明显塌陷

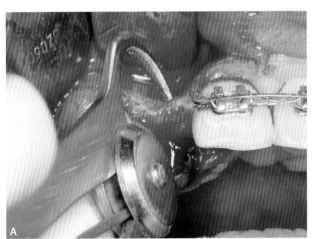

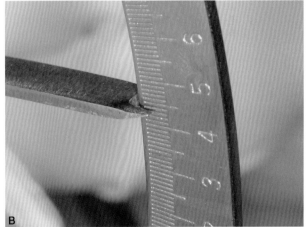

图 13-19 用卡尺测量原有骨宽度

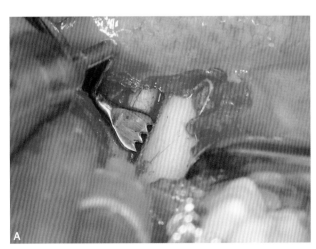

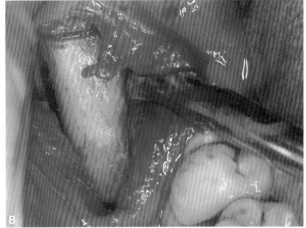

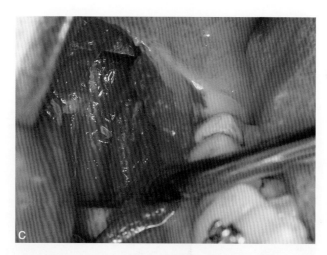

图 13-20 下颌升支取骨。超声骨刀进行下缘
切口,前、后端垂直切口和上缘切口

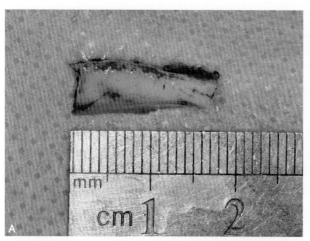

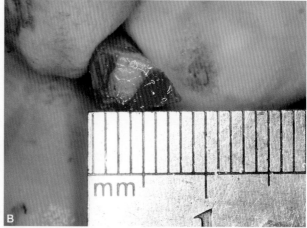

图 13-21 测得骨块的尺寸为 17mm×7mm×4mm

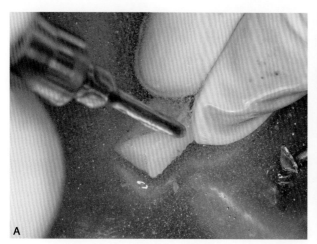

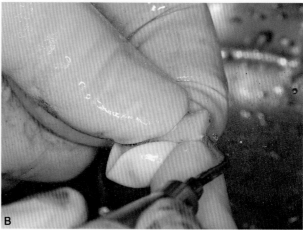

图 13-22 稍修整骨块边缘及形状,使之与受区匹配

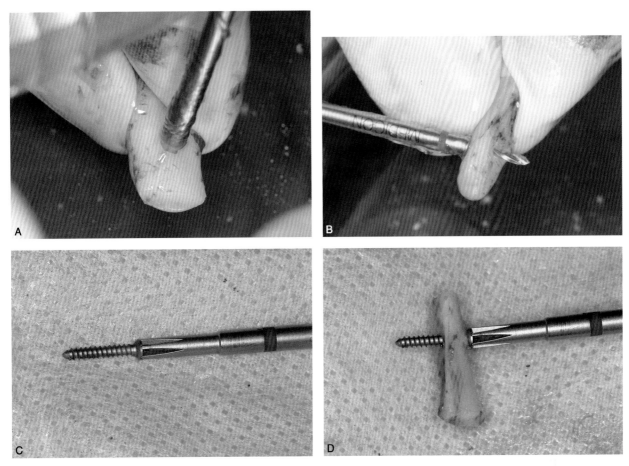

图 13-23　在骨块预期固定位置打孔，以便骨膜钉固定

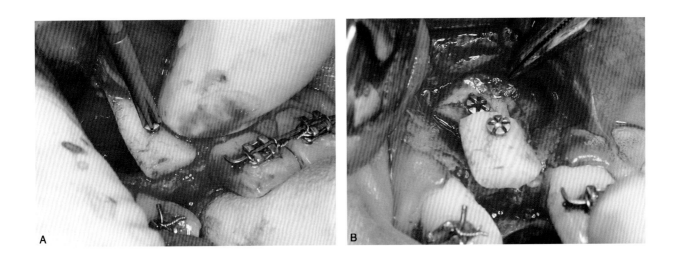

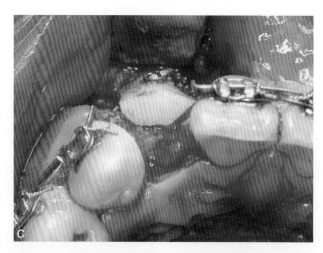

图 13-24　固定骨块,恢复唇侧丰满度

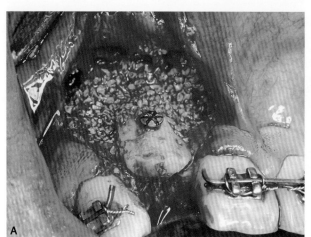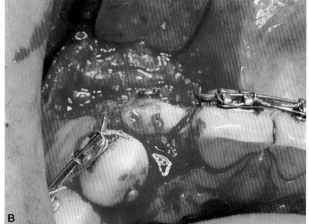

图 13-25　植入骨粉

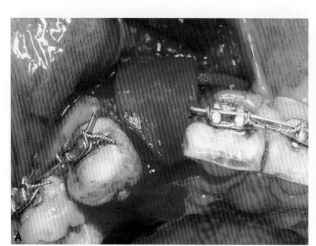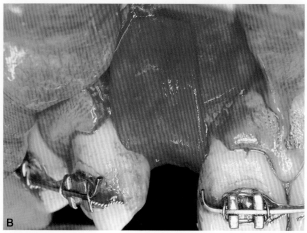

图 13-26　覆盖胶原膜

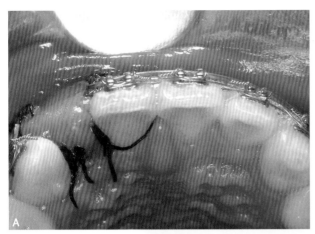
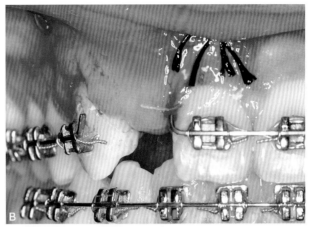
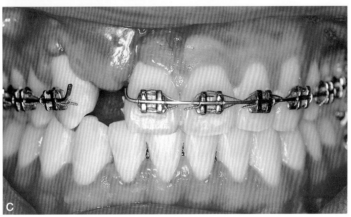

图 13-27 严密缝合。分期拆除缝线

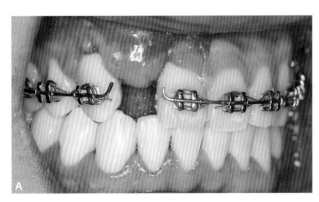
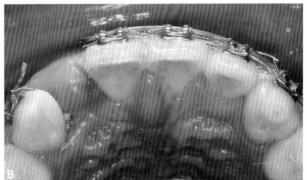

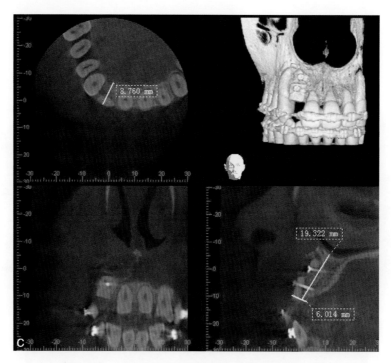

图 13-28　口内及 CBCT 剖面图显示唇侧丰满度良好

2　第二次手术：种植手术

16～20 周后，翻瓣暴露螺钉并将其取出，植入种植体（图 13-29～图 13-32）。

3　第三次手术　二期手术，使用改良腭侧结缔组织旋转瓣技术，暂冠塑形软组织（图 13-33～图 13-39）。

4　修复阶段

4.1　最终修复前取模：临时冠成形牙龈 2 个月，制作个性化取模桩取模（图 13-40～图 13-43）。

4.2　最终修复：个性化铸造基台，全瓷冠修复（图 13-44～图 13-48）。

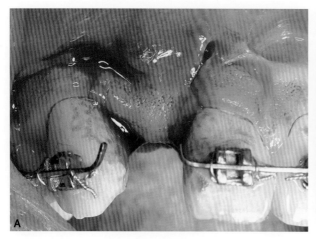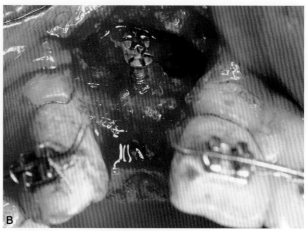

图 13-29　改良梯形切口，翻瓣暴露骨膜钉，取出骨膜钉，见植入骨块固定，与受体骨面融合

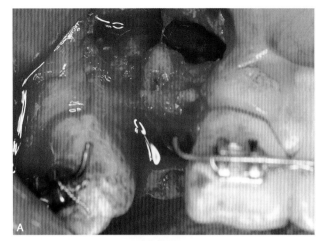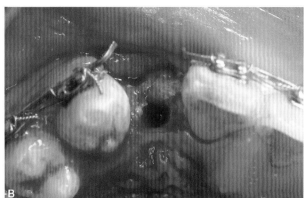
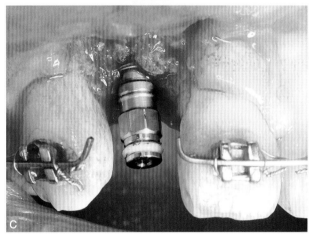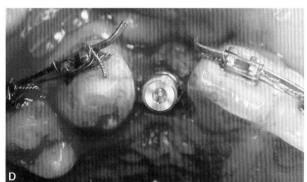

图 13-30　逐级备孔，植入种植体，种植体方向、间隙良好

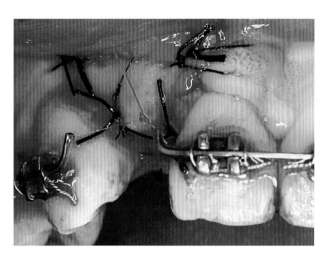

图 13-31　缝合

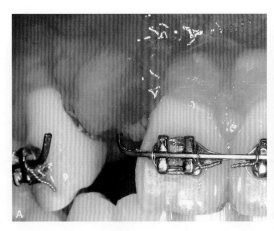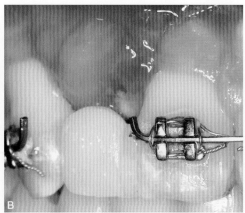

图 13-32　7 天后拆线,见唇侧丰满度较好,制作临时塑料贴面

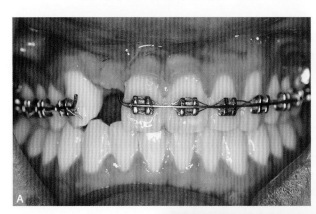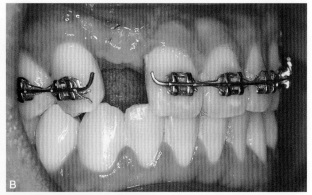

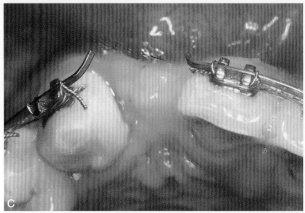

图 13-33　手术前口内观,见唇侧软组织稍有塌陷

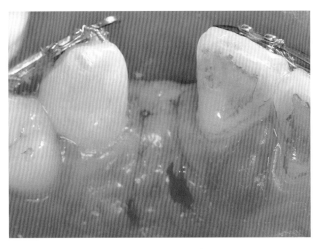

图 13-34　腭侧倒 U 形半厚切口

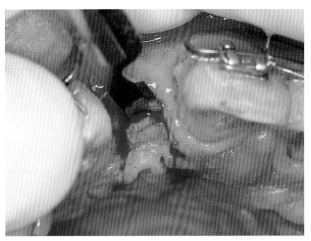

图 13-35　锐性剥离表层角化软组织

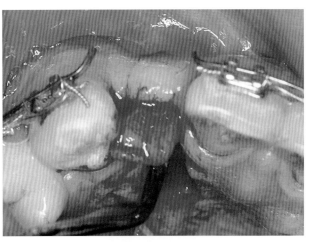

图 13-36　于深层组织与浅层角化组织联合
处切开,深达骨面,翻起深层软组织

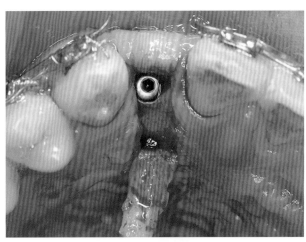

图 13-37　潜行剥离唇侧牙龈,将深层软
组织卷入唇侧袋

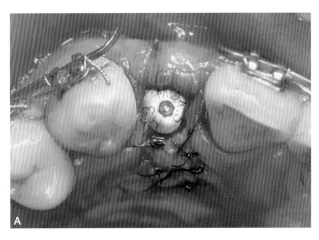

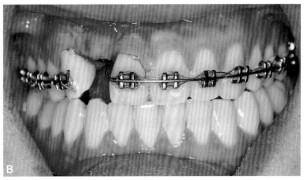

图 13-38　缝合

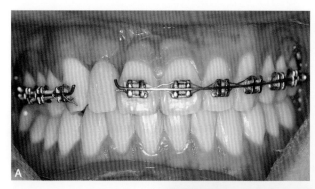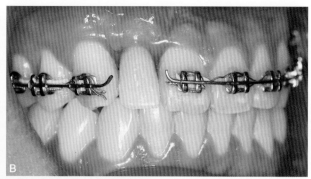

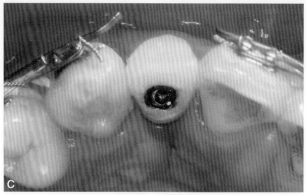

图 13-39　一周后拆线,并戴入塑料临时冠

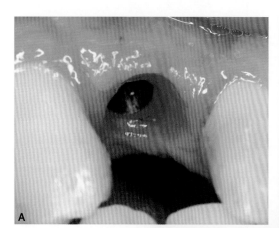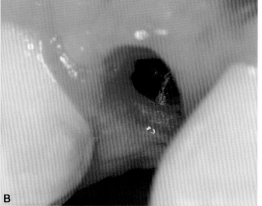

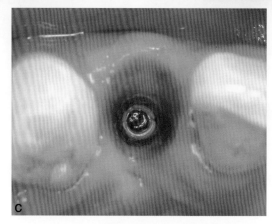

图 13-40　牙龈成形 2 个月的袖口形态

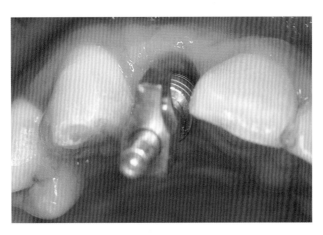

图 13-41　常规转移柱的形状与袖口形态有较大差异

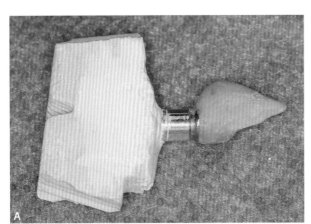

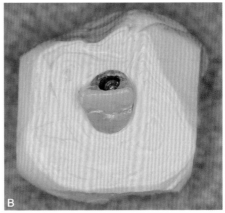

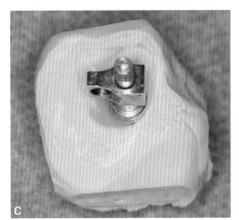

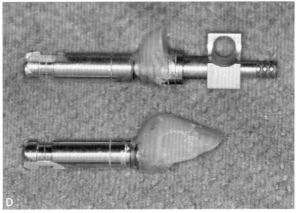

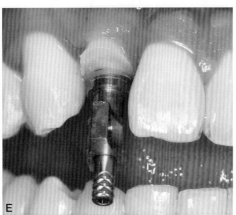

图 13-42　利用临时冠制作个性化取模桩，复制出牙龈袖口形态

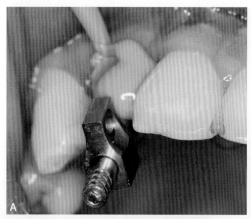

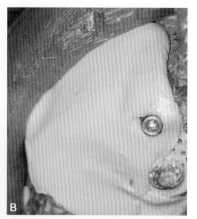

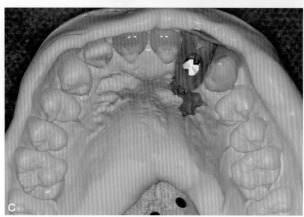

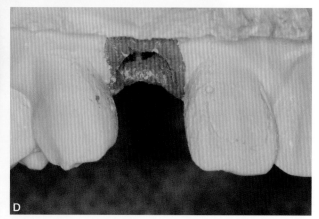

图 13-43　硅橡胶取模

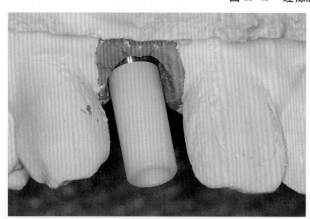

图 13-44　采用可铸基台

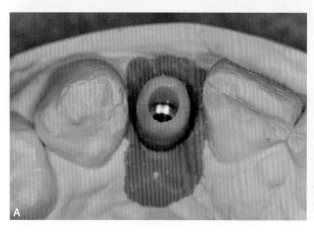

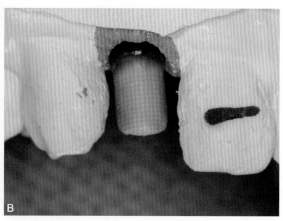

图 13-45　制作个性化基台蜡型

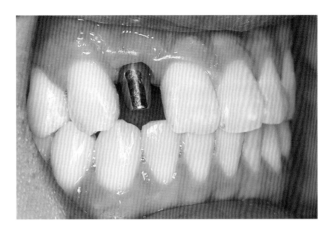

图 13-46 试戴基台

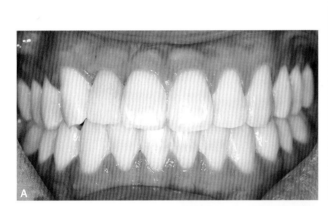

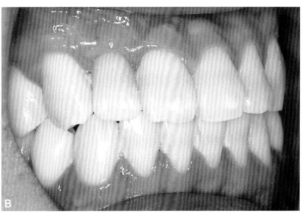

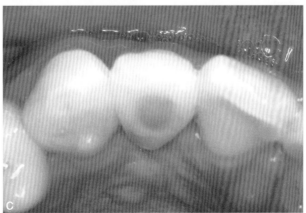

图 13-47 最终修复效果

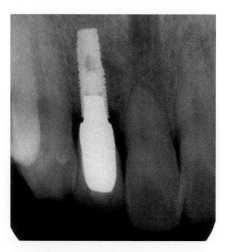

图 13-48　戴牙后牙 X 线片

四、Onlay 植骨的注意事项

1. 患者系统病史及生活习惯

块状骨移植与常规种植相比，对患者的身体健康状况要求更高。除常规的全身禁忌证外，糖尿病患者因成骨效果较差，且伤口不易愈合，应慎用上置法植骨术。有研究指出糖尿病患者行块状骨移植后失败率远高于非糖尿病患者（Schwartz-Arad 2005）。

2. 移植骨材料形态的要求

应遵循在满足取骨量的前提下，尽量减少并发症且患者易于接受这一原则来确定合适的供骨区。重建严重吸收的上颌骨或下颌骨，可用长方块状或马蹄型的移植骨块整体修复，但要求骨量大，常需口外取材。绝大多数局部的牙槽骨缺损可以用口内块状骨移植。如果从骨质致密的供骨区（如外斜线部）取骨，切取的骨块深面应尽量多带骨松质。松质骨细胞成分丰富，结构疏松，有利于血管长入，容易成活。同时必须预备植骨床使之具有足够的血供，如在皮质骨面打孔。在骨块与受区的间隙还要填充自体碎骨或人工骨粉等。

> 块状骨上置法植骨术的细节处理首先要考虑到不可避免的骨吸收，移植骨块量的选择要遵循过度矫正原则，即植入的骨块要稍大于缺损的骨量。

3. 种植时机的选择

延期植入种植体可使骨-种植体界面受到保护，进而获得良好的骨整合及种植体的稳定性（Rasmusson 1999），且比同期种植有更高的成功率。因此建议采用延期种植。

4. 骨块固定方式的选择

保证移植材料稳定是骨愈合的关键因素。同期种植多选用长螺纹状骨内种植体，确保骨块的位置不移动。对于延期种植，可选用长钛钉或可吸收螺钉固定移植骨块。

5. 屏障膜的使用

自体块状骨移植有不同程度的表面吸收，有研究证实在 onlay 植骨区覆盖生物膜可明显减少骨块在愈合期的吸收，原因可能是生物膜的隔离作用阻碍了植骨块周围的血管再生过程，使其只能依赖于受骨区表面血管的长入，从而延缓了种植体植入前骨块吸收最快的骨组织改建过程（Donos K et al. 2002）。但是如果不能实现创口无张力初期关闭，导致术后伤口裂开，暴露的膜就会成为细菌感染的通道。动物研究表明,不可吸收膜更有利于骨量的维持,可吸收膜降解过程导致的炎性反应可能造成额外的骨吸收(Dongieux 1998,Donos 2002)。相关的临床研究表明,在膜不暴露的情况下,不可吸收膜可较好地维持骨量。但是可吸收膜暴露风险低于不可吸收膜,因此在选择膜的种类时,临床医师一定要评估膜暴露风险。

现在更多的是采用在块状骨表面覆盖低替代率的骨替代材料覆盖块状骨,用可吸收膜稳定下方骨颗粒,从而限制和减少表面骨吸收(von Arx T 2006)。

6. 手术导板的应用

多颗牙缺失时,可术前诊断性排牙并制作模板,确定所需骨宽度和高度,并预估软组织量是否足够,最终在术中可通过模板定位确定植入位点及植骨范围。

7. 防止创口后期裂开

> 首先要保证良好的软组织覆盖,必要时做松弛切口,潜行分离软组织瓣。增加局部的软组织厚度可减少后期骨块吸收(Wang,2006)。还应注意修整移植骨块外形与受区的锐利边缘,使其圆钝,以免刺伤黏膜。

8. 术后处理

适当应用抗生素预防伤口感染,并加强口腔护理。由于吸烟或曾经吸烟患者手术发生并发症的几率高于不吸烟患者(Shibli JA,2005),应嘱患者术后戒烟或加以控制。

参考文献

1. Capelli M. Autogenous bone graft from the mandibular ramus:a technique for bone augmentation. The International journal of periodontics & restorative dentistry,2003,23(3):277.

2. Carlson ER,Monteleone K. An analysis of inadvertent perforations of mucosa and skin concurrent with mandibular reconstruction. Journal of Oral and Maxillofacial Surgery,2004,62(9):1103-1107.

3. Cypher TJ,Grossman J P. . Biological principles of bone graft healing. The Journal of foot and ankle surgery,1996,35(5):413-417.

4. Dongieux JW,Block MS,Morris G,et al. The effect of different membranes on onlay bone graft success in the dog mandible. Oral Surgery,Oral Medicine,Oral Pathology,Oral Radiology,and Endodontology,1998,86(2):145-151.

5. Jensen J,Sindet-Pedersen S. Autogenous mandibular bone grafts and osseointegrated implants for reconstruction of the severely atrophied maxilla:a preliminary report. Journal of Oral and Maxillofacial Surgery,1991,49(12):1277-1287.

6. Jensen J,Sindet-Pedersen S,Oliver AJ. Varying treatment strategies for reconstruction of maxillary atrophy with implants:results in 98 patients. Journal of Oral and Maxillofacial Surgery,1994,52(3):210-216.

7. Le B,Burstein J,Sedghizadeh PP. Cortical tenting grafting technique in the severely atrophic alveolar ridge for implant site preparation. Implant dentistry,2008,17(1):40.

8. Li J,Wang HL. Common implant-related advanced bone grafting complications:classification,etiology,and management. Implant dentistry,2008,17(4):389-401.

9. Marx RE,Shellenberger T,Wimsatt J,et al. Severely resorbed mandible:predictable reconstruction with soft tissue matrix expansion(tent pole) grafts. Journal of Oral and Maxillofacial Surgery,2002,60(8):878-888.

10. Misch C. Comparison of intraoral donor sites for onlay grafting prior to implant placement. The International journal of oral & maxillofacial implants,1997,12(6):767.

11. Misch CM. The harvest of ramus bone in conjunction with third molar removal for onlay grafting before placement of dental implants. Journal of Oral and Maxillofacial Surgery,1999,57(11):1376-1379.

12. Misch,C. M. Use of the mandibular ramus as a donor site for onlay bone grafting. Journal of Oral Implantology,2000,26(1):42-49.

13. Misch CM,Misch CE. The repair of localized severe ridge defects for implant placement using mandibular bone grafts." Implant dentistry,1995,4(4):261.

14. Pallasch,T. J. ( ). "The healing pattern of an experimentally-induced deffect in the rat femur studied with tetracycline labeling." Calcified Tissue Research,1968,2(1):334-342.

15. Proussaefs P,Lozada J,Kleinman A,et al. The use of ramus autogenous block grafts for vertical alveolar ridge augmentation and implant placement: a pilot study. The International journal of oral & maxillofacial implants,2002,17(2):238.

16. Rasmusson L,Meredith N,et al. The influence of simultaneous versus delayed placement on the stability of titanium implants in onlay bone grafts:A histologic and biomechanic study in the rabbit. International journal of oral and maxillofacial surgery,1999,28(3):224-231.

17. Rubens BC,West R A. Ptosis of the chin and lip incompetence:Consequences of lost mentalis muscle support. Journal of Oral and Maxillofacial Surgery,1989,47(4):359-366.

18. Schwartz-Arad D,Dori S(2002). "Intraoral autogenous onlay block bone grafting for implant dentistry]." Refuat Hapeh Vehashinayim. 2002 Apr;19(2):35-9,77.

19. Schwartz-Arad D,Levin L. . Multitier technique for bone augmentation using intraoral autogenous bone blocks. Implant dentistry,2007,16(1):5-12.

20. Schwartz-Arad D,Levin L,Sigal L. Surgical success of intraoral autogenous block onlay bone grafting for alveolar ridge augmentation. Implant dentistry,2005,14(2):131-138.

21. Shibli JA,Marcantonio E,Spolidorio LC,et al. Cocaine associated with onlay bone graft failure:a clinical and histologic report. Implant Dent,2005 Sep,14(3):248-251.

22. Tolman DE. Reconstructive procedures with endosseous implants in grafted bone:a review of the literature. The International journal of oral & maxillofacial implants,1995,10(3):275.

23. von Arx T,Buser D. Horizontal ridge augmentation using autogenous block grafts and the guided bone regeneration technique with collagen membranes:a clinical study with 42 patients. Clin Oral Implants Res,2006 Aug,17(4):359-366.

24. 邱立新.种植美学修复的现状与问题.中国实用口腔科杂志,2008,1(6):337-339.

第十四章 骨挤压
osteotomy
难度指数: ★★★★

一、概述

由创伤、感染及拔牙等引起的牙槽嵴变化常导致牙槽嵴宽度和高度不足。就牙槽骨宽度来讲,Zarb 等(1993)认为允许种植体植入的最小宽度为5mm,意即采用直径3mm 的种植体,颊舌侧保证有1mm 的骨板。按照这个标准,许多病例需要考虑采用牙槽嵴扩张术(ridge expansion technique;crest expansion technique;ridge expansion osteotomy;bone spreading technique)。牙槽嵴扩张术是一种采用骨凿或骨挤压器(osteotome)将现有牙槽嵴宽度增加,以容纳种植体的骨增量技术。如果采用骨凿,也称为骨劈开术(bone split)(图14-1)。目前,越来越多的学者认识到常规的骨劈开术会造成劈开的骨板大量吸收、种植体的远期成功率不理想,同时,在前牙可能出现牙龈退缩等问题,目前已较少采用单纯的骨劈开术。

采用骨挤压器增宽牙槽嵴是目前主流的牙槽嵴扩张方式。骨挤压器主要应用于牙槽嵴增宽或者将种植体周围的较为疏松的骨小梁压紧,以提高种植体的初期稳定性,该器械还可用于上颌窦提升。根据它们的目的不同,前者主要采用圆头或平头尖端(图14-2),也称为 bone spreader。后者则采用凹形尖端(见上颌窦内提升)。传统的骨挤压器要采用敲击就位的

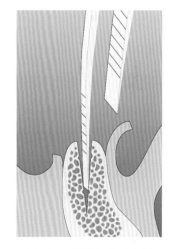

图14-1 骨劈开术示意图

方法,其就位过程会对局部组织产生作用力(图14-3),就位后待局部组织产生形变,再旋转取下(图14-4)。有研究显示其可能干扰中耳后的半规管耳石功能(otoliths of the semicircular canal),使患者出现良性阵发性位置性眩晕等不良反应(Penarrocha M 2001)。现在临床上还广泛采用的是螺纹状的自攻型骨挤压器(self-tapping osteotome)(图14-5),其优点主要为以下几点:①这种挤压器避免了传统挤压器挤压过程中

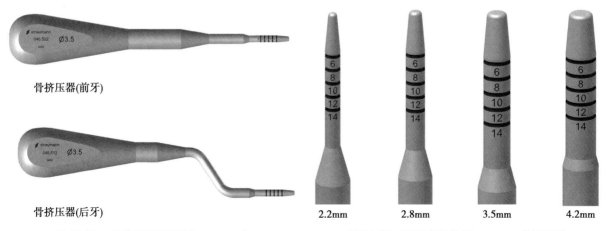

骨挤压器(前牙)

骨挤压器(后牙)

2.2mm	2.8mm	3.5mm	4.2mm

图14-2A 传统骨挤压器(Straumann)　　　　**图14-2B 不同直径的 Straumann 骨挤压器**

的敲击动作,避免了患者前庭功能损伤的可能;②而且由于这种器械长度较短,在后牙区使用时也没有任何问题;③与种植体匹配的自攻型挤压器可以帮助术者预先判断种植体植入后的稳定性;④患者恐惧感亦会减轻(Nishioka RS 2009,Nishioka RS 2009)。

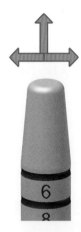

图 14-3　骨挤压敲击就位时
局部骨质所受的外力

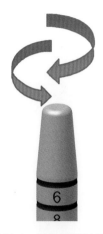

图 14-4　就位后通过旋转
退出骨挤压器

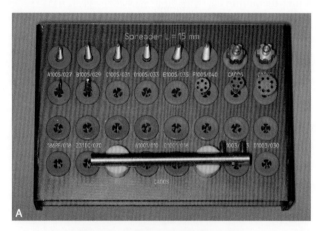

图 14-5A　自攻型骨挤压器工具盒

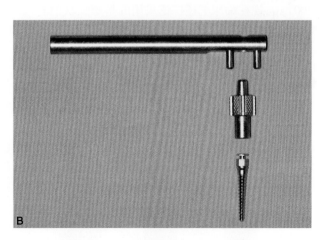

图 14-5B　自攻型骨挤压器的工作组件

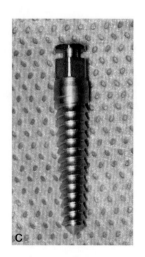

图 14-5C　自攻型骨挤压螺丝

二、骨挤压解决骨小梁疏松问题

在上颌后牙区,局部的骨组织常常较为松软,在种植时可以采用骨挤压工具,使种植骨孔周围的骨质被挤压致密(bone condensing),这样做的目的是希望提高种植体的骨结合率,但目前缺乏相关科学证据支持这一观点。对于一些病例的追踪发现:通过骨挤压虽可增加种植体植入时的稳定性,但经过一段时间局部增密的骨小梁又吸收改建恢复原样。这其中的原因尚不完全清楚,推测其可能是由于骨挤压后局部的骨组织结构不同于生理性的骨质结构,不能保持长期稳定。

> 对于骨质疏松的种植床(Ⅲ或Ⅳ类骨),只有在术者判断其可能严重危及种植体的初期稳定性时才考虑采用该技术。绝大多数病例无需考虑采用骨挤压技术。尚不能肯定单纯的骨质疏松程度与种植体的存留率之间有直接关系。

三、骨挤压解决牙槽嵴宽度不足问题

目前认为如果牙槽骨宽度为3~5mm,大多数情况下可以考虑使用骨挤压器加宽牙槽嵴(图14-6)。然而如果牙槽嵴宽度小于3mm,则通常在局部缺少松质骨,此时如果使用骨挤压器会导致骨质碎裂开,长期效果不可预知。Nishioka 等(2009)报道采用螺纹状自攻挤压器最低可以在2.5mm 宽的牙槽嵴上植入种植体。

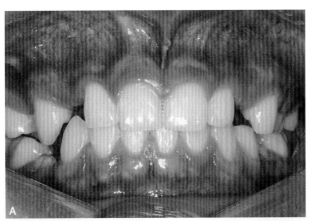

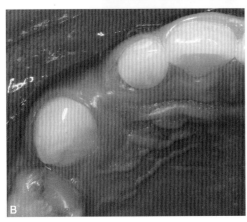
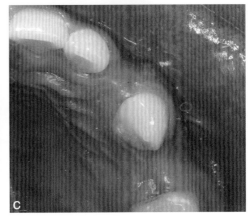

图 14-6ABC　术前口内观

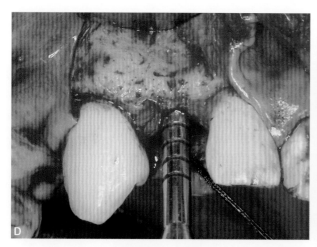

图 14-6D　骨挤压

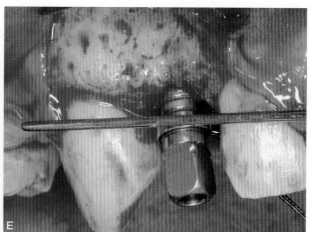

图 14-6E　挤压后植入种植体,种植体就位

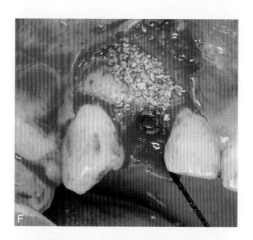

图 14-6F　颊侧植入骨替代材料

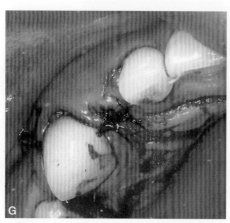

图 14-6GH　严密缝合

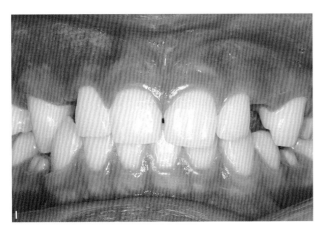

图 14-6I　愈合三个月后口内观

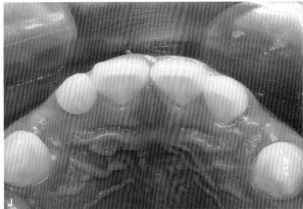

图 14-6J　𬌗面观

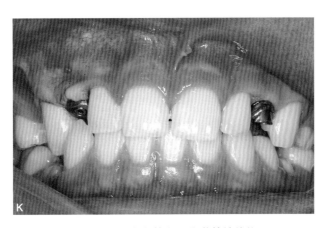

图 14-6K　愈合基台和美学基桩就位

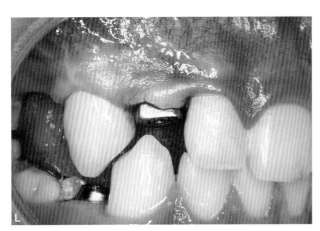

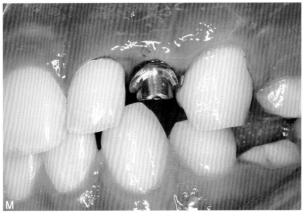

图 14-6LM　两侧口内观

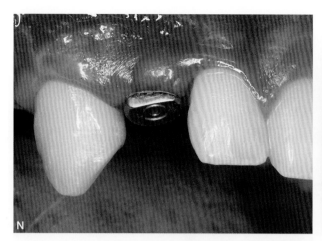
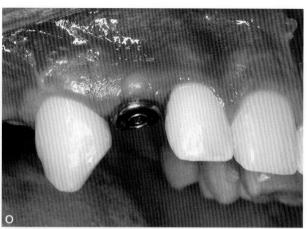

图 14-6NO　A 区牙龈成型,根据龈缘形态更换愈合基台

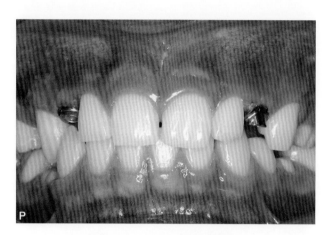

图 14-6P　软组织愈合完成后

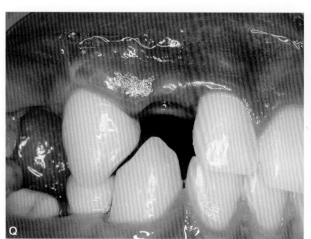
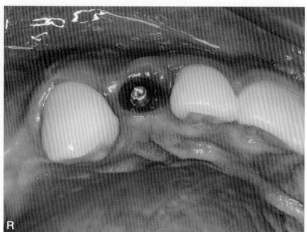

图 14-6QR　A 区牙龈塑形完成

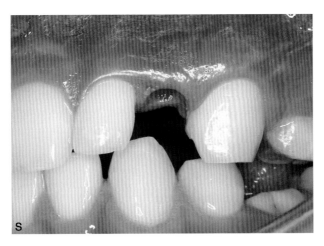

图 14-6S　B 区牙龈塑形完成

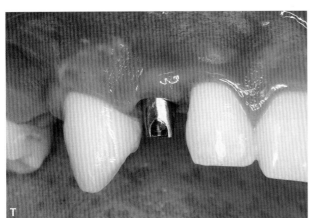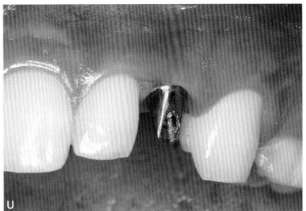

图 14-6TU　基桩就位

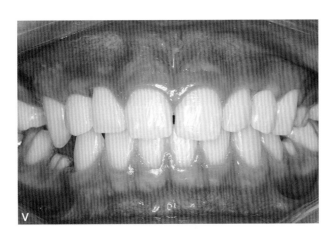

图 14-6V　修复完成

临床研究显示采用骨挤压器增宽牙槽嵴后，经过 6 个月的愈合期，水平向骨质吸收约有 0.8mm，种植体负载后 6 个月后又吸收约 1mm，其吸收量与其他外科骨增量技术相似。

用骨挤压器解决牙槽嵴宽度不足具有以下几个优点（Nishioka 2011）：①创伤小；②最大限度保存患者自体的骨组织；③种植体可以同期植入，缩短治疗周期；④许多病例无需植入其他骨替代材料，减少了创口裂开等手术并发症；⑤减少治疗费用。但并不是所有牙槽嵴宽度不足的病例都可以采用骨挤压技术。Strietzel 等（2002）认为如果种植位点为 Ⅰ 或 Ⅱ 类骨（Lekholm and Zarb 分类），则不宜采用骨挤压技术，一是骨质致密不易挤压，二是这样会破坏局部的血液供应，导致局部骨质吸收。采用骨挤压技术的 Ⅱ 类骨和 Ⅲ 类骨病例，其术后的骨吸收量前者明显高于后者。因此，术前对局部骨质进行评估非常重要。

> 牙槽嵴挤压扩张术的适应证
> ①牙槽嵴至少 2.5mm 宽；②牙槽嵴颊舌侧皮质骨板之间要包含骨松质。

四、骨挤压术操作步骤

1. 先用球钻或细钻针定点后在局部按照既定的种植体植入位点和轴向制备骨孔。

2. 按序列由小及大逐个使用挤压器。敲击就位的锥形挤压器要轻轻敲击逐渐深入，要控制好方向。如果采用自攻型挤压器，则将挤压器缓缓旋入，并保证其轴向正确。

3. 如果挤压的幅度过大，且唇侧皮质骨较厚，则建议松解唇侧骨皮质，以便骨板更容易撑开（图 14-7）。

4. 待骨孔达到种植体植入的要求后，采用与种植体匹配的成形钻备孔，注意支点，防止伤及过多的颊舌侧骨质。

5. 判断是否需要同时进行引导骨组织再生术（GBR）或者仅仅植入骨移植材料恢复牙槽嵴外形。

> 注意事项
> ①勿使用过大力量敲击，防止局部骨板过度开裂和损伤前庭功能。
> ②植骨区植入种植体时，采用骨挤压技术要慎重。

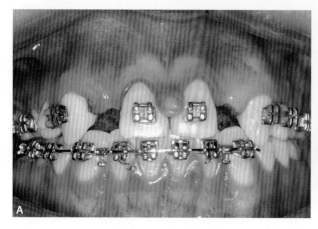

图 14-7A 术前口内观

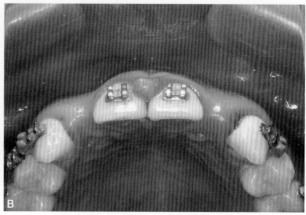

图 14-7B 𬌗面观

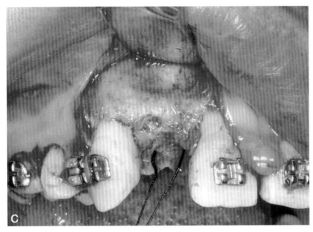

图 14-7C　唇侧有明显倒凹

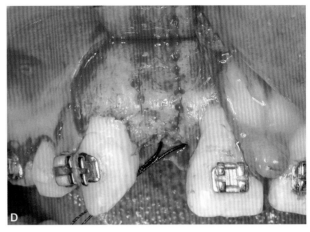

图 14-7D　唇侧骨板切开

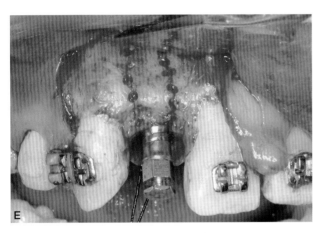

图 14-7E　螺纹型骨挤压器

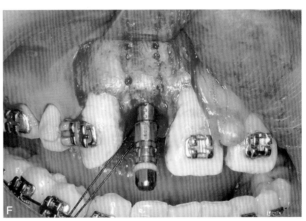

图 14-7F　种植体就位

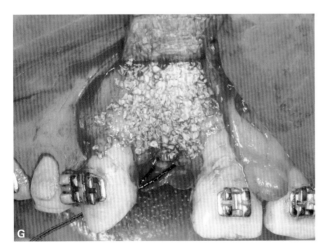

图 14-7G　植入骨替代材料

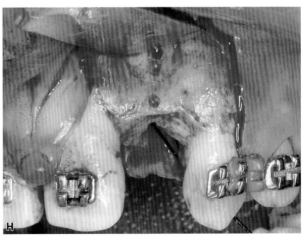

图 14-7H　B 区唇侧皮质骨板切开

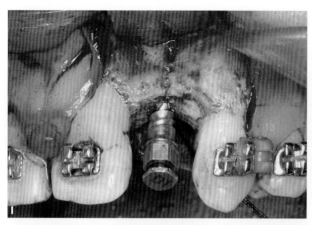

图 14-7I　骨挤压

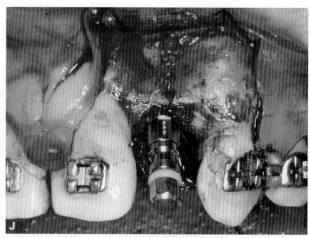

图 14-7J　种植体就位

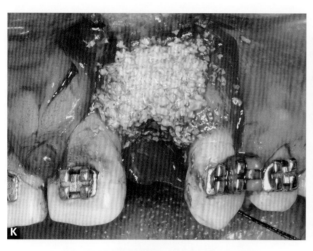

图 14-7K　唇侧塌陷用骨替代材料充填

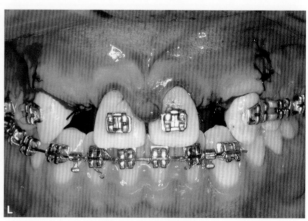

图 14-7L　严密缝合

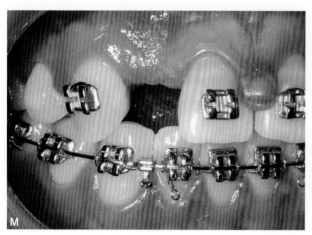

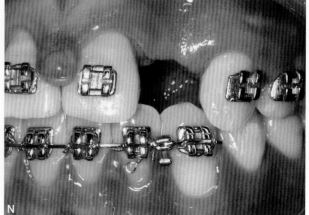

图 14-7MN　两个月后愈合情况

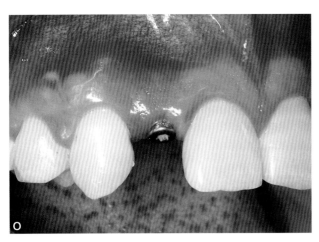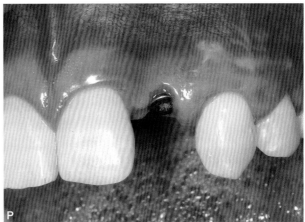

图 14-7OP　二期手术后口内情况

参考文献

1. Nishioka RS,Souza FA. Bone spreader technique:A preliminary 3-year study. J Oral Implantol,2009,35: 289-294.

2. Nishioka RS,Souza FA. Bone spreading and standardized dilation of horizontally resorbed bone:technical considerations. Implant Dent,2009 Apr,18(2):119-125.

3. Nishioka RS,Kojima AN. Screw spreading:technical considerations and case report. Int J Periodontics Restorative Dent,2011 Apr,31(2):141-147.

4. Penarrocha M,Perez M,García A,et al. Benign paroxysmal positional vertigo as a complication of osteotome expansion of the maxillary alveolar ridge. J Oral Maxillofac Surg,2001,59:106-107.

5. Strietzel FP,Nowak M,Küchler I,et al. Peri-implant al-veolar bone loss with respect to bone quality after use of the oste-otome technique:results of a retrospective study. Clin Oral Implants Res,2002,13: 508-513.

6. Zarb GA,Schmitt AA. The longitudinal clinical effectiveness of osseointegrated dental implants in posterior partially edentulous patients. Int J Prosthodont,1993,6:189-196

第十五章 短种植体的临床应用
The application of short implants
难度指数：★★★★

一、概述

牙齿缺失后，牙槽骨进行性吸收导致垂直骨量的降低，同时由于上颌窦、下牙槽神经管等特殊解剖结构的存在，牙槽骨高度常常不足以进行常规种植。虽然骨增量技术可以解决这个问题，但却延长了治疗周期，增加了患者的痛苦和经济负担（Griffin TJ 2004）。对于上颌后牙区骨量不足的患者，如果不采用嵴顶骨增量或者上颌窦提升手术，还可以采用短种植体或者倾斜的种植体。但倾斜种植体涉及修复时颈部角度修正的问题，常需要采用多组件复合基台，一般种植体系统采用过大角度植入时常规修复可能会导致颈部骨质吸收。因此，近几年来随着种植体的设计、表面处理及外科操作技术的改善而出现的短种植体为解决这些问题提供了新的思路（Esposito M 2009）。

目前对于短种植体的定义，学者们尚无统一意见，大多认为长度小于 10mm 的人工种植体为短种植体（Fugazzotto PA 2008），也有教材将其界定为长度小于 8mm 或者 7mm 的种植体。每个种植系统的短种植体的长度标准不一，目前市面上已经有多种种植体系统提供短种植体产品（图 15-1 ~ 图 15-3）。

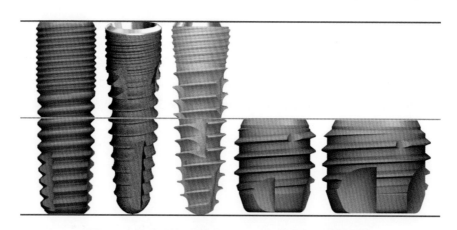

图 15-1　短种植体（美格真 Rescue）与常规种植体的比较

短种植体对后牙区牙槽骨高度不足的病例具有明显优势，扩大了后牙区种植的适应证，可以将手术简单化，降低手术风险，并缩短治疗时间。全口牙缺失并且下颌骨极度萎缩，可应用短种植体覆盖义齿修复。此外，下颌骨肿瘤患者，由于肿瘤摘除或下颌骨切除，导致骨高度不足，应用短种植体进行修复可得到良好的效果（Ishii J 2003，Cozzolino A 2006）。

有回顾性文献指出，短种植体的失败率高于长度大于 10mm 的种植体，且种植体的早期松动与短种植体的使用明显相关（Misch CE 2005，Olate S 2010）。然而随着种植体设计和表面处理方法的改进，短种植体的五年存留率可达 95% 以上。Fugazzotto PA 等（2008）报道指出，短种植体在不同区域的累计成功率可达到 98.1% ~ 99.7%，与常规种植体相当。ten Bruggenkate CM（1998）等人对 253 颗长度为 6mm 的 ITI 短种植体进行 1 ~ 7 年的随访，结果有 7 颗种植失败；MalóP（2007）等人对 408 颗 Branemark 短种植体进行跟

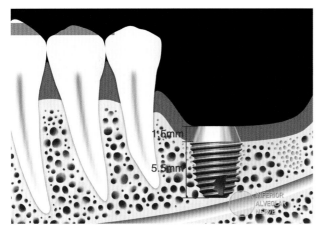

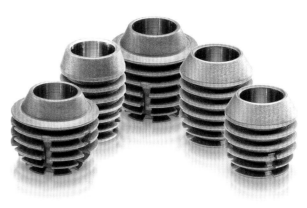

图 15-2　下颌后牙区骨高度严重不足(约 5.5mm)
可以采用短种植体修复(登腾种植体)

图 15-3　Bicon 短种植体

踪研究,长度为 7.0mm 和 8.5mm 的短种植体五年累计存活率分别为为 96.2% 和 97.1% 。Venuleo C 等人(2008)对 6mm×5.7mm 的 Bicon 短种植体进行长期回顾性研究,其五年存留率达 100% ,也得出了同样的结论。Sun HL 在 2011 年发表的一篇系统评价共纳入 14722 枚短种植体,其总体存留率为 95.5% ,其中 6mm、7mm 和 8mm 长度的种植体失败率分别为 4.1%、5.9% 和 2.5% 。

二、短种植体的设计

种植体长度和直径与其稳定性有关,种植体的长度每增加 3mm,表面积可增加 10% ;直径每增加 0.25mm,表面积可增加 10% 。人们一度认为种植体越长,种植体颈部骨组织应力便越小,反之亦然。有学者建议,临床上种植体长度在上颌应 12mm 以上,在下颌应 10mm 以上,直径应在 3.3mm 以上。

然而,越来越多的研究表明,种植体长度对应力分布的影响有限,种植体直径对成功率的影响则相当明显。在降低种植体颈部应力方面,增加种植体直径比增加种植体长度效果更好。Bilhan H 等(2010)通过动物实验对种植体的扭力矩测量和共振频率分析,认为临床上采用大直径的种植体能增强种植体的初期稳定性。Pierrisnard L 研究认为种植体骨应力主要集中于种植体颈部 3mm 区域,3mm 之外的区域所受应力迅速衰减,因此长种植体未必有利于种植体、基台及颌骨的应力分布,如果种植体颈部形成良好的骨结合,则其长度就不是那么重要。随后的许多研究结果与之一致(Malò P 2007)。有研究认为,对相同长度的短种植体而言,随着植入深度的改变,种植体周围骨组织的应变量也相应改变,因此在牙槽骨质量不佳的情况下,可以通过适当增加植入深度来促进骨量的维持(Chou HY 2010)。

Hagi D 等对 1985 年到 2001 年的 ≤7mm 短种植体进行定向观察研究,得出结论:要提高长度不足 7mm 短种植体存留率,种植表面的几何形状是一个很重要的因素(2004)。有研究显示,种植体表面的鳍式设计能使应力更均匀分散于周围牙槽骨,防止种植体负重后的周围牙槽骨吸收,V 型螺旋设计应尽可能避免使用。

三、危险因素分析

近几年来,众多学者在对短种植体存留率进行研究的同时也对过早负载、吸烟和颌骨质量差等危险因素作了具体分析(Winkler S 2000)。分析影响存留率的因素主要有有骨质、直径、长度、吸烟及感染等,其中骨质可能是影响短种植体存留率的最主要风险因素。Ⅳ类骨质导致短种植体植入和愈合过程中机械固位力不足,两种或以上危险因素叠加可导致失败率明显增加。das Neves FD 等对 1980～2004 年间关于短种植体的研究进行了系统评价,文章纳入 16 344 颗种植体,长度分别为 7mm、8.5mm 和 10mm。共有 786 颗种植失败(4.8%),其中 66.7% 失败归因于骨质较差(2006)。Boston MA 在 2008 年的骨整合年会上对影响短种植体存留率的危险因素进行了报道,结果显示 542 颗 5mm×6mm 种植体共有 35 颗失败,其中 20 颗(57%)植入床为Ⅲ类骨质,13 颗(37%)为Ⅳ类骨质。Sun HL 在其系统评价中也提到,大多短种植体的失败是由于上颌后牙区的骨质疏松(2011)。Strietzel FP 等对 9mm 短种植体进行研究,结果显示过早负载(p=0.02)和吸烟(p=0.008)对 9mm 短种植体存留率有显著影响(2007)。

传统理论认为冠根比是影响种植体成功的重要因素之一(Penny RE 1979)。有文献报道,上颌天然牙冠根比平均值为 0.60,下颌为 0.55(ASH M 1993),修复体应保持与天然牙冠接近的冠根比例才能维持长期稳定性,冠根比越小越符合生物力学原则,1:1 的冠根比是保证远期疗效的最低限度(Schillingburg HT 2007,Gilbert GH 2002)。上下颌后牙区牙槽嵴萎缩,缺牙区垂直距离增加,而短种植体的长度减少,使得修复体冠根比增大,这也是一些学者认为短种植体失败脱落的原因之一(Pierrisnard L 2003,Baelum V 2004)。

近些年的调查研究发现天然牙的冠根比例概念不适用于对种植体的预后判断(Schulte J,2007)。Blanes 等系统地回顾了冠根比与种植体留存率之间的关系,所得的结论是:冠根比大于 2 的种植修复的留存率为 94.1%,与常规种植体的留存率之间没有差异(2007),大部分研究显示冠根比的大小与牙槽嵴顶边缘骨吸收量多少无关(2009)。Anitua E 等人对 128 颗长度不足 8.5mm 的短种植体进行长达十年的回顾性研究,也得出了同样的结论(2013)。越来越多的研究证明冠根比较大并非短种植体失败的影响因素(Tawil G 2006,Boston MA 2008,Birdi H 2010)。目前尚无冠根比与种植成功率相关的 RCT 研究。2009 年 EAO 大会认为,冠根比与种植体边缘骨吸收无关,且没有证据证明其与种植成功率或机械并发症之间存在相关性(图 15-4)。

> 冠根比与种植体边缘骨吸收无关,且没有证据证明其与种植成功率或机械并发症之间存在相关性。虽然短植体的临床效果不错,但仍建议与常规种植体联合应用,尤其是在上颌骨质疏松的部位。

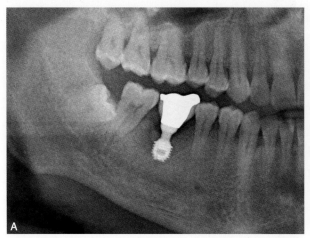 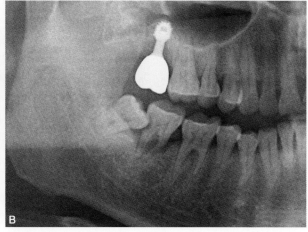

图 15-4AB　冠根比看似"严重不合理"的种植义齿可以正常行使功能

四、临床应用

　　短种植体作为种植技术的一个新发展打破了常规设计理念避免复杂植骨手术引起的手术并发症,又能降低患者的治疗周期和治疗费用,其临床应用与常规种植体相比没有差异(图15-5、图15-6)。

　　目前关于短种植体的大样本5年以上的临床报道尚不多,且缺乏相应的组织学及生物力学方面的研究。因此,在实际应用中要恰当选择适应证,重视短种植体和常规种植体的不同之处,最大限度地提高成功率。

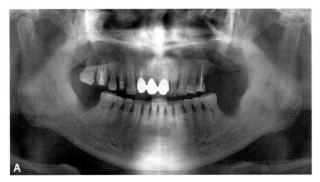 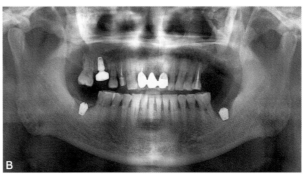

图15-5A 术前可见患者 CD 区第二磨牙牙槽嵴严重吸收萎缩,无法容纳常规长度的种植体

图15-5B 植入两枚短种植体(登腾种植体),并同期进行局部骨增量手术

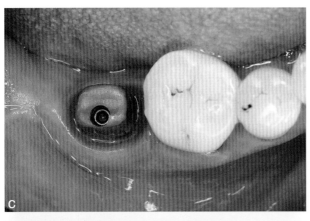 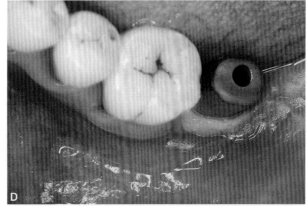

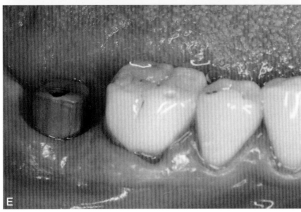 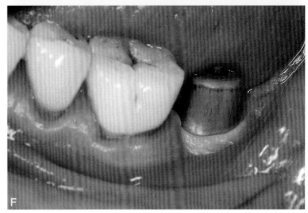

图15-5CDEF 愈合后连接基桩

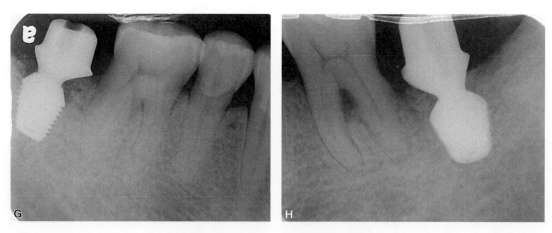

图 15-5GH　X 线片检查基桩就位情况

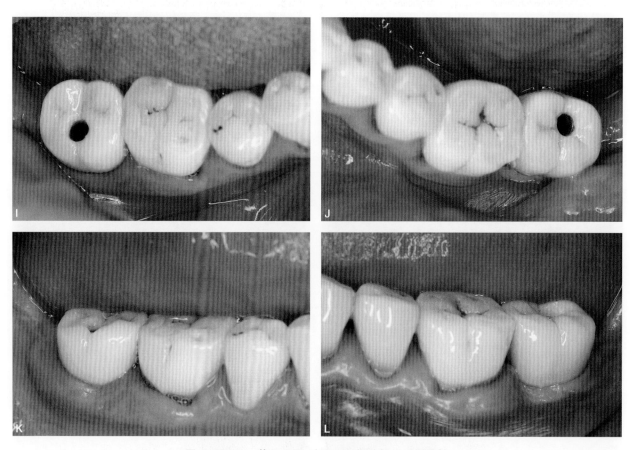

图 15-5IJKL　戴入牙冠,𬌗面预留螺孔便于后期维护

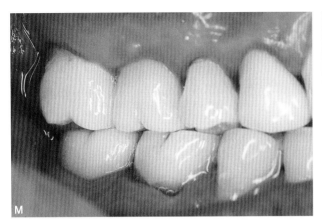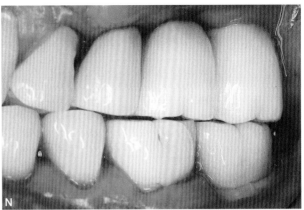

图 15-5MN　侧面观

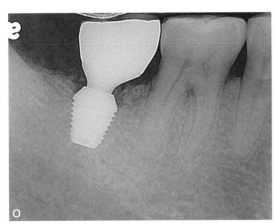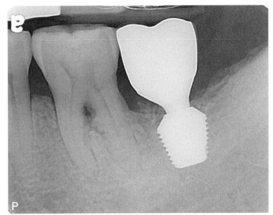

图 15-5OP　X 线片可见种植体周围骨质健康,局部依然存在植骨材料

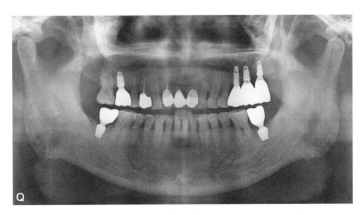

图 15-5Q　治疗完成后曲面断层片

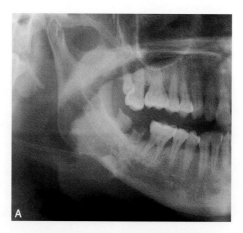

图 15-6A　初诊局部残根，拔除

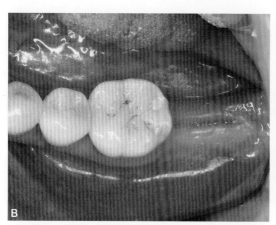

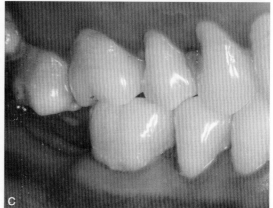

图 15-6BC　残根拔除后 4 周

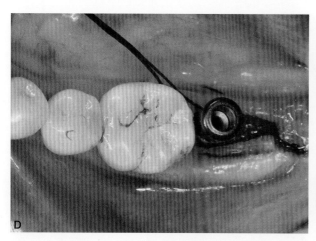

图 15-6D　种植体(Bicon 系统)植入过程

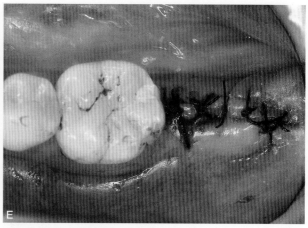

图 15-6E　术后严密缝合

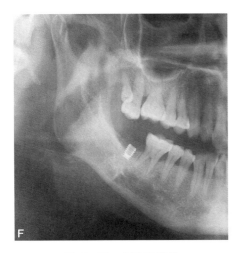

图 15-6F　术后 X 线片

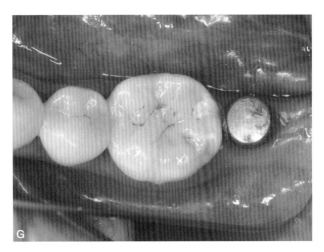

图 15-6G　二期手术后口内观

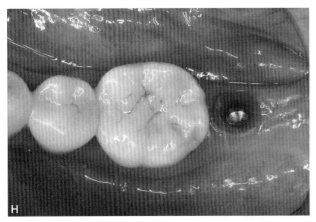

图 15-6H　取出愈合基台后口内黏膜状况

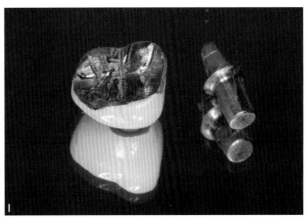

图 15-6I　制作完成的牙冠和基桩

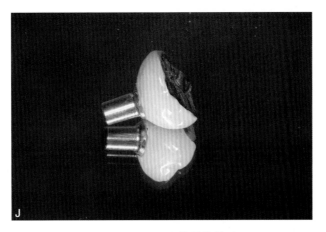

图 15-6J　牙冠和基桩粘接后

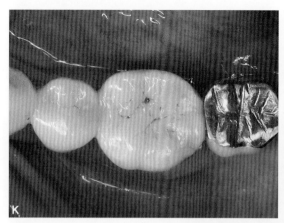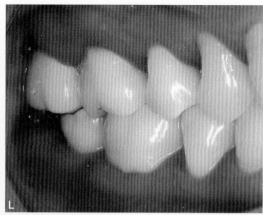

图 15-6KL 修复体戴入后口内观

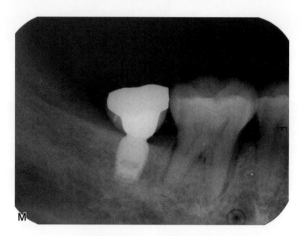

图 15-6M 修复后 X 线片

参考文献

1. Anitua E, Piñas L, Orive G. Retrospective Study of Short and Extra-Short Implants Placed in Posterior Regions: Influence of Crown-to-Implant Ratio on Marginal Bone Loss. Clin Implant Dent Relat Res, 2013, May 8. doi: 10.1111/cid.12073. [Epub ahead of print]

2. ASH M. Anatomy of premolars and molars//Ash M Jr. Wheeler's dental anatomy, physiology and occlusion. 7th ed. Philadelphia: Saunders, 1993. 195-291.

3. Baelum V, Ellegaard B. Implant survival in periodontally compromised patients. J Periodontol, 2004, 75 (10): 1404-1412.

4. Bilhan H, Geckili O, Mumcu E, et al. Influence of surgical technique, implant shape and diameter on the primary stability in cancellous bone. J Oral Rehabil, 2010, 37(12): 900-907.

5. Birdi H, Schulte J, Kovacs A, et al. Crown-to-implant ratios of short-length implants. J Oral Implantol, 2010, 36(6): 425-433.

6. Blanes RJ, Bernard JP, Blanes ZM, et al. A 10-year prospective study of ITI dental implants placed in the posterior region. II: Influence of the crown-to-implant ratio and different prosthetic treatment modalities on crestal bone loss. Clin Oral Implants Res, 2007 Dec, 18(6): 707-714.

7. Blanes RJ. To what extent does the crown-implant ratio affect the survival and complications of implant-supported reconstructions? A systematic review. Clin Oral Implants Res, 2009 Sep, 20 (Suppl 4): 67-72.

8. Boston MA. Preliminary Results of the Survival of 5x6mm Implants. Academy of Osseointegration 2008 AnnualMeeting. February,2008.

9. Chou HY,Müftü S,Bozkaya D. Combined effects of implant insertion depth and alveolar bone quality on periimplant bone strain induced by a wide-diameter,short implant and a narrow-diameter,long implant. J Prosthet Dent,2010,104(5):293-300.

10. Cozzolino A,Balleri P,Ruggiero G,et al. Use of short implants for functional restoration of the mandible after giant cell tumor removal. Case report. Minerva Stomatol,2006,55(5):307-314.

11. das Neves FD,Fones D,Bernardes SR,et al. Short implants--an analysis of longitudinal studies. Int J Oral Maxillofac Implants,2006,21(1):86-93.

12. Esposito M,Grusovin MG,Felice P,et al. The efficacy of horizontal and vertical bone augmentation procedures for dental implants-a Cochrane systematic review. Eur J Oral Implantol. 2009,2(3):167-184.

13. Fugazzotto PA,Shorter implants in clinical practice:rationale and treatment results. Int J Oral Maxillofac Implants,2008,23(3):487-496.

14. Gilbert GH,Shelton BJ,Chavers LS,et al. Predicting tooth loss during a population-based study:role of attachment level in the presence of other dental conditions. J Periodontol,2002,73(12):1427-1436.

15. Griffin TJ,Cheung WS. The use of short,wide implants in posterior areas with reduced bone height:a retrospective investigation. J Prosthet Dent,2004,92(2):139-144.

16. Hagi D,Deporter DA,Pilliar RM,et al. A targeted review of study outcomes with short($<or=7mm$) endosseous dental implants placed in partially edentulous patients. J Periodontol,2004,75(6):798-804.

17. Ishii J,Yoshida T,Yokoo S,et al. Use of magnetic abutments for short endosseous implants following a fibula bone graft in an oral cancer patient:a case report. J Oral Implantol,2003,29(6):289-292.

18. Maló P,de Araújo Nobre M,Rangert B. Short implants placed one-stage in maxillae and mandibles:a retrospective clinical study with 1 to 9 years of follow-up. Clin Implant Dent Relat Res,2007,9(1):15-21.

19. Misch CE. Short dental implants:a literature review and rationale for use. Dent Today,2005,24(8):64-6,68.

20. Olate S,Lyrio MC,de Moraes M,et al. Influence of diameter and length of implant on early dental implant failure. J Oral Maxillofac Surg,2010,68(2):414-9.

21. Penny RE,Kraal JH. Crown-to-root ratio:its significance in restorative dentistry. J Prosthet Dent,1979,42(1):34-8.

22. Pierrisnard L,Renouard F,Renault P,et al. Influence of implant length and bicortical anchorage on implant stress distribution. Clin Implant Dent Relat Res,2003,5(4):254-62.

23. Schillingburg HT,Hobo S,Whitsett LD,et al. Fundamentals of fixed prosthodontics. 3rd ed. Chicago:Quintessence;1997. 89-90.

24. Schulte J,Flores AM,Weed M. Crown-to-implant ratios of single tooth implant-supported restorations. J Prosthet Dent,2007,98(1):1-5.

25. Strietzel FP,Reichart PA. Oral rehabilitation using Camlog screw-cylinder implants with a particle-blasted and acid-etched microstructured surface. Results from a prospective study with special consideration of short implants. Clin Oral Implants Res,2007,18(5):591-600.

26. Sun HL,Huang C,Wu YR,et al. Failure rates of short($\leqslant 10$ mm) dental implants and factors influencing their failure:a systematic review. Int J Oral Maxillofac Implants,2011,26(4):816-825.

27. 宿玉成. 现代口腔种植学. 北京:人民卫生出版社,2004.97-98.

28. Tawil G,Aboujaoude N,Younan R. Influence of prosthetic parameters on the survival and complication rates of short implants. Int J Oral Maxillofac Implants,2006,21(2):275-282.

29. ten Bruggenkate CM,Asikainen P,Foitzik C,et al. Short(6-mm) nonsubmerged dental implants:results of a Multicenter clinical trial of 1 to 7 years. Int J Oral Maxillofac Implants,1998,13(6):791-8.

30. VenuleoC,Chuang SK,Weed M,et al. Long term bone level stability on Short Implants:A radiographic follow up study. Indian Journal of Maxillofacial and Oral Surgery September,2008,7(3):340-345.

31. Winkler S,Morris HF,Ochi S. Implant survival to 36 months as related to length and diameter. Ann Periodontol,2000,5(1):22-31.

第二部分　口腔种植外科关键技术

第十六章 上颌窦内提升术

Sinus lift(crest approach)

难度指数: ★★★★★

一、概述

在上颌后牙区,种植修复治疗常常受限于牙槽骨萎缩和(或)上颌窦气化导致的余留骨量不足。研究(Kopecka 2012)显示上颌第二前磨牙、第一磨牙、第二磨牙区的平均余留牙槽骨高度(mean residual bone height,mRBH)分别为 5.9±2.5mm、3.3±2.2mm 和 4.5±2.4mm,余留牙槽骨高度(residual bone height,RBH)不足 5mm 者所占比例分别为 31.6%、73.1% 和 54.2%。上颌后牙区解剖学因素对种植修复的实施提出了巨大的挑战,而研究表明,上颌窦提升术可以有效解决这一问题,成功率较高。上颌窦提升有两种方案,从牙槽嵴顶进行的内提升(crestal sinus floor elevation,CSFE)和侧壁开窗的外提升(lateral sinus floor elevation,LSFE)。

1986 年 Tatum 首次提出上颌窦侧壁开窗外提升术。但该技术创伤较大,术后疼痛和肿胀明显,加重了患者的不适。随着 1994 年 Summers 提出利用内提升器械(图 16-1、图 16-2)自牙槽嵴顶入路的上颌窦内提升技术,越来越多的研究证实了该技术方法的可行性。与侧壁开窗相比,内提升避免了第二术区的开辟,手术时间短,创伤较小,术后恢复快,受到医师和患者青睐。术中采用系列钻逐级预备种植窝洞后,用手动上颌窦内提升器械将皮质骨和上颌窦底黏膜小心抬起,置入骨替代材料,必要时通过骨挤压提高种植体的初期稳定性(表 16-1)。

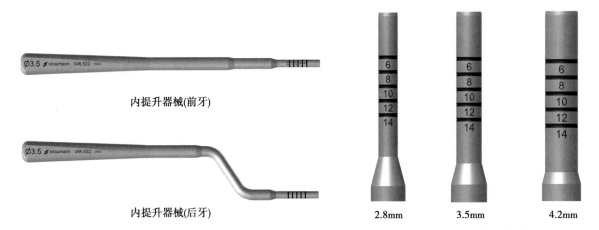

内提升器械(前牙)

内提升器械(后牙)

2.8mm   3.5mm   4.2mm

图 16-1 summer 内提升器械。直器械用于前牙,弯器械用于后牙   图 16-2 不同直径的内提升器械(带有刻度标记)

表 16-1 上颌窦提升术的发展历程

20 世纪 60 年代	Boyne 等采用 Caldwell-Luc 法进行上颌窦提升术,使用自体骨
20 世纪 70 年代	在植入叶片状种植体前,实施上颌窦提升术
1980 年	Boyne 和 James 等最早报道上颌窦提升术的病例(J Oral Surgery,1980,38:613-616)
1986 年	Tatum 提出上颌窦侧壁开窗提升术(J Dent Clin North Am,1986,30(2):207-229)
1994 年	Summers 报道了冲顶式上颌窦内提升术(Compenmum,1994,15:152-162)

上颌窦内提升术自开展以来,获得了较高的成功率。Nedir 等(2010)对 17 名患者平均剩余骨高度为 5.4±2.3mm 的上颌后牙区采用单纯上颌窦内提升术,观察 5 年后,所有的种植体均成功负载,成功率为 100%。Summers 等(1994)报道采用上颌窦提升并延期种植的种植牙,施加咬合负载 18 个月后的成功率为 96%。他使用的骨移植材料为自体骨联合脱矿冻干异体骨(demineralized freeze-dried bone allograft, DFDB)以及少量的吸收性羟基磷灰石(hydroxyl-apatite,HA)。有学者认为,使用植骨材料时,出现上颌窦黏膜穿孔的几率要高于不植骨组,可能是因为在植骨时形状稍微尖锐的移植骨颗粒对黏膜有破坏的可能。然而,McDermott 等(2006)报道指出:上颌窦内植骨不是造成种植失败的高风险因素,上颌窦内提升植骨术与单纯上颌窦内提升术在种植成功率上并没有太大区别。使用植骨材料时,上颌窦内提升植骨术种植体功能性负载 4.5 年后的成功率可达 99%。

Pjetursson 等在 2009 年的一篇系统评价中纳入了 19 篇前瞻性队列研究,共 181 例患者采用上颌窦内提升术植入 252 颗种植体,通过平均 3.2 年的观察期对是否使用植骨材料的临床效果进行了比较。对于 168 颗未植骨的内提升种植体 X 线片分析后发现,尽管在手术后均可在种植体尖端发现一些致密的结构,但经过一年的改建后,约有 26.8% 的种植体尖端的这种结构消失。植骨组在一年后多数均可见尖端的圆形阻射影,骨生成高度约为 4.1mm。也有学者主张在种植窝中填入骨粉之前应当放置一胶原膜或胶原塞。这可以避免黏膜穿孔以及移植物的扩散。如果提升高度小于 2mm,则可以只用胶原膜而不加移植物(Cavicchia F,2001)。

> 种植体的成功率与种植体长度及种植前剩余牙槽骨高度密切相关。为了保证新骨的形成,植骨材料的使用是很有必要的。但对于上颌窦黏膜破裂的病例(在上颌窦内提升中发生率约为 10.8%),常根据临床选择放弃手术或者只植入种植体,此时绝对不考虑植骨。

二、上颌窦内提升适用范围和提升限度

一般认为,上颌后牙区 RBH 小于 5mm 时,就必须进行 LSFE,否则种植体难以获得足够的初期稳定性(表 16-2)。Winter 等(2002)采用上颌窦底局部处理技术(localized management of the sinus floor,LMSF)在 RBH≤4mm(平均仅为 2.87mm)的上颌后牙区植入 58 颗种植体,也达到了较高的成功率(91%)。Robert 等(2008)报道在剩余骨高度范围为 1.5～11.2mm(平均 6.3±0.3mm)的 36 位患者中使用单纯上颌窦内提升术,同期植入 54 颗种植体,其 1 年后的存活率为 96%。2009 年,Nedir 等报道了在平均 RBH 为 3.2mm 的上颌后牙区,同样采用单纯上颌窦内提升术同期植入短种植体,术后随访 1 年,发现种植体均获得了较好的初期稳定性并成功负载。因此,随着上颌窦提升技术的不断完善,短种植体的出现以及种植体表面处理的不断改进,在 RBH<4mm 的情况下同样可以采用上颌窦提升同期种植体植入术,但其成功率和远期效果尚缺少大宗病例的长期追踪研究。

表 16-2 传统的临床术式选择标准

上颌窦底形态	平坦窦底	倾斜窦底
RBH≥8mm	常规种植体植入	短种植体/内提升术+不植骨
RBH=5～7mm	内提升术+植骨	外提升术+植骨+同期种植
RBH=3～4mm	外提升术+植骨+同期种植	
RBH=1～2mm	外提升术+植骨+分期种植	

采用 LSFE 提升上颌窦底,在直视下植骨,窦底骨高度可增加 10～12mm,而上颌窦内提升术的提升幅度则比较有限。通常若要保证种植体植入后的初期稳定,其骨内部分的种植体长度大于 6mm 较为理想,种植体超出上颌窦底的幅度应控制在 4～5mm,若提升幅度大于 5mm,上颌窦黏膜撕裂风险明显增加,提升区骨质形成不佳,行使功能后也易导致种植体早期失败。Boyne(1993)的动物实验研究证实,当种植体穿入上颌窦内 2～3mm 时,这部分种植体的表面将完全被再生的新骨覆盖;穿入上颌窦内 5mm 时,穿出部分只有 50% 被再生的新骨覆盖。同时,种植体的尖端形态对于局部骨形成也有影响,植体末端过于尖锐、螺纹过深就不利于骨质的形成。有学者在实体标本上采用内提升术抬高上颌窦底黏膜同期植入种植体,然后从颊侧壁开窗观察上颌窦底黏膜提升的高度,结果发现窦底黏膜被提升的限度为 4mm。若扣除种植体上方至少要保留的 2mm 高度骨量,则种植体末端的提升高度最多仅为 2mm。

Nedir 等(2006)采用单纯上颌窦内提升术同期植入 25 颗 ITI 种植体,最大幅度提升达 7mm,最后也达到了很好的初期稳定性,1 年后均成功负载。Winter 等(2003)采用经牙槽嵴顶上颌窦底开窗术(Sinus/alveolar crest tenting,SACT)行上颌窦底提升,随后植入 20 颗种植体,最高提升幅度可达 9mm,负载一年后存活率为 90%。因此,上颌窦内提升限度也可能与操作技巧等有密切关系。

三、种植体植入时机

上颌窦提升和种植体植入可同期或分期进行,其中同期植入可缩短治疗时间,避免二次手术的进行。上颌窦底余留牙槽嵴高度是判断植入时机的重要因素之一。Smiler DG 等(1992)认为,当 RBH 小于 4mm 时,建议待上颌窦提升位点骨愈合后再进行二期种植体的植入。主要原因在于:①由于自体骨量不足,临床上难以达到种植体植入时初期稳定性的要求;②种植体植入后,大部分位于骨代用品内,对于能否顺利地完成骨结合存在疑问。二期植入便于在种植体植入前对新骨形成量进行评估,缺点为医师在进行上颌窦提升时难以判断骨替代材料的植入量及放置位置,且延长了治疗时间。缩短诊疗进程,尽快恢复患者的咀嚼功能和美学需求是牙种植学研究的一个重要课题。Peleg M 等(2006)报道在 RBH 仅为 1～2mm 的上颌后牙区进行上颌窦提升同期植入种植体也取得了良好的效果,其研究表明,经过九年的加载负荷后的成功率达 95.5%。Manso 等(2010)对上颌窦骨高度小于 4mm 的 45 例患者行上颌窦提升并同期植入种植体手术后发现,160 枚种植体存留率为 98.05%。

> 　　随着新器械和新方法的出现,上颌窦内提升的幅度也越来越大,但还需谨慎、理性看待相关数据。
> 　　骨水平种植体的使用及种植体外形的改进,均有利于提高术后初期稳定性。部分种植体对初期稳定性要求不高,这些都为上颌窦内提升同期植入种植体提供了可能。
> 　　特别注意:在 RBH 严重不足的情况下,使用上颌窦提升并同期植入种植体时要防止种植体掉入上颌窦内。

四、手术方式和操作步骤

目前,临床上使用最广的上颌窦内提升方式主要为冲顶式上颌窦内提升技术。随着种植技术的发展,越来越多的新器械、新方法应用到上颌窦底提升中。目前常用的手术方式有如下几种:

1. 冲顶式上颌窦内提升技术

1994 年 Summers 提出利用内提升器械自牙槽嵴顶入路的冲顶式上颌窦内提升技术(osteotome sinus floor elevation, OSFE),又称闭合式提升术(closed sinus lift technique)。越来越多的研究证实了该技术方法的可行性。术中采用球钻定位,先锋钻确定种植方向,钻入深度距上颌窦底 1~2mm 达到窦底皮质骨,用手动内提升器械轻轻敲击令窦底皮质骨骨折,连同上颌窦底黏膜向上抬起至所需高度,置入骨替代材料,必要时可以同时通过骨挤压提高种植体的初期稳定性(图 16-3)。

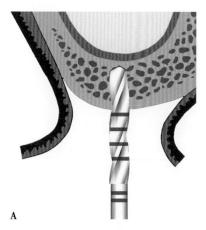

A

图 16-3A　按预先确定的骨量高度制备种植窝,钻入深度距上颌窦底 1~2mm

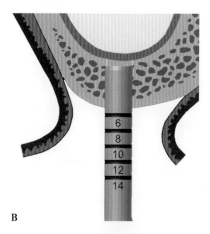

B

图 16-3B　使用内提升器械轻轻敲击令窦底皮质骨骨折

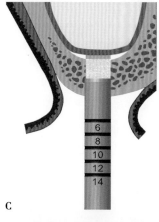

C

图 16-3C　将窦底骨质连同上颌窦底黏膜向上抬起至所需高度,置入骨替代材料

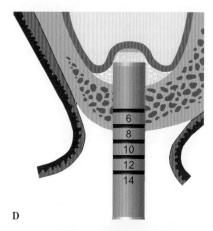

D

图 16-3D　继续植入植骨材料,直到上颌窦底黏膜向上抬起至所需高度

Summer 内提升器械是临床上常用的提升工具,能显著降低上颌窦底黏膜穿孔率。术中先用直径较小的内提升器械锤击上颌窦底形成小范围的上颌窦底骨折穿孔,然后再用较大直径的内提升器械扩大上颌窦底骨组织穿孔区,充分利用内提升器械顶端凹面的边缘将骨孔周围的骨组织推入窦腔内,这种方法简便快捷、安全可靠,上颌窦穿孔率低,同时推入上颌窦腔内的自体骨有利于新生骨的生成。术者根据临床实际情况既可以翻瓣,也可以采取不翻瓣的方式。种植体可以埋植,也可以采用非埋植式植入(图 16-4、图 16-5)。

术前应准确判定剩余骨量的高度、骨质类型及上颌窦底形状,有无分隔及骨嵴等。在分隔及骨嵴区,易造成上颌窦底粘骨膜撕裂,应用此技术要更加慎重。术中应注意切忌用暴力,否则很容易造成上颌窦黏膜损伤,而且有可能造成良性突发性体位性眩晕症(benign paroxysaml positional vertigo)。

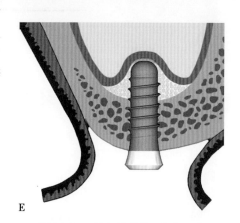

E

图 16-3E　植入种植体,完成手术

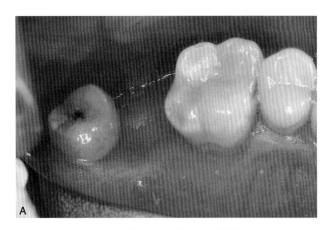

图 16-4A　上颌第二磨牙缺失,牙槽嵴宽度理想

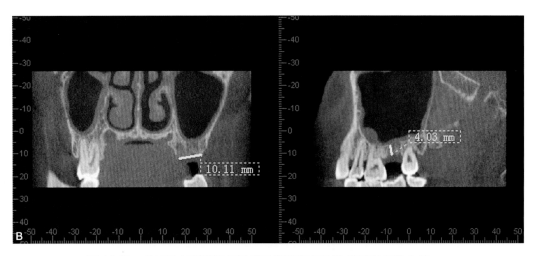

图 16-4B　CBCT 剖面图显示局部牙槽嵴宽度理想,高度只有约 4.03mm

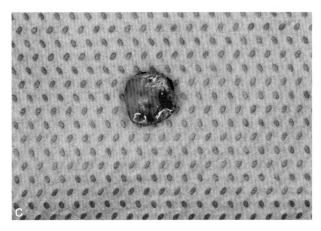

图 16-4C　采用环切刀去除植入位点的牙龈,进行不翻瓣植入

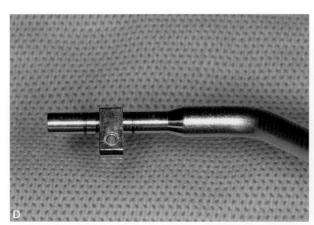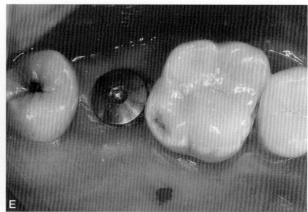

图 16-4DE　采用不翻瓣内提升植入种植体

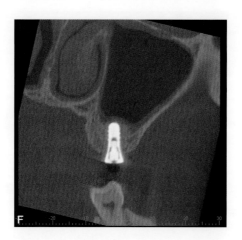

图 16-4F　种植体植入后 CBCT 剖面图

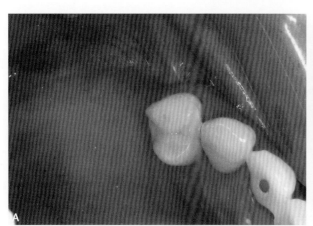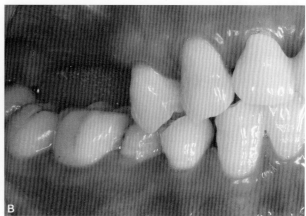

图 16-5AB　种植治疗前口内观

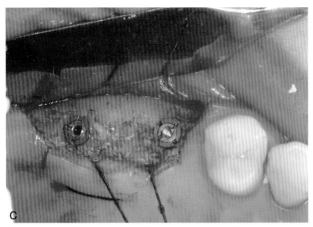

图 16-5C 内提升植骨并同期植入种
植体（Ankylos 系统）

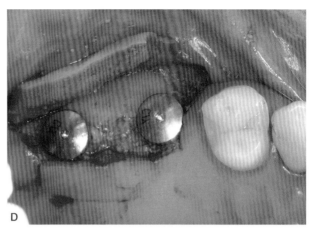

图 16-5D 种植体上旋入大直径覆盖螺丝（通常
大于种植体直径），可防止植体掉入上颌窦

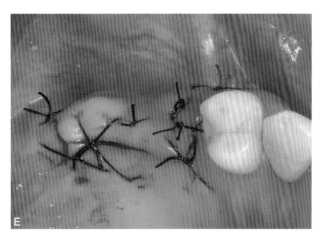

图 16-5E 严密缝合创口

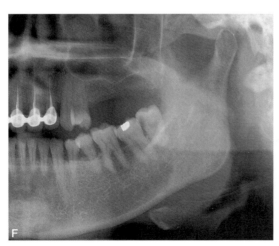

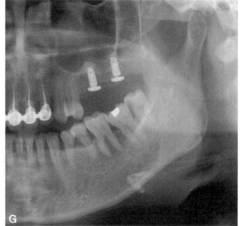

图 16-5FG 种植体植入前后 X 线片

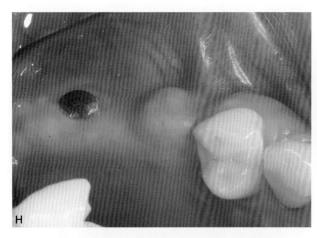

图 16-5H 四个半月后可见覆盖螺丝部分暴露

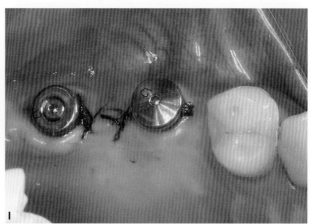

图 16-5I 二期手术暴露种植体

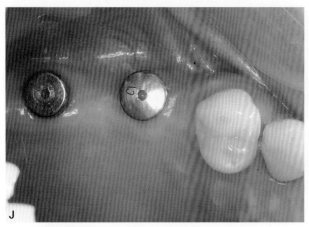

图 16-5J 一个半月后软组织完全愈合

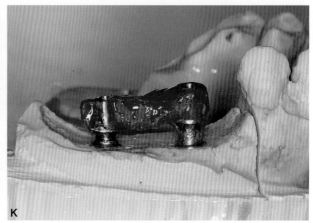

图 16-5K 在模型上制作基桩定位卡

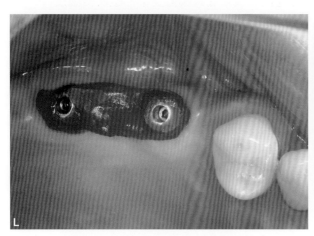

图 16-5L 口内根据定位卡固定基桩

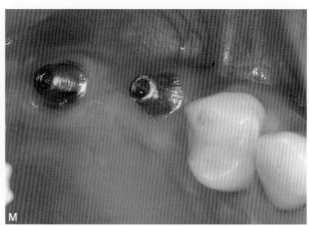

图 16-5M 基桩就位后情况

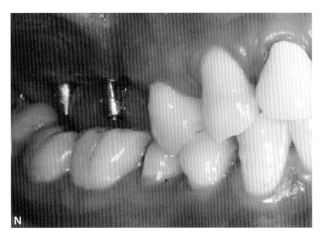

图 16-5N　基桩就位后侧面观

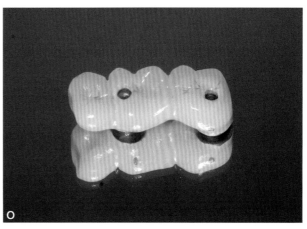

图 16-5O　制作完成的义齿,𬌗面开孔

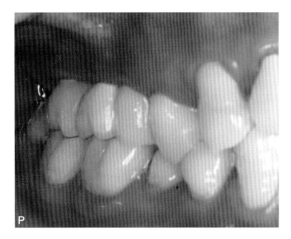

图 16-5P　修复体就位

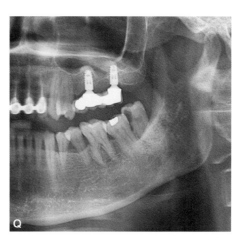

图 16-5Q　治疗完成后 X 线片

2. 上颌窦内嵌骨块提升术

上颌窦内嵌骨块提升术(inlay osteotome sinus augmentation technique,IOSAT)利用环形钻制备窝洞,使用与待植入的种植体直径相匹配的环形钻定位并制备种植窝,钻至距上颌窦底 1～2mm 时,内提升器械敲击预备种植窝所得的柱状骨块,令窦底皮质骨骨折,使之连同上颌窦底黏膜向上抬起至所需高度,植入相应长度的种植体(图 16-6、图 16-7)。研究结果显示该方法连同短种植体的同期植入可用于上颌窦底 RBH 不足 4mm 的患者。

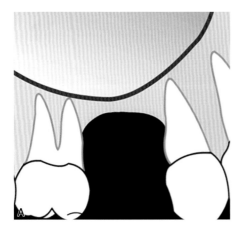

图 16-6A　口内缺牙区剖面图

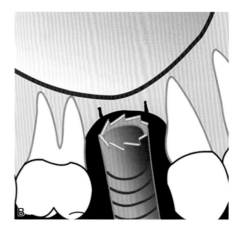

图 16-6B　环形钻定位并制备种植窝,
钻至距上颌窦底 1～2mm

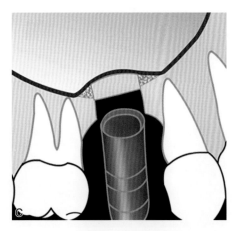

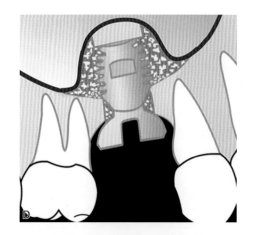

图 16-6C　敲击预备种植体窝所得的柱状
骨块,使之连同上颌窦底黏骨膜上抬

图 16-6D　同期植入短种植体

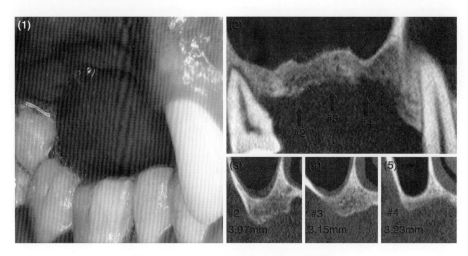

图 16-7A　患者上颌后牙缺牙区术前情况
(1)术前口内照;(2)缺牙区 CBCT;(3)#2 处上颌窦底余留牙槽嵴高度为 3.97mm;(4)#3 处
上颌窦底余留牙槽嵴高度为 3.15mm;(5)#4 处上颌窦底余留牙槽嵴高度为 3.23mm

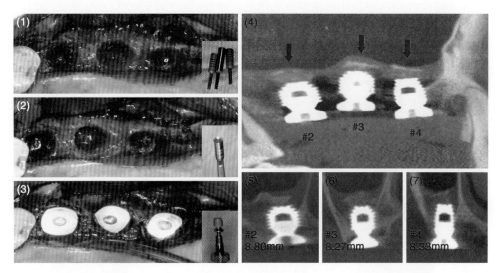

图 16-7B　手术过程
(1)环形钻预备后所得柱状骨块;(2)内提升器械敲击使柱状骨块上抬;(3)植入相应直径的种植体,
安装窦提升基台;(4)术后当天 CBCT;(5)术后当天#2 处上颌窦底骨垂直高度为 8.80mm;(6)术后当
天#3 处上颌窦底骨垂直高度为 8.27mm;(7)术后当天#4 处上颌窦底骨垂直高度为 8.33mm

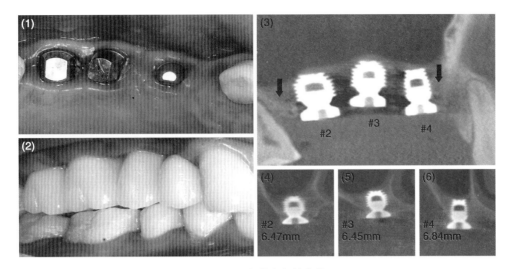

图 16-7C　安装上部修复体

（1）术后六个月安装基台；（2）安装最终修复体；（3）术后六个月 CBCT；（4）术后六个月#2 处上颌窦底骨垂直高度为 6.47mm；（5）术后六个月#3 处上颌窦底骨垂直高度为 6.45mm；（6）术后六个月#4 处上颌窦底骨垂直高度为 6.84mm

与传统的 OSFE 相比，该使用环形钻的上颌窦内嵌骨块技术具有以下优点：第一，环形钻制备窝洞创伤更小，方法简便，且避免了骨挤压时的反复敲击给患者造成的不适。第二，该方法最大限度地保留了种植位点处的自体骨，减少了骨替代材料的使用，节约了手术费用。第三，种植体根方的骨块并未与上颌窦底黏膜剥离，保证了良好的血供，有利于新骨的形成和改建。第四，内嵌的骨块具有骨引导作用，且其存在形成了帐篷效应，为新骨形成的提供空间，促进骨整合的形成，这在动物实验中已得到证实。

应用此技术的解剖生理基础在于：第一，上颌窦内外壁之间距离约为 6～10mm，大直径的种植体可与骨壁接触，增加种植体的初期稳定性。若种植体与骨壁间隙较大，则可植入骨替代材料，以促进成骨。近远中方向亦然。第二，内嵌的骨块位于种植体根尖处，形成上盖，维持窦内成骨的空间，并提供成骨来源。第三，解剖形态的差异是种植体初期稳定性大小的影响因素之一。这些变异可能增加 LSFE 的难度，却为该内嵌骨块技术创造了优势。窦间隔的存在、狭窄的内外壁间间隙可增加柱状骨块的稳定性，利于骨愈合，提高治疗的成功率。

该内嵌骨块技术对医师的手术操作能力要求较高，术者手法应尽量轻柔，并注意以下手术技巧：第一，使用与待植入的种植体直径相匹配的环形钻定位并预备窝洞，精确控制环形钻的预备深度，防止上颌窦底黏膜的破裂以及骨块的脱落剥离，以保证其血供；第二，骨块表面应平整，必要时可用成形钻修整；第三，提升时只需将骨块敲入即可，不必敲击至植入深度，可用小器械分离窦底黏膜，使种植体植入时到达必要深度，动作要轻且慢，保证窦底黏膜不被破坏；第四，解剖条件好时无需植入骨替代材料。若需植骨，则骨粉要细，且控制用量，有时只使用慢速取骨的自体骨屑即可。为保证成骨效果，可在种植体表面覆上骨屑。

3. 采用超声骨刀、金刚砂车针等磨除窦底骨质的上颌窦内提升技术

该技术采用球钻定位，先锋钻确定种植方向，钻入深度距上颌窦底 1～2mm 达到窦底皮质骨，用扩孔钻将窝洞扩大到所需直径，扩孔时保持原深度。以超声骨刀（图 16-8）或金刚砂车针（图 16-9）向上颌窦底方向磨切，去除窦底残余皮质骨。进入上颌窦时感觉阻力突然减小，此时停止修磨。对于部分上颌窦与牙槽嵴顶距离较小的病例，甚至可以直接通过骨孔看到上颌窦黏膜（图 16-10）。小心剥离窦底黏膜，置入骨替代材料，可同时植入种植体。

上颌窦黏膜穿孔是上颌窦提升术中常见的并发症。超声骨刀对骨组织有良好的切割力，对软组织不会造成损伤。Vercellotti 等在 2001 年最早报道了用超声骨刀进行上颌窦开窗术及黏膜剥离，降低了窦底黏膜穿孔的发生率，并缩短了手术时间。有学者利用其选择性组织切割的特点，应用于上颌窦内提升术中，同样取得了良好的效果。

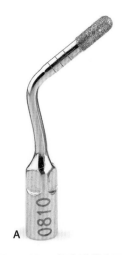

图 16-8A　赛法登特（Sil-fradent）超声骨刀 P0810 无创伤金刚砂刀头

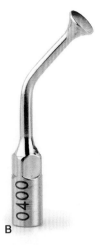

图 16-8B　赛法登特（Silfradent）超声骨刀 P0400 上颌窦黏膜剥离器，也可以帮助医师从上颌窦底上分离黏膜

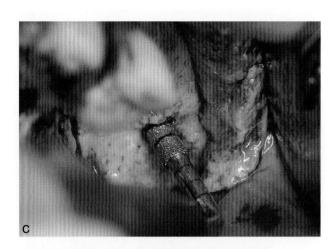

图 16-8C　采用超声骨刀嵴顶备骨孔

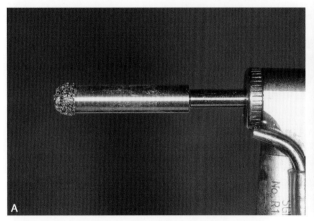

图 16-9A　尖端金刚砂钻针

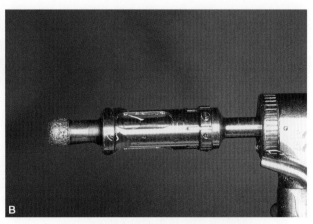

图 16-9B　前述钻针可以根据上颌窦与牙槽嵴顶的距离安装不同的止位器

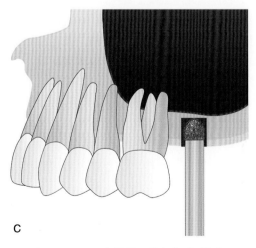

图 16-9C　示意图显示常规备孔，骨孔底部与上颌窦约 1mm

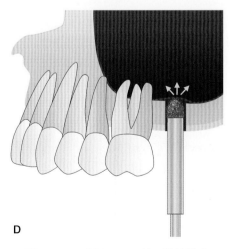

图 16-9D　采用 16-9A 所示的钻针磨削剩下的骨质

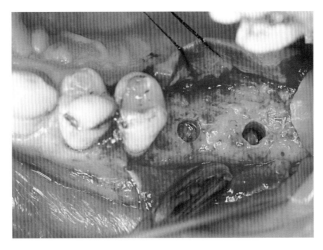

**图16-10 窦底骨质完全去除后,如果窦嵴距较小,
可通过骨孔直接看见呈蓝色的上颌窦黏膜**

术中要注意压力大小和切割方向的控制。超声骨刀切割效能并不能通过加大对手机的握持力增加。在一定程度下,增加压力反而会妨碍工作头的振荡,多余的热能会对组织造成损伤,上颌窦黏膜也可能因过大压力而意外破损。应根据患者手术部位骨硬度及厚度的差异,选择不同的模式和振动频率,并施加正确的压力。此外,由于部分超声刀头近似圆柱形,尖端均为工作区,手术时应注意控制施力方向,只能钻磨种植窝底需提升处骨组织,不能向种植窝四壁加压,防止扩大种植窝。

4. 球囊上颌窦内提升术

随着冲顶式上颌窦内提升技术的临床推广,一些学者对其作了一些改进,球囊内提升技术即是其中一种。它是在用内提升器械或骨挤压器敲击突破上颌窦皮质骨后,换用专用球囊输送器将球囊放至上颌窦底和黏膜空隙处,向球囊内注射气体或者液体(生理盐水或泛影葡安),感觉阻力逐步由大变小,提示上颌窦冲顶成功,然后取出球囊,向上颌窦内放置骨替代材料,可同期植入种植体(图16-11)。

采用球囊行上颌窦内提升技术,以期利用球囊内的压力均匀推上颌窦黏膜,力量轻柔,为阶梯状,便于控制推进程度,减少破坏黏膜。但由于球囊作用点在窦底黏膜最高处,远离需要剥离的黏膜和骨壁粘连处,反而可能增加了黏膜撕裂的可能性。

5. 经牙槽嵴顶上颌窦底开窗术

Winter等提出的经牙槽嵴顶上颌窦底开窗术(sinus/alveolar crest tenting,SACT)是单纯上颌窦内提升术的另一种形式,当上颌窦底骨很薄(RBH小于3mm)时,从腭侧切开,向颊侧翻起部分黏膜瓣,剩余部分

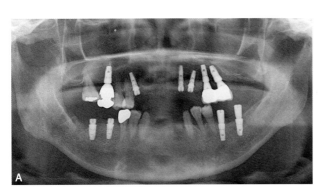

图16-11A 患者B区7缺失,需要种植

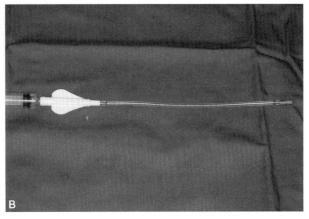

图16-11B 用于上颌窦提升的球囊装置

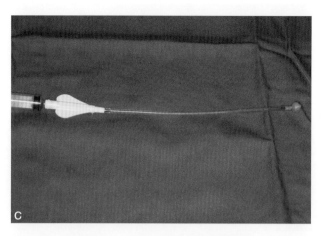

图 16-11C　注射生理盐水使球囊膨大

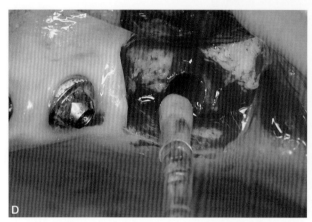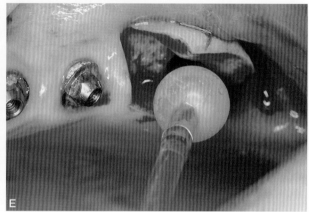

图 16-11DE　临床操作中球囊的使用

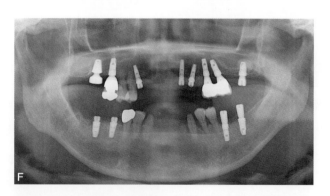

图 16-11F　球囊提升上颌窦黏膜后植入种植体（登腾系统）

黏膜和骨膜,用钻在牙槽嵴顶做一矩形窗口,深度为 0.5～1.5mm,宽度比预期植入种植体的直径小 2mm,然后用内提升器械轻轻敲击使骨块游离,仔细剥离窦底黏膜,将骨块和黏膜一同提升至需要的高度,随后植入种植体。Winter 等采用此术式植入 20 颗种植体,最高提升幅度达 9mm,负载一年后存活率为 90%。这种手术方式由于提升幅度较大,并且没有植入任何植骨材料,种植体的初期稳定性很难得到保证,需要有更多的病例报道和更长的时间观察研究。

6. 内窥镜辅助上颌窦内提升术

上文所述的上颌窦内提升术均为在盲视下手术,Kiyokawa 等(2009)通过尝试采用内窥镜施行手术,既可实现手术的可视,又可达到微创的效果。术中经上颌窦鼻侧面的尖牙窝插入鼻窦内窥镜,在内窥镜监视下提升窦底、植入移植材料和植入种植体。内窥镜下窦底提升术造成的手术创伤小,能有效降低窦底黏膜穿孔率,监视提升的高度和植骨材料的位置,是值得研究的一种改进方向。但手术设备昂贵,因此尚不能被当作标准的手术程序推广应用。

因此,一方面来讲,随着对口腔种植理论研究的进展以及种植材料器械本身的改进发展,改变传统的治疗进程已经有了一定的理论基础和可行性。但诸如 Sinustech 骨钻的应用、通过鼻腔施以负压辅助等新技术还缺少相关循证医学证据,其效果还有待于进一步的研究证实。

参考文献

1. Arai Y,Tammisalo E,Iwai K,et al. Development of a compact computed tomographic apparatus for dental use. Dentomaxillofac Radiol,1999,28(4):245-248.

2. Boyne PJ,James RA. Grafting of the maxillary sinusfloor with autogenous marrow and bone. J Oral Surg,1980,38:613-616.

3. Boyne PJ. Analysis of performance of root-form endosseous implants placed in the maxillary sinus. J Long Term Eff Med Implants,1993,3(2):143-59.

4. Cavicchia F,Bravi F,Petrelli G. Localized augmentation of the maxillary sinus floor through a coronal approach for the placement of implants. Int J periodontics Restorative Dent,2001,21:475-485

5. Chen L,Cha J. An 8-year retrospective study:1100 patients receiving 1557 implants using the minimally invasive hydraulic sinus condensing technique. J Periodontol,2005,76(3):482-491.

6. Baldi D,Menini M,Pera F,et al. Sinus floor elevation using osteotomes or piezoelectric surgery. Int J Oral Maxillofac Surg,2011,40:497-503.

7. Emmerich D,Att W,Stappert C. Sinus floor elevation using osteotomes:a systematic review and meta-analysis. J Periodontol,2005,76(8),1237-1251.

8. Florian Stelzle,Klaus-Ulrich Benner. Evaluation of Different Methods of Indirect Sinus Floor Elevation for Elevation Heights of 10 mm:An Experimental Ex Vivo Study. Clinical Implant Dentistry and Related Research,2011,13:124-133.

9. Hu X,Lin Y,Metzmacher AR,et al. Sinus membrane lift using a water balloon followed by bone grafting and implant placement:A 28 case report. Int J Prosthodont,2009,22(3):243-247.

10. Jan Tetsch,Peter Tetsch,Dominikus A. Lysek Long-term results after lateral and osteotome technique sinus floor elevation:a retrospective analysis of 2190 implants over a time period of 15 years. Clin Oral Impl Res,2010,21:497-503.

11. Kiyokawa K,Kiyokwa M,Sakaguchi S,et al. Endoscopic maxillary sinus lift without vestibular mucosal incision or bone graft. J Craniofac Surg,2009,20(5):1462-1467.

12. Kopecka D,Simunek A,Brazda T,et al. Relationship between subsinus bone height and bone volume requirements for dental implants:a human radiographic study. Int J Oral Maxillofac Implants,2012 Jan-Feb,27(1):48-54.

13. Krennmair G,Krainh fner M,Schmid-Schwap M,et al. Maxillary sinus lift for single implant-supported restorations:a clinical study. J Oral Maxillofac Implants,2007,22(3):351-358.

14. Madcod I,Heath N,Cone-beam computed tomography(CBCT) in dental practice. Dent Update,2008,35(9):590-592,594-598.

15. Manso MC,Wassal T. A 10-year longitudinal study of 160 implants simutaneously installed in severely atrophic posterior maxillas grafted with autogenous bone and a synthetic bioactive resorbable graft. Implant Dent,2010,19(4):351-360.

16. McDermott NE,Chuang SK,Woo VV,et al. Maxillary sinus augmentation as a risk factor for implant failure. lnt J Oral Maxillofac Implants,2006,21(3):366-374.

17. Mozzo P,Procacci C,Tacconi A,et al. A new volumetric CT machine for dental imaging based on the cone-beam technique:pre-liminary results. Eur Radiol,1998,8(9):1558-1564.

18. Nedir R,Nurdin N,Vazquez L,et al. Osteotome sinus floor elevation technique without grafting:a 5-year prospective study. J Clin Periodontol,2010 Nov,37(11):1023-1028.

19. Peleg M,garg AK,Mazor Z. Predictability of Simultaneous Implant Placement in the Severely Atrophic Posterior Maxilla:A 9-Year Longitudinal Experience Study of 2,132 Implants Placed into 731 Human Sinus Grafts. Int J Oral Maxillofac Implants,2006,21:94-102.

20. Penarrocha-diago M,Rambla-Ferrer J,Perez V,et al. Benign paroxysmal vertigo secondary to placement of maxillary implants using the alveolar expansion technique with osteotomes:a study of 4 cases. Int J Oral Maxillofac Implants,2008,23(1):129-132.

21. Pjetursson BE,Rast C,Bragger U,et al. Maxillary sinus floor elevation using the osteotome technique with or without grafting material. Part Ⅰ:implant survival and patient's perception. Clinical Oral Implants Research,2009,20:667-676.

22. Pjetursson BE,Ignjatovic D,Matuliene G,et al. Transalveolar maxillary sinus floor elevation using osteotomes with or without grafting material. Part Ⅱ:radiographic tissue remodeling. Clinical Oral Implants Research,2009,20(7):677-683.

23. Pommer B,Watzek G. Gel-pressure technique for hapless transcrestal maxillary sinus floor elevation:a preliminary cadaveric study of a new surgical technique. Int J Oral Maxillofac Implants,2009,24(5):817-822.

24. Rabah Nedir. Osteotome Sinus Floor Elevation Technique Without Grafting Material and Immediate Implant Placement in Atrophic Posterior Maxilla:Report of 2 Cases. J Oral Maxillofac Surg,2009,67:1098-1103.

25. Robert Fermergård,Per Åstrand. Osteotome Sinus Floor Elevation and Simultaneous Placement of Implants-A1-Year Retrospective Study with Astra Tech Implants. J Clinical Implant Dentistry and Related Research,2008,10:62-69.

26. Shalabi MM,Manders P,Mulder J,et al. A meta-analysis of clinical studies to estimate the 4.5-year survival rate of implants placed with the osteotome technique. J The International Journal of Oral & Maxillofacial Implants,2007,22:110-116.

27. Smiler DG,Johnson PW,Lozada JL,Misch C,Rosenlicht JL,Tatum OH Jr,Wagner JR. Sinus Lift Grafts and Endosseous Implants-Treatment of the Atrophic Posterior-Maxilla. Dent Clin North Am,1992,36:151-186.

28. Summers RB. A new concept in maxillary implant surgery:the osteotome technique. Compendium,1994,15:152-162.

29. Summers RB. The osteotome technique:part 2-The ridge expansion osteotomy(REO) procedure. Compendium 1994;15:422,424,426,passim; quiz 436.

30. Summers RB. The osteotome technique:part 3-Less invasive methods of elevating the sinus floor. Compendium 1994; 15:698,700,702-4 passim; quiz 710.

31. Summers RB. The osteotome technique:part 4-Future site development. Compend Contin Educ Dent 1995,16:1090,1092 passim; 1094-1096,1098,quiz 1099.

32. Summers RB. Sinus floor elevation with osteotomes. J Esthet Dent,1998,10:164-17.

33. Tatum OH. Maxillary and sinus implant reconstruction. Dental Clin North Am,1986,30(2):207-229.

34. Thorwarth M,Schlegel KA,Wehrhan F,et al. Acceleration of de novo bone formation following application of autogenous bone to particulated anorganic bovine material in vivo. Oral Surgery Oral Medicine Oral Pathology Oral Radiology and Endodontology,2006,101:309-316.

35. Ucer TC. Use of negative air pressure by nasal suction during maxillary sinus floor lift:audit of 13 consecutive sinus grafts. Br J Oral Maxillofac Surg,2009,47(7):151-152.

36. Vercellotti T,De Paoli S,Nevins M. The piezoelectric bony window osteotomy and sinus membrane elevation:introduction of a new technique for simplification of the sinus augmentation procedure. Int J Periodontics Restorative Dent,2001,21(6):561-567.

37. Vercellotti T. Piezoelectric surgery in implantology:a case report-a new piezoelectric ridge expansion technique. Int J Periodontics Restorative Dent,2000,20(4):359-365.

38. Wehrbein H, Diedrich P. Progressive pneumatization of the basal maxillary sinus after extraction andspace closur. J Fortsche Kieferorthop,1992,53:77-83.

39. Winter AA,Pollack AS,Odrich RB. Placement of implants in the severely atrophic posterior maxilla using localized management of the sinus floor:A preliminary study. J Oral Maxillofac Implants,2002, 17:687-695.

40. Winter AA,Pollack AS,Odrich RB. Sinus/alveolar crest tenting(SACT):a new technique for implant placement in atrophicmaxillary ridges without bone grafts or membranes. J The International Journal of Periodontics & Restorative Dentistry,2003,23:557-565.

第十七章 上颌窦外提升术
Sinus lift(lateral approach)
难度指数: ★★★★★

一、概述

与上颌窦内提升术相同,上颌窦外提升术也是一项可预期的上颌后部骨增量技术。在牙槽嵴垂直向吸收和上颌窦气化的双重作用下导致骨高度不足时,可通过此方法有效地进行牙槽嵴的骨增量,为种植体的植入提供条件。

Tatum 于 1986 年首次提出上颌窦侧壁开窗外提升术(lateral sinus floor elevation,LSFE)并应用于临床。手术通过前庭沟切口翻全厚黏骨膜瓣,暴露上颌窦颊侧骨壁,根据拟扩增的骨量或待植入的种植体数目确定开窗大小,用外提升器械(图 17-1)小心剥离推高上颌窦黏膜,然后植入骨替代材料,同期或延期植入种植体(图 17-2)。

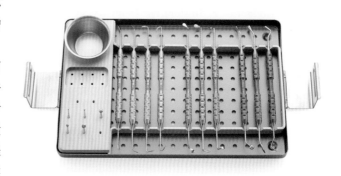

图 17-1　上颌窦外提升器械(登士柏)

该技术拓展了上颌后牙区的种植适应证,其优点在于:手术在直视下操作,能准确控制提升高度,有效保护窦底黏膜;容易判断上颌窦黏膜的完整性;植骨方便,定位准确,与上颌窦内提升相比,可获得更为充足的植骨量;且该方法受上颌窦解剖形态限制较小,在上颌窦底倾斜等情况下,建议选择外提升以减少上颌窦黏膜穿孔的风险。

与内提升相比,外提升的主要缺点是创伤较大,术后肿胀和疼痛较为明显。但若内提升过程中出现黏膜穿孔或严重出血时,需要改用外提升术修复黏膜穿孔或找到出血源头,进行对症处理。因此,即使术者

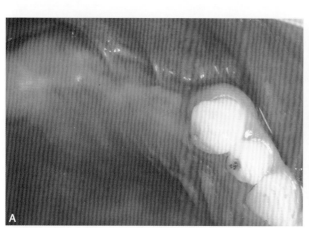
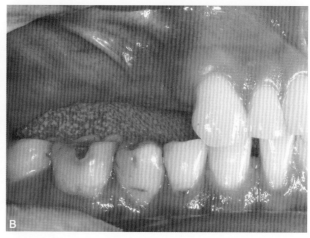

图 17-2AB　术前口内观

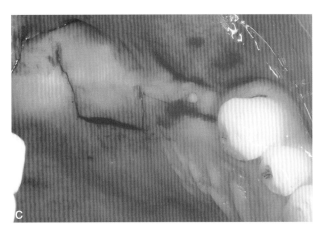

图 17-2C　切口设计

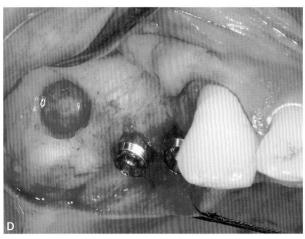

图 17-2D　翻瓣开窗

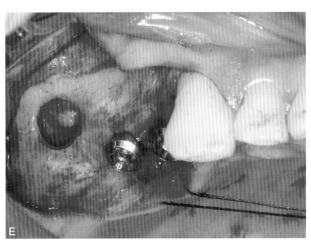

图 17-2E　剥离黏膜

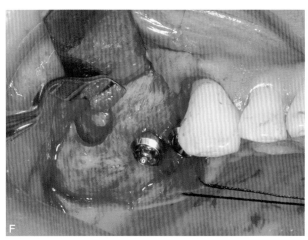

图 17-2F　采用刮骨器获取局部的自体骨

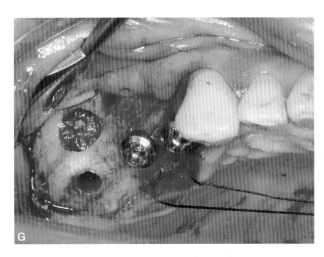

图 17-2G　将自体骨碎屑填入抬高的窦腔
　　　　　黏膜与窦底之间

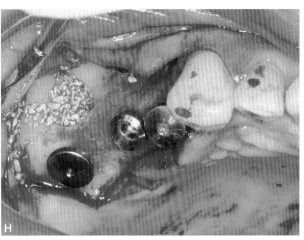

图 17-2H　自体骨碎屑不够时再植入骨替代
　　　　　材料,常规覆膜缝合

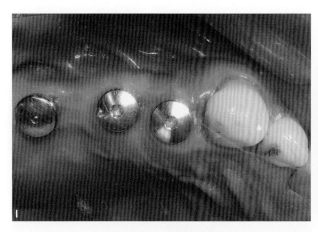

图 17-2I 修复前口内观

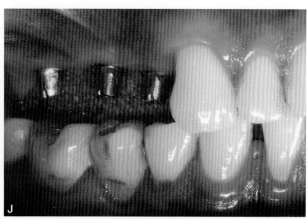

图 17-2J 基桩就位

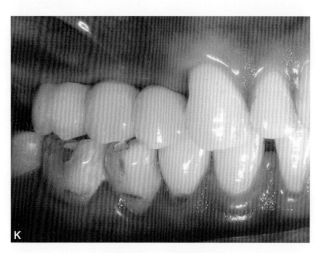

图 17-2K 完成修复

采用内提升技术,仍需精通侧壁开窗的外提升术。

国内外文献报道均显示,运用该技术植入的种植体有较高的成功率。粗糙表面种植体植入骨增量后的上颌窦与植入无需骨增量的天然骨组织相比较,其存留率类似。Pjetursson 等在 2008 年的一篇系统评价中纳入了 48 篇研究,共 4000 多例患者在余留牙槽嵴高度(residual bone height,RBH)不足 6mm 的上颌后牙区采用上颌窦外提升术植入 12 020 颗种植体,均经过 1 年多的负重观察。系统评价结果显示,上颌窦外提升术的三年成功率平均为 90.1%(58.9% ~ 100%),种植体的平均脱落比例为 16.6%。同期植入种植体的成功率略低于分期植入,分别为 88.5% 和 90.9%。同时,作者认为,术中最好联合使用颗粒状自体骨和骨替代材料进行窦提升空间的填充。

二、手术方式

根据对颊侧骨壁的处理方法不同,可将上颌窦外提升术分为推入式(图 17-3)和揭盖式(图 17-4、图 17-7)。前者将开窗部位颊侧骨壁和上颌窦黏膜一起翻入上颌窦内;后者将开窗部位颊侧骨壁剥离或磨除,再进行上颌窦提升。同时,当缺牙区范围很大或有大的分隔存在时,可开辟 2 个或多个骨窗。与推入式相比,揭盖式术区视野更为开阔,操作空间变大,更易保证手术器械精确到位,降低上颌窦黏膜破损的风险。

除了经典的上颌窦外提升术,随着新器械的引进和推广,不断有新的方法应用于临床,且取得了不错的效果。Wiltfang 等在 2000 年提出在上颌窦提升术中使用内窥镜,随后很多学者直接将其应用于临床。采用内窥镜监视上颌窦提升,虽不能完全避免上颌窦黏膜穿孔的发生,但在直视情况下手术,大大减少了穿孔的危险性,减少了并发症的发生。Vercellotti 等在 2001 年最早报道了用超声骨刀进行上颌窦开窗术及黏膜剥离,对 15 位患者进行了 21 例上颌窦外提升术,成功率达 95%。其选择性组织切割的特点,降低了窦黏膜穿孔的发生率,并缩短了手术时间(Wallace 2007)。有临床报道上颌窦外提升术中使用超声骨刀的窦黏膜破损发生率为 7%。近年来还有学者提出一种新型的上颌窦提升术——水冲击疗法,避免了使用锐器直接剥离上颌窦黏膜,增加了操作的安全性。但该方法操作复杂,手术时间长,且其远期效果还有待进一步的研究证实。

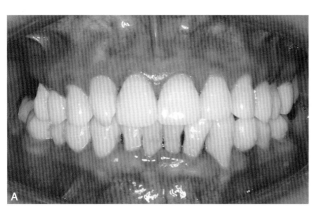
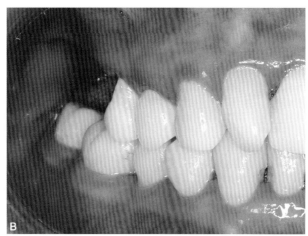

图 17-3AB 术前口内观,A5 Ⅲ度松动

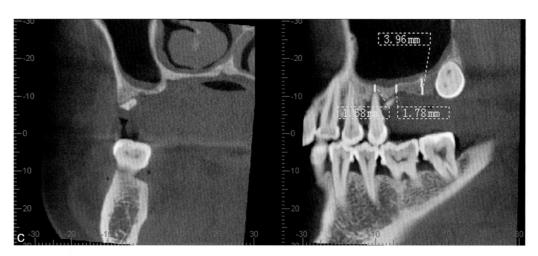

图 17-3C 缺牙位置 CBCT 影像

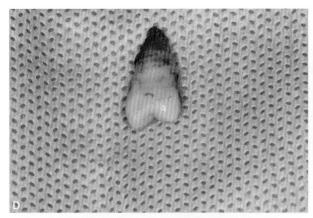

图 17-3D　拔除 A5（Ⅲ度松动）

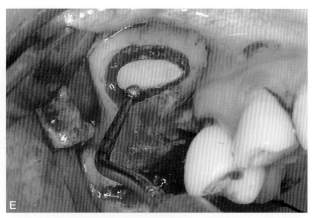

图 17-3E　超声骨刀开窗

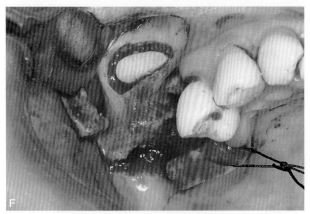

图 17-3F　剥离上颌窦黏膜

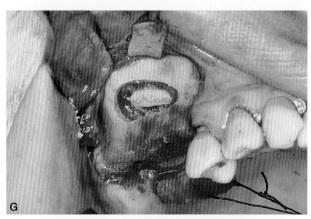

图 17-3G　开始填塞骨替代材料

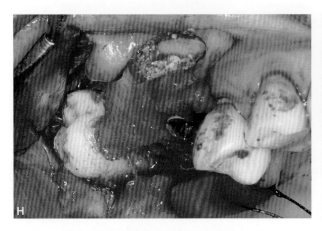

图 17-3H　由于埋伏牙可能影响到 A7 的
植入,故拔除阻生牙

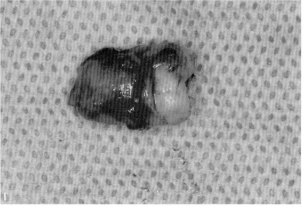

图 17-3I　拔除的阻生牙

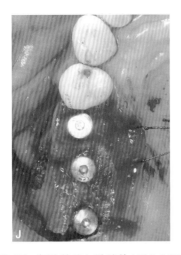

图 17-3J　备孔并植入种植体（Nobel 系统）

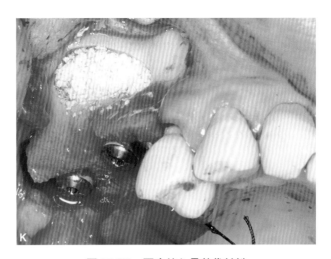

图 17-3K　再次植入骨替代材料

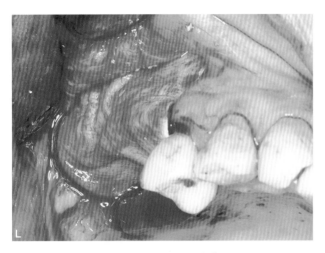

图 17-3L　覆盖屏障膜

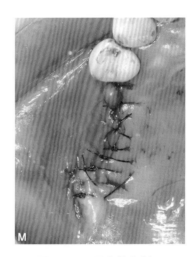

图 17-3M　严密缝合创口

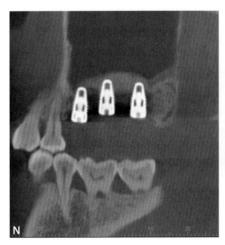

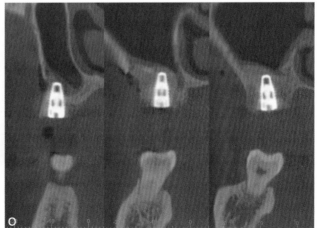

图 17-3NO　种植体植入后冠状面和矢状面影像

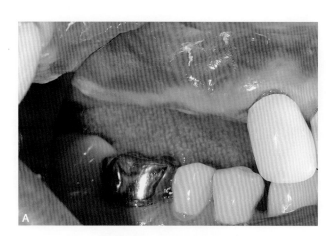

图 17-4A　A 区 4567 缺失

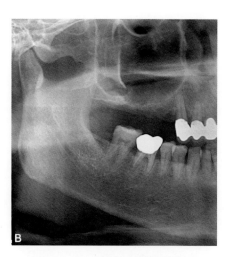

图 17-4B　缺失区曲面断层片

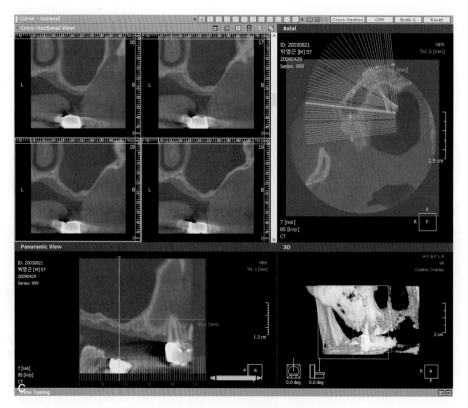

图 17-4C　缺失区 CBCT 扫描

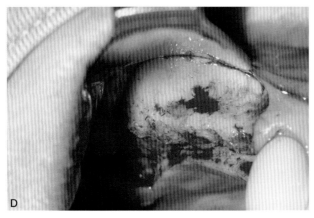

图 17-4D 软组织切口翻瓣

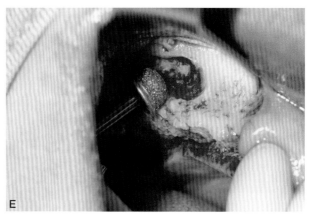

图 17-4E 采用大金刚砂磨头磨削上颌窦侧壁骨质

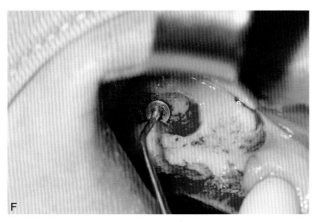

图 17-4F 分离上颌窦黏膜

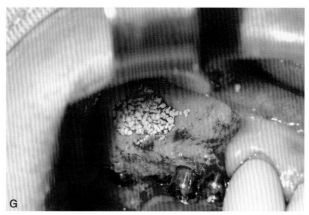

图 17-4G 上颌窦植骨并同期植入种植体

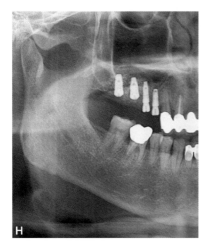

图 17-4H 种植体植入后局部曲面断层片

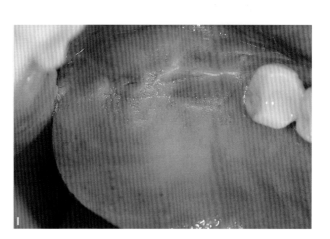

图 17-4I 局部创口愈合 5 个月后

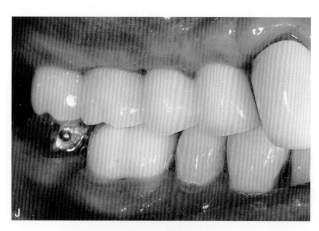

图 17-4J　修复完成

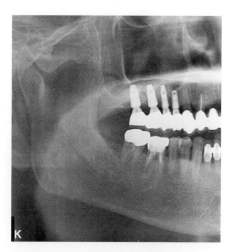

图 17-4K　修复完成后曲面断层片

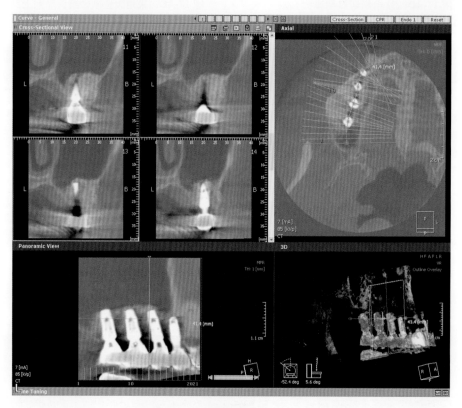

图 17-4L　术后局部 CBCT 扫描

　　Stübinger 等人于 2010 年提出腭侧开窗上颌窦外提升术。他采用该方法为 12 位患者进行了 16 例上颌窦提升。患者的余留牙槽嵴均高度不足 5mm，宽度大于 7mm。术中于牙槽嵴顶偏腭侧做切口以保存颊侧及种植体周围的附着龈，近中行松弛切口，保护腭大动脉减少出血。翻全厚瓣，暴露待植入区腭侧骨壁。超声骨刀做矩形骨窗，剥离并移除该骨壁，小心提升窦黏膜。填充骨替代材料，复位骨壁，复位全厚瓣并严密缝合。与传统上颌窦外提升术相比，该方法更有利于软组织塑形及骨替代材料的固位，且局部血供良好。但腭侧翻瓣不能在窦提升的同时进行牙槽嵴水平向的骨增量，且有可能损伤神经，导致腭部感觉异常。

　　目前，关于是否需要在上颌窦外提升术中使用屏障膜的研究结果尚不统一。有文献倾向于使用胶原膜覆盖有利于骨形成，可以提高种植体的成功率（Tawil 2001，Choi 2009）。Pjetursson 等在 2008 年的系统评价中认为黏骨膜瓣下方使用胶原膜覆盖的成功率要高于不使用胶原膜，分别为 97.8% 和 88.6%。但也

266

有实验结果表明屏障膜的存在并无任何效果(Jensen 2009,Klijn 2010)。此外,尚未有数据支持用不可吸收膜代替可吸收膜。

三、种植体植入时机

随着各种骨凿及骨钻等器械的不断完善,植骨材料的不断更新,配合影像学的精确定位,开窗式上颌窦提升术的创伤不断减小,术后牙槽骨的高度可以得到有效提高。种植体是否能获得初期稳定性是判断能否采取同期植入的最重要的先决条件(Jensen 2009)。上颌窦底 RBH 是判断种植体植入时机的标准之一,以往普遍认为 RBH 小于 5mm 就必须行上颌窦外提升术,且最好选择分期植入种植体,否则难以获得足够的初期稳定性。但初期稳定性也受到其他因素影响。例如,骨密度对其也有重要作用,在骨质疏松的上颌后牙区,通过骨挤压可以增加骨密度。此外,种植体的特殊颈部外形设计和表面处理方法也为选择同期植入提供了条件,应用锥形种植体或者肩台直径大于体部直径的种植体均可一定程度上增加术后的初期稳定性。当同时伴有垂直向和(或)水平向外置法植骨时,禁忌同期植入种植体。

当 RBH 严重不足时,曾有学者建议上颌窦外提升时行自体块状骨移植,并同期植入螺纹状种植体,利用螺纹的作用,将块状骨紧紧地固定于窦底骨组织表面。因失败率较高,且种植体植入位置及方向难以控制,目前已不再首选该技术。(Jensen SS 2009)

Pjetursson 等(2008)学者认为,种植体的植入时机应根据 RBH 和上颌窦的解剖形态进行综合判断(表17-1)。但近来有文献报道,在 RBH 仅为 1~4mm 的上颌后牙区行上颌窦提升植骨同期行牙种植术,亦取得了较好的疗效,但仍缺乏在相同临床条件下行上颌窦外提升术同期种植和延期种植的临床随机对照试验(Mangano 2007,Mardinger 2007,Del Fabbro M 2008)。

表 17-1　上颌窦外提升术种植体植入时机的选择标准

RBH	上颌窦底解剖形态	推荐手术方式
5~7mm	倾斜窦底	外提升+植骨+同期植入
3~4mm	平坦或倾斜窦底	外提升+植骨+同期植入
1~2mm	平坦或倾斜窦底	外提升+植骨+延期种植(4~8 个月后)

四、外提升并发症及其处理

上颌窦提升术的关键在于完整无损地剥离和提升上颌窦底黏膜。Pjetursson 等(2008)的系统评价结果显示,上颌窦外提升术最常见的并发症为上颌窦黏膜穿孔(19.5%),其次为术后感染(2.9%)和植骨失败(1.9%)。2009 年的文献报道黏膜穿孔率在10% ~20%(Jensen 2009,Chiapasco 2009)。上颌窦黏膜的穿孔经常发生在骨窗制备、填入骨移植材料及同期植入种植体时,与上颌窦的解剖形态,黏膜厚度及手术操作手法有密切的关系。正确的术前评估及手术操作可明显降低术中窦黏膜破损的风险。术前要对窦腔结构,尤其是可能存在的台阶、切迹、纵隔等进行精确分析定位,必要时可借助 CBCT 等影像学手段。术中选用合适的器械,每一步操作都要保证器械紧贴骨面。若尝试采用多种角度、弯度器械都不能贴紧骨面时,应将骨窗适当扩大。

由于各种原因,有时难免术中窦黏膜破损,若出现这样的情况,通常可使用明胶海绵、胶原膜或组织补片修补穿孔。术后早期阶段应对患者严密随访,并告知严格的注意事项以防窦腔压力升高。只有不到1%的患者由于多个或大范围的黏膜破裂必须放弃骨移植(Chiapasco 2009)并关闭创口,待该区域愈合后尝试再次手术。黏膜穿孔与种植体的存留率是否相关目前尚存在争议(Hernández-Alfaro 2008,Nkenke 2009)。

五、操作步骤

1. 切开翻瓣

为了方便手术入路,可以考虑联合应用嵴顶切口和龈沟内切口,并向前延伸作松弛切口。切口的设计应避开计划开窗的位置,丧失骨支持的软组织边缘可能发生塌陷内卷,或因血供不足发生广泛的创口裂开导致窦内感染。如果采用种植体分期植入的方案,建议将切口置于牙槽嵴顶颊侧,可以为开窗提供方便而快捷的通道。翻黏骨膜瓣,彻底清除骨窗位置的软组织(图17-5)。

2. 开窗并剥离黏膜

传统的方法主要是采用钨钢钻或金刚砂钻磨除骨质(图17-6)。现在也常采用超声骨刀或一些特殊器械开窗,如登腾种植体系统DASK器械盒中也有一种特殊的环形钻针,可以辅助在上颌窦侧壁开窗(图17-7)。

根据上颌窦的解剖形态确定开窗的位置和大小。开窗大小能够获得进入上颌窦窦腔的充分入路即可,根据拟植入种植体的长度确定骨窗距离剩余牙槽嵴的高度,至少要在骨窗和种植体根尖之间额外增加2mm的空间。在骨壁上做一矩形或圆形开窗线,小心剥离上颌窦底黏膜,使前壁开窗骨块沿顶线向内向上旋转成为上颌窦内植骨区的顶部。如果上颌窦存在间隔,则应分别开窗(图17-8)。

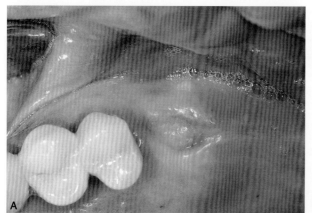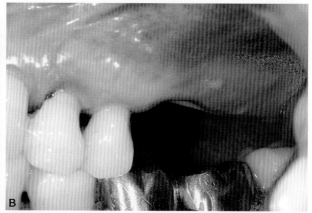

图17-5AB 患者B区67缺失

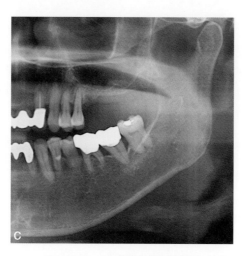

图17-5C 治疗前曲面断层片

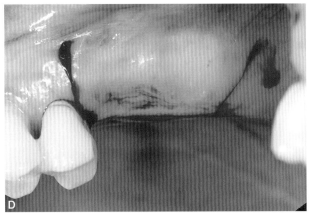

图 17-5D　切口设计

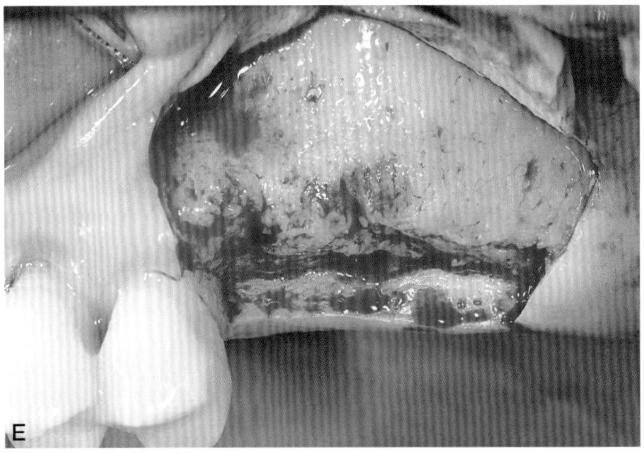

图 17-5E　组织翻瓣

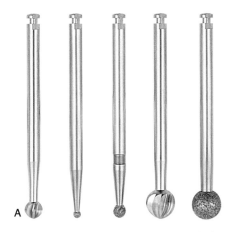

图 17-6A　传统上颌窦开窗常用的球钻

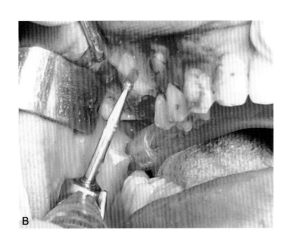

图 17-6B　用金刚砂球钻进行侧壁开窗

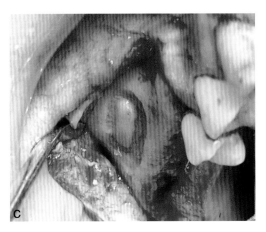

图 17-6C　金刚砂球钻完成开窗

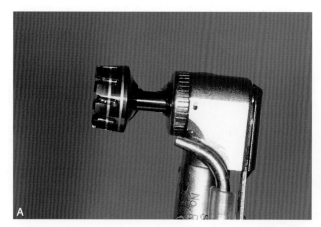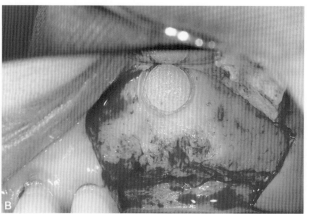

图 17-7AB　环钻开窗

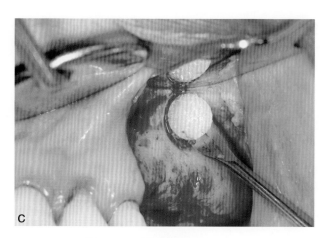

图 17-7C　揭开骨窗骨块

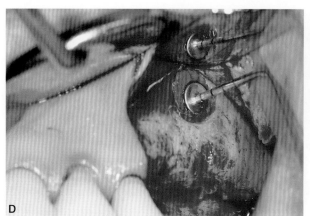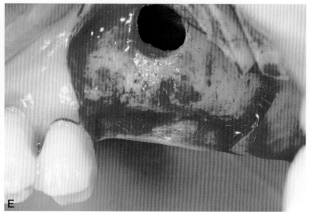

图 17-7DE　剥离黏膜

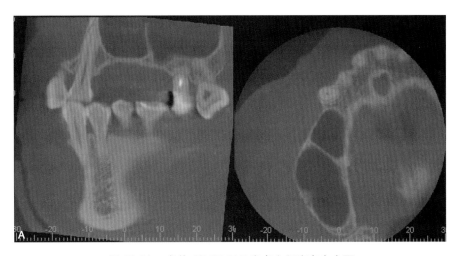

图 17-8A　术前 CBCT 显示患者上颌窦存在中隔

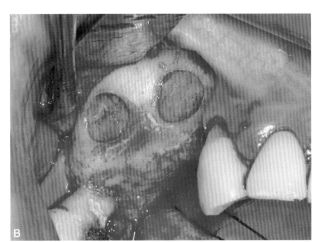

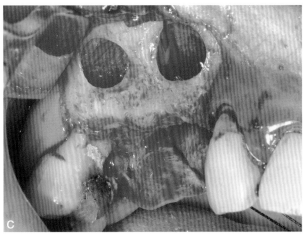

图 17-8BC　上颌窦存在中隔，需要分别开窗，B 图中箭头为中隔

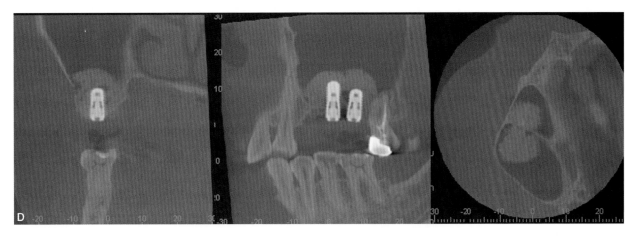

图 17-8D　外提升同期植入种植体后 CBCT 剖面图

3. 预备种植窝

　　根据待植入的种植体直径预备种植窝洞（图 17-9），为了防止备洞时黏膜穿孔，应选用合适器械加以保护。

　　4. 将骨替代材料充填入上颌窦腔内，适当压紧，勿施过大压力（图 17-10）。如果在植骨材料中加入患

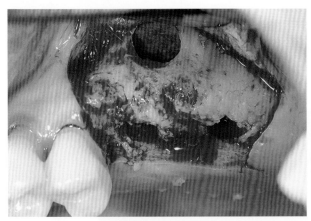

图 17-9 制备种植窝

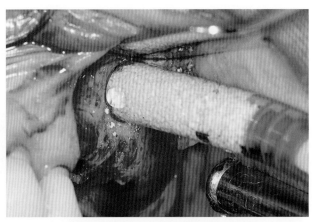

图 17-10 用骨替代材料填塞上颌窦腔

者的自体骨效果就会更好(图 17-2F)。

5. 植入种植体

此时要特别提请患者张大口,防止患者突然咬合破坏种植体的初期稳定性(图 17-11)。

6. 在开窗部位再次检查是否需要植入骨替代材料,确保植骨材料与周围骨面平齐(图 17-12),如局部牙槽嵴有缺损,可以同期行牙槽嵴骨增量,然后表面覆盖屏障膜。图 17-13 中所示即将取下的骨块复位,可以不用屏障膜,降低手术费用。

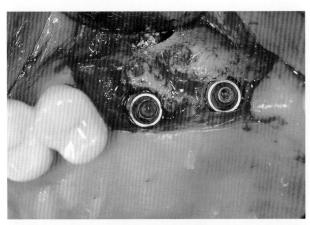

图 17-11 植入种植体

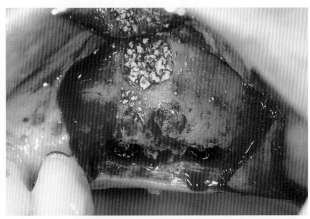

图 17-12 再次确认骨替代材料填满上颌窦腔

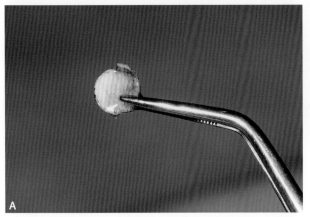

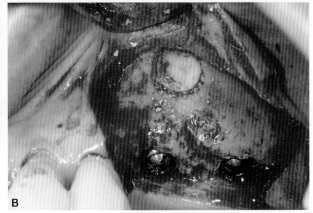

图 17-13AB 将原先取下的骨窗骨块复位

7. 关闭创口

常规情况下建议采用屏障膜覆盖侧壁骨窗,然后复位黏骨膜瓣,必要时可做骨膜松弛切口,以便无张力缝合(图 17-14A)。后续治疗过程与常规种植治疗一致(图 17-14)。

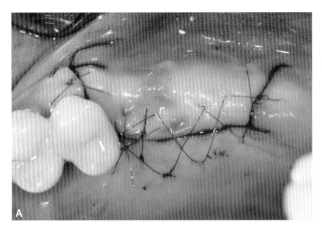

图 17-14A　创口关闭

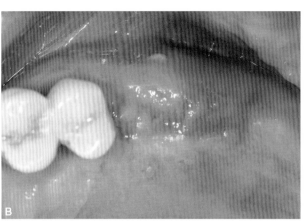

图 17-14B　术后 2 周,创口愈合

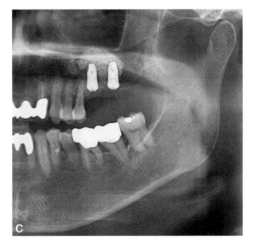

图 17-14C　种植体植入后曲面断层片

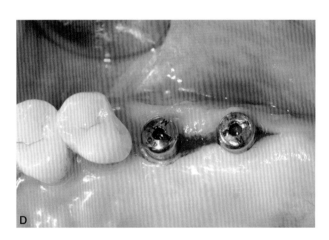

图 17-14D　4 个月后进行二期手术

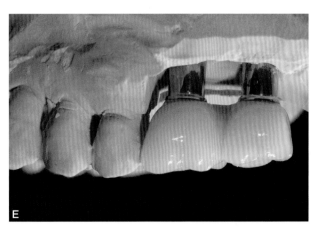

图 17-14E　制作完成的修复体

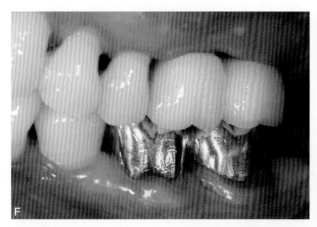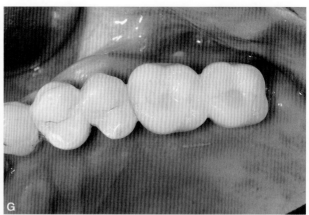

图17-14FG 修复体戴入后口内观

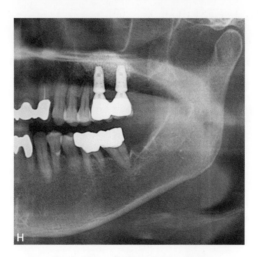

图17-14H 修复完成后口内观

注：带下划线的操作步骤仅当行同期种植体植入时方采用。

特别注意：
1. 尽管上颌窦外提升已成为门诊常规手术被广泛开展，但由于其手术范围广、操作复杂，其手术风险和出现并发症的可能较大，术前需要仔细评估。
2. 在上颌窦提升并同期植入种植体时要注意检查种植体的初期稳定性，防止种植体掉入上颌窦内。

参考文献

1. Berengo M, Sivolella S, Majoub Z, et al. Endoscopic evalution of the bond-added osteotome sinus floor elevation procedure. Int J Oral Maxillofac Surg, 2004, 33:189-194.

2. Blomqvist JE, Alberius P, Isaksson S. Retrospective analysis of one-stage maxillary sinus augmentation with endosseous implants. Int J Oral Maxillofac implants, 1996, 11(4):512-521.

3. Blus C, Szmukler-Moncler S, Salama M, et al. Sinus bone grafting procedures using ultrasonic bone surgery:5-year experience. Int J Periodontics Restorative Dent. 2008 Jun, 28(3):221-229.

4. Chiapasco M, Casentini P, Zaniboni M. Bone augmentation procedures in implant dentistry. Int J Oral Maxillofac Implants, 2009, 24 Suppl:237-259.

5. Choi KS, Kan JY, Boyne PJ, et al. The effects of resorbable membrane on human maxillary sinus graft: a pilot study. Int J Oral Maxillofac Implants, 2009 Jan-Feb, 24(1): 73-80.

6. Del Fabbro M, Rosano G, Taschieri S. Implant survival rates after maxillary sinus augmentation. Eur J Oral Sci, 2008 Dec, 116(6): 497-506.

7. Hernández-Alfaro F, Torradeflot MM, Marti C. Prevalence and management of Schneiderian membrane perforations during sinus-lift procedures. Clin Oral Implants Res, 2008 Jan, 19(1): 91-98.

8. Jensen SS, Terheyden H. Bone augmentation procedures in localized defects in the alveolar ridge: clinical results with different bone grafts and bone-substitute materials. Int J Oral Maxillofac Implants, 2009, 24 Suppl: 218-236.

9. Joos U, Kleinheinz J. Reconstruction of the severely resorbed(Class Ⅵ) jaws: routine or exception?. J Craniomaxilofac Surg, 2000, 28(1): 1-4.

10. Kfir E, Kfir V, Eliav E, et al. Minimally invasive antral membrane balloon elevation: report of 36 procedures. J Periodontol, 2007 Oct, 78(10): 2032-2035.

11. Kfir E, Kfir V, Mijiritsky E, et al. Minimally invasive antral membrane balloon elevation followed by maxillary bone augmentation and implant fixation. J Oral Implantol, 2006, 32(1): 26-33.

12. Klijn RJ, Meijer GJ, Bronkhorst EM, et al. Sinus floor augmentation surgery using autologous bone grafts from various donor sites: a meta-analysis of the total bone volume. Tissue Eng Part B Rev, 2010 Jun, 16(3): 295-303.

13. 林野, 王兴, 邱立新, 等. 上颌窦提升植骨及同期种植体植入术. 中华口腔医学杂志, 1998, 33(6): 326-328.

14. Mangano C, Scarano A, Perrotti V, et al. Maxillary sinus augmentation with a porous synthetic hydroxyapatite and bovine-derived hydroxyapatite: a comparative clinical and histologic study. Int J Oral Maxillofac Implants, 2007 Nov-Dec, 22(6): 980-986.

15. Mardinger O, Nissan J, Chaushn G. Sinus floor augmentation with simultaneous implant placement in the severely atrophic maxilla: Technical problems and complications. J Periodontol, 2007, 78(10): 1872-1877.

16. Nkenke E, Schlegel A, Schultze-Mosgau S, et al. The endoscopically controlled osteotome sinus floor elevation: a preliminary prospective study. Int J Oral Maxillofac Implants, 2002 Jul-Aug, 17(4): 557-566.

17. Nkenke E, Stelzle F. Clinical outcomes of sinus floor augmentation for implant placement using autogenous bone or bone substitutes: a systematic review. Clin Oral Implants Res, 2009 Sep, 20 Suppl 4: 124-133.

18. Peleg M, Garg AK, Mazor Z. Predictability of simultaneous implant placement in the severely atrophic posterior maxilla: A 9-year longitudinal experience study of 2132 implants placed into 731 human sinus grafts. Int J Oral Maxillofac lmplants, 2006, 21(1): 91-102.

19. Pjetursson BE, Rast C, Bragger U, et al. Maxillary sinus floor elevation using the osteotome technique with or without grafting material. Part I: implant survival and patient's perception. J Clinical Oral Implants Research, 2009, 20: 667-676.

20. Pjetursson BE, Tan WC, Zwahlen M, et al. A systematic review of the success of sinus floor elevation and survival of implants inserted in combination with sinus floor elevation. Part I: Lateral approach. J Clin Periodontol, 2008, 35(Suppl 8): 216-240.

21. Schleier P, Bierfreund G, Schultze-Mosgau S, et al. Simultaneous dental implant placement and endoscope-guided internal sinus floor elevation: 2-year post-loading outcomes. Clin Oral Implants Res, 2008 Nov, 19(11): 1163-1170.

22. Stübinger S, Saldamli B, Landes CA, et al. Palatal piezosurgical window osteotomy for maxillary sinus augmentation. Int J Oral Maxillofac Surg, 2010 Jun, 39(6):606-609.

23. Tatum OH. Maxillary and sinus implant reconstruction. Dental Clin North Am, 1986, 30(2):207-229.

24. Tawil G, Mawla M. Sinus floor elevation using a bovine bone mineral(Bio-Oss) with or without the con-comitant use of a bilayered collagen barrier(Bio-Gide):a clinical report of immediate and delayed im-plant placement. Int J Oral Maxillofac Implants, 2001 Sep-Oct, 16(5):713-721.

25. Tong DC, Rioux K, Drangsholt M, et al. A review of survival rates for implants placed in grafted maxill-ary sinuses using meta-analysis. Int J Oral Maxillofac lmplants, 1998, 13(2):175-182.

26. Vercellotti T. Piezoelectric surgery in implantology:a case report-a new piezoelectric ridge expansion technique. Int J Periodontics Restorative Dent, 2000, 20(4):359-365.

27. Vitkov L, Gellrich NC, Hannig M. Sinus floor elevation via hydraulic detachment and elevation of the Schneiderian membrane. Clin Oral Implants Res, 2005 Oct, 16(5):615-621.

28. Wallace SS, Froum SJ. Effect of maxillary sinus augmentation on the survival of endosseous dental im-plants. A systematic review. Ann Periodontol, 2003, 8(1):328-343.

29. Wallace SS, Mazor Z, Froum SJ, et al. Schneiderian membrane perforation rate during sinus elevation using piezosurgery:clinical results of 100 consecutive cases. Int J Periodontics Restorative Dent, 2007, 275(5):413-419.

30. Wiltfang J, Schultze-Mosgau S, Merten HA, et al. Endoscopic and ultrasonographic evaluation of the maxillary sinus after combined sinus floor augmentation and implant insertion. Oral Surg Oral Med Oral Pathol Oral Radiol Endod, 2000 Mar, 89(3):288-291.

第十八章 二次骨劈开术
Staged ridge splitting technique
难度指数: ★★★★★

一、概述

随着骨增量技术的不断发展,种植体植入位点的选择主导因素已逐渐从最佳骨量位点趋向于最优修复位点。

为减少种植体植入后骨及牙龈退缩,保证修复后的美学恢复,种植体周围应至少有1mm的骨壁。当牙槽嵴宽度不足,无法保证种植体周围骨的厚度时,则需要采用牙槽嵴水平扩增技术。

按照植骨位点可分为Onlay植骨和Inlay植骨;按照植骨时间可分为同期植骨和延期植骨。本章主要讨论一种延期Inlay植骨方式——二次骨劈开术(staged ridge splitting technique;two-stage split-crest technique;delayed lateral ridge expansion technique)。

牙槽嵴劈开术是一种牙槽嵴水平扩增的技术。对于牙槽嵴宽度狭窄的病例,可先用钻针或超声骨刀(piezosurgical devices)在牙槽嵴顶做一切口,然后利用骨凿等器械劈开牙槽嵴,增加牙槽嵴的水平宽度(图18-1、图18-2)。种植体同期植入于骨劈开间隙内,种植体周围间隙可用自体骨屑或骨替代材料填充。

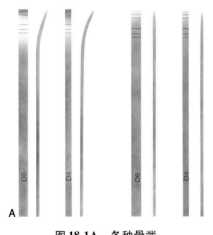

图18-1A 各种骨凿

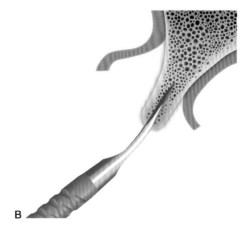

图18-1B 骨劈开示意图

Simion等在1992年即报道了5例骨劈开同期种植的病例。术后随访5例患者牙槽骨宽度均有增加,但高度略有降低。Scipioni等(1999)报道了骨劈开同期种植体植入的组织学研究。该研究连续观察骨劈开负载一年种植体周围骨样,其结果显示不同时间段均有不同程度的骨愈合及骨改建,第90天即可观察到成熟骨组织及骨细胞,负载后1年种植体周围存在片状规则骨组织。Coatoam等(2003)详细介绍了单次骨劈开手术步骤及注意事项。该方法术后骨愈合方式与拔牙窝愈合方式相同,避免了Onlay植骨对患者的造成的二次损伤。

骨劈开过程中应小心保护劈开位点颊侧的软组织和血管,否则易造成骨块的吸收或坏死。骨劈开的

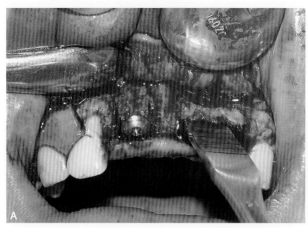
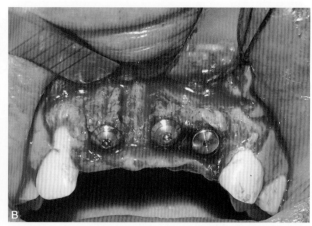

图 18-2AB 单纯的骨劈开

预后取决于术区血供、骨劈开骨块的稳定性、充足的骨移植及软组织保护。但是,单次骨劈开需大翻瓣,且在骨劈开过程中常会造成颊侧骨壁骨折影响血供。因此,单次骨劈开术很难避免边缘性骨吸收,也无法评估术后牙槽嵴最终的宽度。而种植术区的牙槽骨宽度是决定口腔种植治疗成功与否非常重要的影响因素。

当牙槽嵴尤其是下颌后牙区牙槽嵴宽度不足时(2~4mm),采用骨劈开同期种植体植入术存在一定的难度和风险。Scipioni(1994)、Sethi(2000)及 Blus 等(2006)对单次骨劈开患者进行回顾性分析发现种植体成功率介于88.5%和99%之间。单次骨劈开由于同期翻瓣和劈开可能造成颊侧骨板的游离,导致了其缺血坏死,继发炎症反应使种植体出现早期脱落和失败。

此外,骨劈开同期种植还容易发生种植体初期稳定性差,牙槽嵴骨折或迫于骨量的不足导致种植体植入位置和方向不理想而影响后期修复。术后还有可能出现颊侧骨板开裂,软组织退缩及骨整合不良导致的种植失败。

因此,对于一些病例,可将骨劈开与骨挤压结合应用(图 18-3~图 18-7)。

常规骨劈开并种植体同期植入技术在应用过程中也会出现许多风险,特别是在下颌。由于下颌皮质骨较厚、骨质弹性较小常会使颊侧骨板不规则裂开,种植体难以在理想的颊舌向和冠根向位置就位,种植体难以获得较好的初期稳定性。近年来,为降低手术风险及维持颊侧骨板血供,Enislidis G(2006)和 Elian N(2008)提出了一种改良的骨劈开技术——二次骨劈开技术。二次骨劈开术分两次进行,在第一次手术中预先在理想的骨板折裂位置切开骨皮质,控制骨折位置和方向。同时,该技术充分保证了颊侧骨块血供,并可大大增加最终牙槽嵴扩增的宽度。

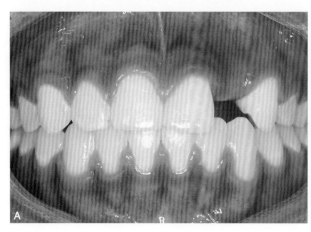
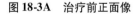
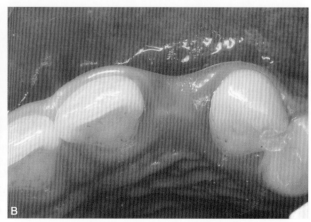

图 18-3A 治疗前正面像   图 18-3B 缺牙区口内像可见局部牙槽嵴宽度明显不足

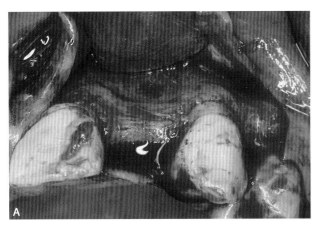

图 18-4A 黏骨膜翻开后唇侧倒凹

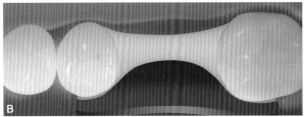

图 18-4B 窄牙槽嵴示意图

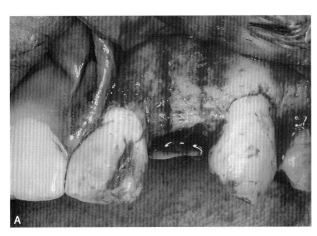

图 18-5A 在牙槽嵴颊侧分别作两条
纵向皮质骨切口

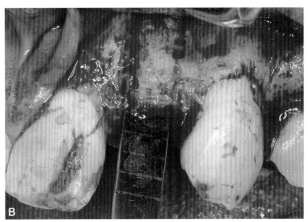

图 18-5B 采用骨凿劈开牙槽嵴顶

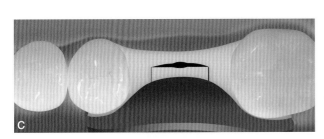

图 18-5C 示意图示颊侧骨皮质垂直
切口及嵴顶劈开切口

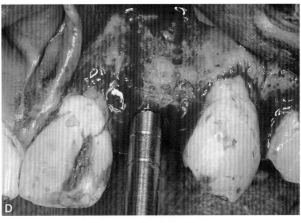

图 18-5D 再采用骨挤压器向颊
舌向挤压牙槽嵴

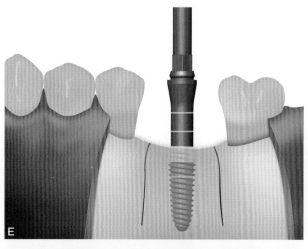

图 18-5E　骨劈开常常结合骨挤压器使用

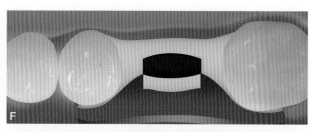

图 18-5F　挤压后的牙槽嵴增宽

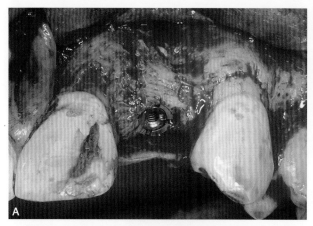

图 18-6A　挤压完成后植入种植体

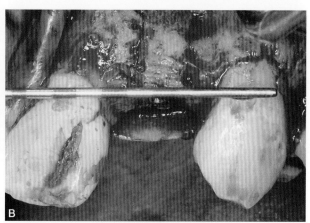

图 18-6B　种植体植入深度合适

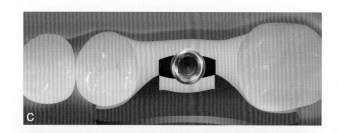

图 18-6C　种植体植入后𬌗面观(示意图)

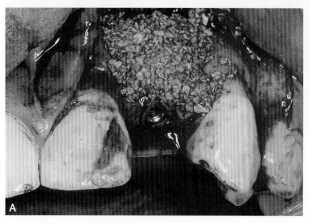

图 18-7A　局部放置骨替代材料

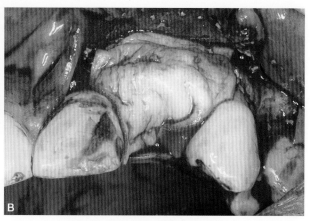

图 18-7B　胶原屏障膜覆盖骨替代材料

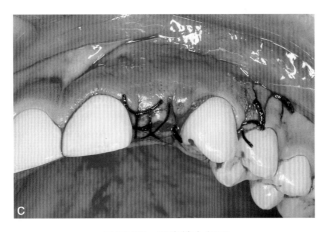

图 18-7C 严密缝合创口

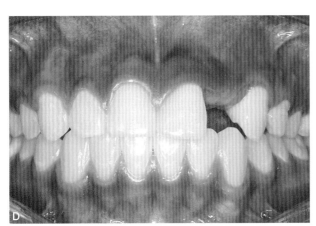

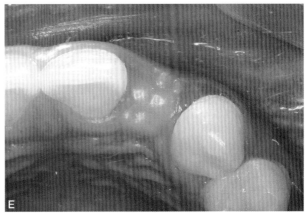

图 18-7DE 创口愈合后口内观

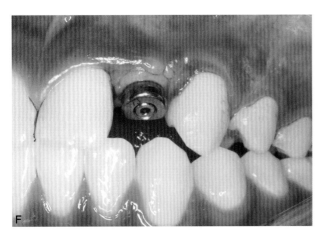

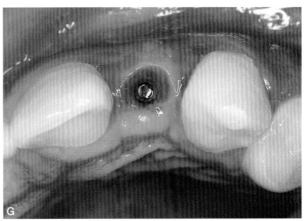

图 18-7F 二期手术后

图 18-7G 修复前种植体周围黏膜塑形情况

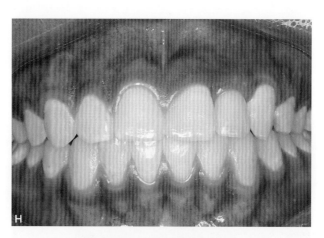

图 18-7H　修复完成后口内观

Elian 等(2008)在对近些年骨劈开文献回顾分析后总结出与单次骨劈开相比较,二次骨劈开有如下优点:

1. 二次骨劈开可有效减少术中术后并发症,同时明显提升治疗效果。

2. 二次骨劈开可在种植体植入前对种植位点再评估,从而更好地控制种植体植入位点及角度,最终将便于后期美观修复。

Sohn DS 等(2010)在临床对比了二次骨劈开与常规骨劈开两种技术,认为对于下颌严重萎缩牙槽嵴,二次骨劈开更加安全,可靠。Anitua 等(2011)报道了 9 例二次骨劈开法植入的种植体。为促进骨整合,第一和第二次手术中均在手术位点添加了富生长因子血浆。种植体成功率100%,种植体根尖处平均扩增5.60mm,殆方平均扩增7.33mm。

二、二次骨劈开操作步骤

患者女,47 岁,46 缺失 10 余年,CBCT 示牙槽嵴水平宽度仅 4.13mm,嵴顶宽度仅 2.63mm(图 18-8AB),无法常规植入直径4~5mm 左右的种植体。

1. 第一次手术时,颊侧翻全厚黏骨膜瓣,利用骨锯或超声骨刀进行骨皮质箱状切开术,分别在牙槽嵴顶,近远中颊侧骨皮质及底部做完整的矩形切口(图 18-8C),穿透骨皮质并深入骨松质,但不进行劈开,直接缝合黏骨膜瓣,术后摄 X 线片(图 18-8DE)。

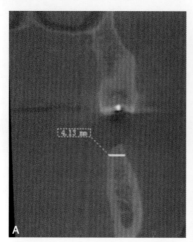
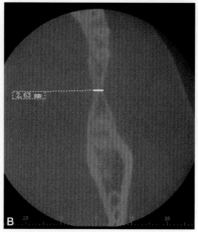

图 18-8AB　术前 CBCT 剖面图

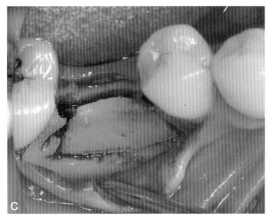

图 18-8C 翻开黏骨膜,在牙槽嵴上作矩形切口

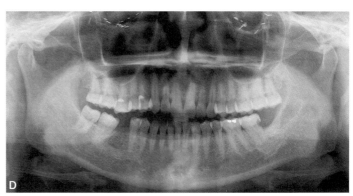

图 18-8D 术后曲面断层片

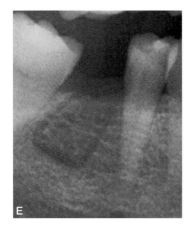

图 18-8E 局部可见骨皮质切口影像

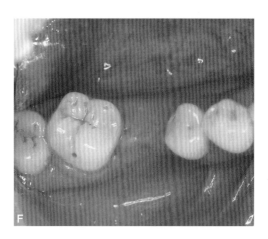

图 18-8F 创口愈合后口内观

2. 3～4 周后进行第二次手术(图 18-8F),沿牙槽嵴顶切开黏骨膜,做偏向舌侧的小翻瓣,用薄的骨凿或骨劈开器械将设计的箱状骨块劈开(图 18-8GHI),颊侧骨板游离但颊侧黏骨膜附着完好。此时,颊侧皮质骨血管得以保留。逐级慢速备洞(图 18-8J),并同期植入种植体(图 18-8K)。术中慢速备孔取得的骨屑(图 18-8L)回填于牙槽嵴顶(图 18-8M)。严密缝合(图 18-8N),保证软组织关闭,术后 X 线片检查(图 18-8OP)。

3. 四个月后,二期手术,常规取模,戴冠(图 18-8QRST)。术后曲面断层片(图 18-8U)。

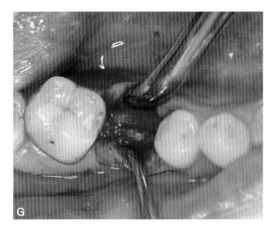

图 18-8G 作小翻瓣暴露牙槽嵴顶

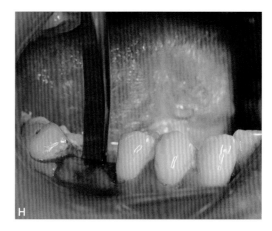

图 18-8H 用骨凿劈开牙槽嵴

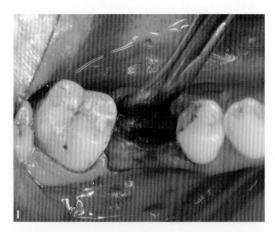

图 18-8I 使用骨凿劈开后牙槽嵴颊侧骨板向颊侧移位

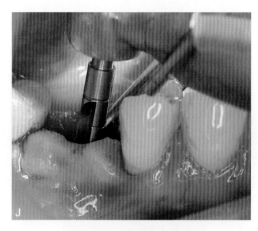

图 18-8J 慢速制备骨孔

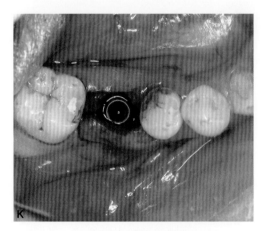

图 18-8K 植入种植体

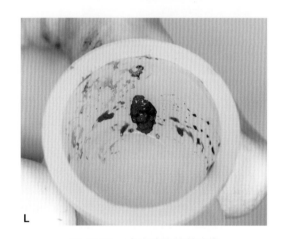

图 18-8L 术中收集的骨碎屑

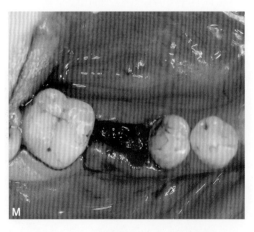

图 18-8M 骨碎屑回填于种植体冠方

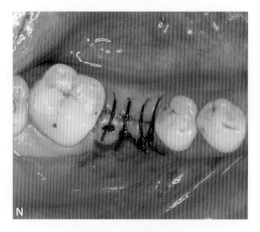

图 18-8N 严密缝合创口

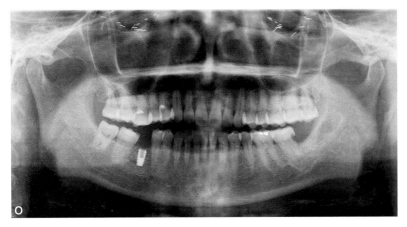

图 18-8O 术后曲面断层片

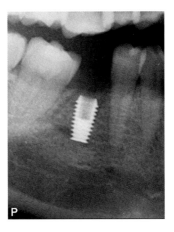

图 18-8P 曲面断层片局部
可见种植体位置理想

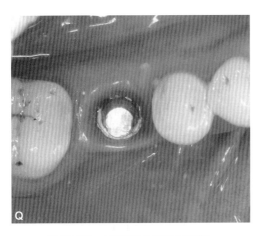

图 18-8Q 二期手术后进行修复，
图中为基桩就位后的情况

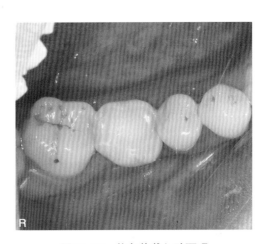

图 18-8R 修复体戴入𬌗面观

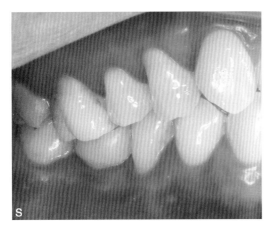

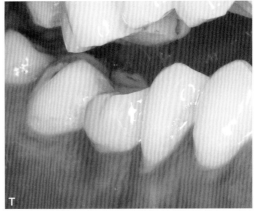

图 18-8ST 修复完成后口内颊侧观

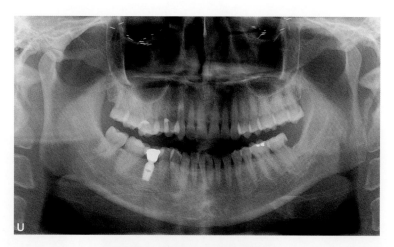

图18-8U 修复完成后曲面断层片

注意事项
1. 术前应确认颊舌侧皮质骨之间有松质骨，以便进行骨劈开。
2. 一次手术牙槽骨切口必须穿入骨皮质，进入骨松质内。
3. 二次手术应设计小翻瓣，保证在劈开、备洞和植入中不妨碍操作即可。Scipioni A 等（1994；1997）学者建议骨劈开术中可采用半厚瓣，保留骨板上的骨膜。因为骨膜富含成骨前体细胞，是最好的防止骨质吸收的屏障（Guirado JL，2005）。
4. 二次手术由于增宽了骨组织，可能存在软组织关闭困难，建议：
   ①舌侧适当翻瓣以利于减张缝合；②覆盖可吸收胶原塞封闭创面。
5. 建议使用对初期稳定性要求相对较低的种植体，并适当深埋，以代偿嵴顶劈开后可能的骨吸收，保证骨劈开后种植体的骨整合。

参考文献

1. Anitua E，Begona L，Orive G. Two-stage split-crest technique with ultrasonic bone surgery for controlled ridge expansion：a novel modified technique. Oral Surg Oral Med Oral Pathol Oral Radiol Endod，2011，112（6）：708-710.

2. Blus C，Szmukler-Moncler S. Split-crest and immediate implant placement with ultra-sonic bone surgery：a 3-year life-table analysis with 230 treated sites. Clin Oral Implants Res，2006，17（6）：700-707.

3. Coatoam GW，Mariotti A. The segmental ridge-split procedure. J Periodontol，2003，74（5）：757-770.

4. Elian N，Jalbout Z，Ehrlich B，et al. A two-stage full-arch ridge expansion technique：review of the literature and clinical guidelines. Implant Dent，2008，17（1）：16-23.

5. Enislidis G，Wittwer G，Ewers R. Preliminary report on a staged ridge splitting technique for implant placement in the mandible：A technical note. Int J Oral Maxillofac Implants，2006，21：445.

6. Guirado JL，Yuguero MR，Carrión del Valle MJ，et al. A maxillary ridge-splitting technique followed by immediate placement of implants：A case report. Implant Dent，2005，14：14.

7. Scipioni A，Bruschi GB，Calesini G. The edentulous ridge expansion technique：a five-year study. Int J Periodontics Restorative Dent，1994，14（5）：451-459.

8. Scipioni A，Bruschi GB，Giargia M，et al. Healing at implants with and without primary bone contact. Clin Oral Implants Res，1997，8：39.

9. Scipioni A, Bruschi GB, Calesini G, et al. Bone regeneration in the edentulous ridge expansion technique: histologic and ultrastructural study of 20 clinical cases. Int J Periodontics Restorative Dent, 1999, 19(3): 269-277.

10. Sethi A, Kaus T. Maxillary ridge expansion with simultaneous implant placement: 5-year results of an on-going clinical study. Int J Oral Maxillofac Implants, 2000, 15(4): 491-499.

11. Simion M, Baldoni M, Zaffe D. Jawbone enlargement using immediate implant placement associated with a split-crest technique and guided tissue regeneration. Int J Periodontics Restorative Dent, 1992, 12(6): 462-473.

12. Sohn DS, Lee HJ, Heo JU, et al. Immediate and delayed lateral ridge expansion technique in the atrophic posterior mandibular ridge. J Oral Maxillofac Surg, 2010 Sep, 68(9): 2283-2290.

第十九章 骨环植骨并同期种植技术

Bone ring grafts simultaneously with dental implants placement

难度指数：★★★★★

一、概述

虽然种植牙由于具有长期可靠的疗效正逐渐成为修复缺失牙的一个理想选择，但局部可利用的骨组织决定了种植体植入的可能性。牙齿缺失后，牙槽嵴出现吸收，导致骨量的减少（Schropp 2003，Araújo 2005）。许多患者没有足够的骨组织来容纳种植体，尤其在上颌前牙区，大约90.0%患者其牙槽嵴的颊侧骨壁缺失或变薄（<1mm）（Braut 2011）。骨量的不足或不良的上下颌关系会导致种植体不能按照功能和美学观点以理想的位置和轴向植入。对于有牙槽骨缺损的患者，为了获得理想的治疗效果，在种植体植入前常需要进行骨增量处理。临床上骨移植材料主要有自体骨，同种异体骨，异种骨及人工骨替代材料等。因具有良好的成骨及骨诱导、骨传导能力，自体骨移植已被广泛证明是最可靠的骨增量方法，被认为是骨增量技术的"金标准"（Keller & Triplett 1987，Donovan 1994，Misch & Misch 1995，Capelli 2003，Nowzari & Aalam 2007，Misch 2011）。目前临床上常用的骨增量方法有引导骨组织再生术、牙槽嵴扩张术、Onlay 植骨术、牙槽嵴牵张成骨术、上颌窦底提升术及自体骨移植术等，这些方法在临床上均各有利弊（Enislidis 2006，Basa 2004，Coatoam 2003，Bauser 1990，Nevins 1992，Arx 2001，Chiapasco & Zaniboni 2011，Spin-Neto 2011）。

包含水平宽度和垂直高度不足在内的种植床三维骨量不足在临床治疗中常较难处理，临床上多采用块状自体骨移植术（Onlay 植骨术）（Cordaro L 2010，Clementini M 2013，Giacomo De Riu 2007，Alessandro Acocella 2010）。传统的自体骨移植包括两个外科步骤，即自体移植骨与受区的整合和4～6个月后种植体的植入。因此，总的治疗时间很长，而且由于传统的块状自体骨移植在取骨形态上难以和受骨区完全吻合，其固位和成骨的效果会大打折扣且常需多次手术。2004 年，来自 Melsungen 的种植医师 Bernhard Giesenhagen 发明了一种新的骨增量技术——骨环植骨术（bone ring technique）。骨环植骨技术是一种应

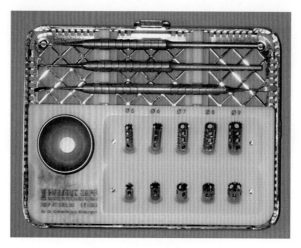

图 19-1　骨环植骨工具盒

用自体骨块环形移植物,同期种植体植入,重建种植体周三维骨量的方法。

骨环植骨并同期种植体植入术是指利用特殊的工具(图19-1)在供骨区获取环状的骨块,然后在骨块中间位置备孔,利用这个孔洞将骨环固定在种植体颈部,然后将种植体与骨环一起植入在种植位点的方法。如有必要,可同期进行GBR以促进局部骨组织的再生。该技术是一种块状骨移植技术,环状骨块可以帮助局部维持外形,促进局部骨质再生。

骨环植骨的工具如图可见包括两种类型的环钻,普通环钻和带定位柱的环钻(图19-2)。前者主要用于获取骨块,后者主要用于受植区的制备。

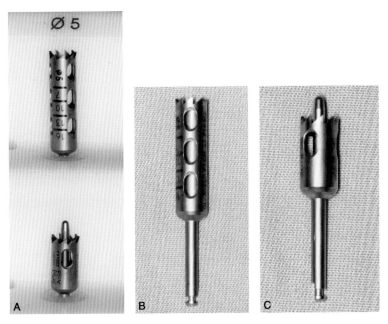

图 19-2ABC　A 两种不同的环钻 B 为普通环钻 C 为带定位柱的环钻

骨环植骨技术取骨的部位主要为颏部、腭部或磨牙后区,也有在梨状孔区取骨的报道。也可以在种植位点附近取骨,这样不需要额外术区专门用于取骨,可以减少创伤(图19-3～图19-4)。Ozaki & Buchman (1998)认为,致密皮质骨移植物的吸收要少于多孔松质骨移植物,来源于下颌骨的皮质骨移植物由于具有低吸收率和维持骨质致密的特性,使得它们成为理想的块状自体骨植骨来源。颏部获取的骨块因个体不同其厚度差异很大(图19-5、图19-8)。

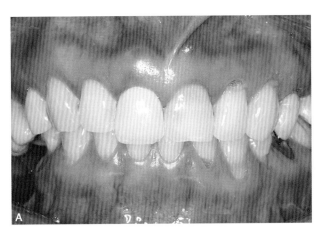

图 19-3A　治疗前口内观 A1 根折,B1 已完成根管治疗

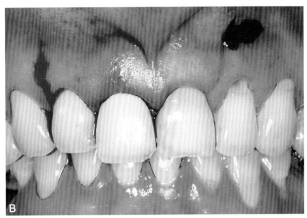

图 19-3B　切口设计

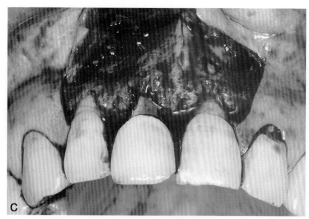

图 19-3C　翻瓣暴露术区

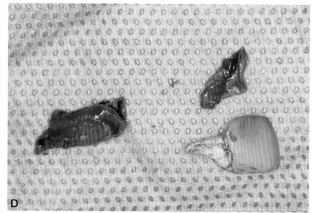

图 19-3D　拔出的残根

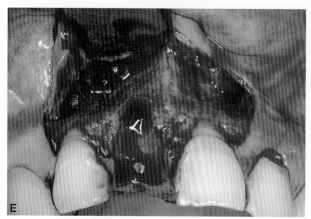

图 19-3E　拔除 A1,清理牙槽窝

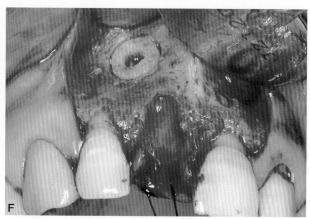

图 19-3F　A1 根尖区环钻取骨

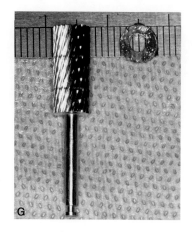

图 19-3G　选用与骨环直径相似的钻针

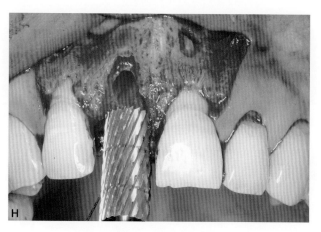

图 19-3H　预备种植位点

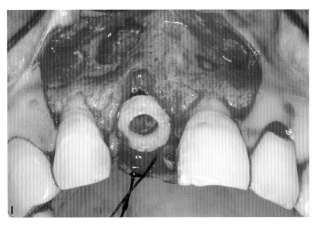

图 19-3I　将骨环直接固定在受植区

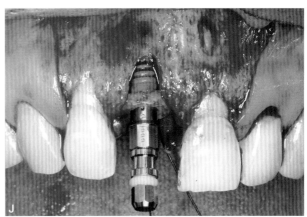

图 19-3J　种植体就位

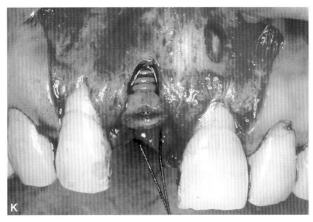

图 19-3K　卸下携带体

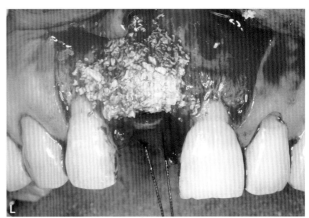

图 19-3L　在缺损区植入自体骨和骨替代材料

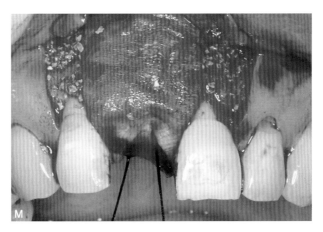

图 19-3M　覆盖屏障膜

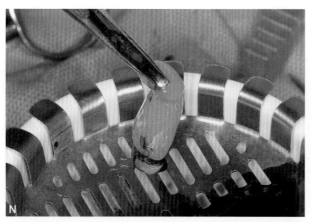
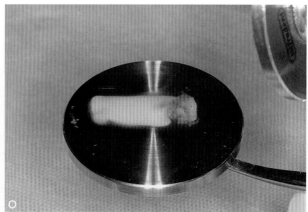

图 19-3NO 制备浓缩生长因子 CGF 膜

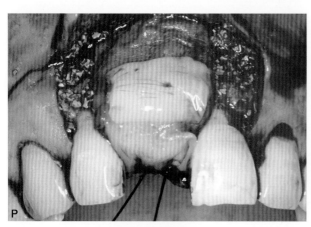

图 19-3P 将膜覆盖在创区

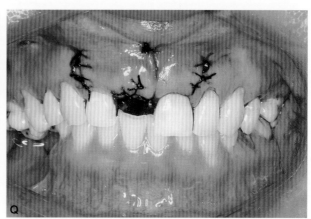

图 19-3Q 严密缝合创口

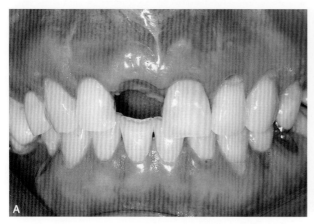

图 19-4A 手术后四个半月,创口愈合良好

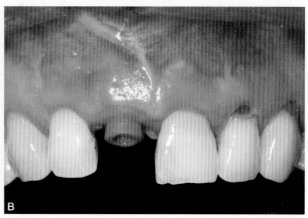

图 19-4B 二期手术后口内观

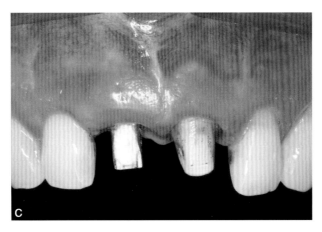

图 19-4C　双侧中切牙同时修复

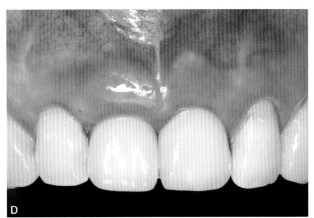
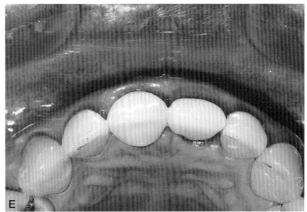

图 19-4DE　修复完成

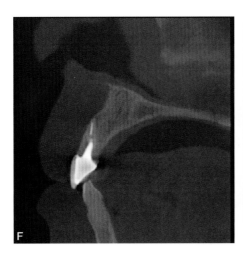
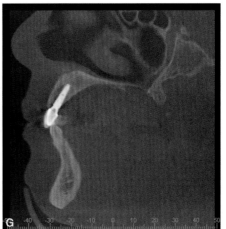

图 19-4FG　治疗前后局部 CBCT 剖面图

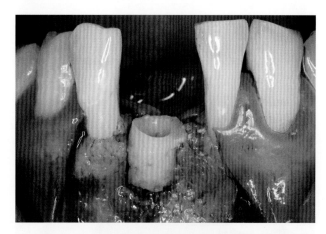

图 19-5　该病例从颏部获取的骨块较厚,达 8mm

二、骨环植骨技术的优点

骨环植骨技术的优点主要为以下几点(Stevens 2010):

1. 植骨和种植体同期植入,不仅避免了二次手术给患者带来的痛苦,而且大大缩短了治疗时间(Barzilay I 1993,Bergkvist G 2008)。骨环植骨术的整体治疗时间相比传统的块状骨移植术要减少约 5个月。

2. 该技术在进行牙槽嵴的三维骨增量的同时还消除了种植体与植入的骨块之间过大的间隙(Balshi SF,2006)。

3. 骨环为种植体在牙槽嵴顶的部分提供了额外的稳固支持。

4. 种植体可以稳固骨移植物,促进骨的整合,减少骨吸收。Boronat 等(2010)报道,在骨移植物修复水平向缺损的同期植入种植体,加载 1 年后,平均骨丧失为 0.64mm,明显少于延期植入种植体的骨吸收量。

5. 覆盖于牙槽嵴上的骨环可以促进软组织的生长,抑制软组织的收缩。

三、操作步骤(以颏部取骨为例)

1. 供区取骨

1.1　切牙至尖牙区膜龈联合下 3mm 处水平切开黏骨膜(Smolka W 2006)。

1.2　翻瓣,注意保护颏神经。

1.3　标记取骨区域:首先用环钻测量种植位点骨缺损大小,然后选用比种植位点预定移植物大 1mm直径的环钻;取骨部位应在下颌牙根尖 5mm 以外,以免损伤牙根;钻孔深度切忌深,只起标记区域的作用,约 1mm。

1.4　在标记区的中心,按最终植入种植体的尺寸,常规行种植骨孔的预备,钻孔一定要到达一定深度的骨松质,以保证足够的血液、细胞和营养,但切忌穿通舌侧骨皮质。

1.5　用环勺小心分离骨环并取出带有皮质骨和松质骨的骨环(图 19-6)。

2. 受区预备和植骨

2.1　对受骨区翻瓣,用外径与骨环的外径相匹配的环形取骨钻在受骨区进行预备;去除洞内的少量骨组织,修整洞底,使预备的骨洞规整(图 19-7AB)。

2.2　将骨环就位于备好的受骨区(图 19-3I),骨环的松质骨面向缺损区域深部,常规预备种植窝,深度要达到根尖区至少 3mm 以上,以保证初期稳定性。或者直接将骨环固定在种植体的颈部(图 19-8)。

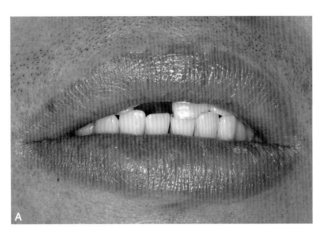

图 19-6A　A1 缺失,治疗前正面观

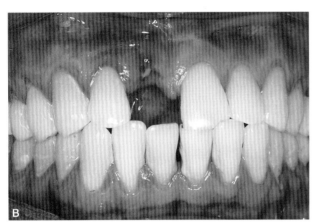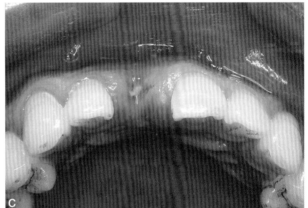

图 19-6BC　口内可见局部塌陷明显,局部有慢性炎症,分泌物

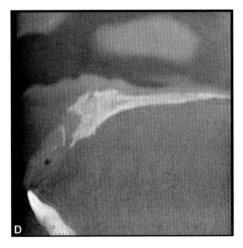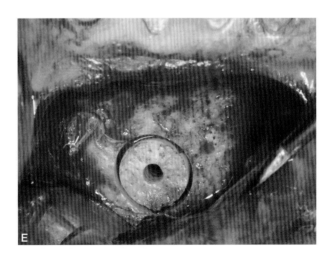

图 19-6D　缺损区 CBCT 影像,可见有残根片　　　　图 19-6E　颏部取骨

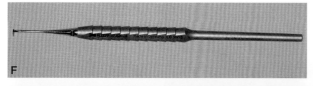

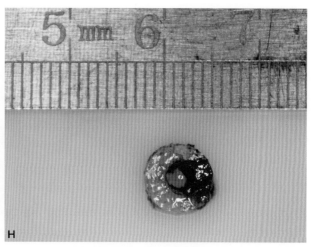

图 19-6FG 利用环勺将骨环取下

图 19-6H 取下的骨环

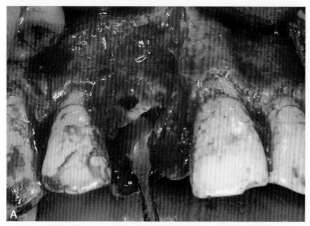

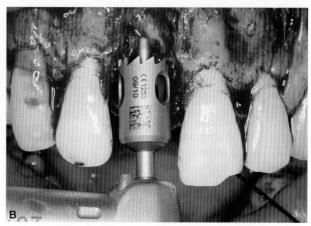

图 19-7A 缺牙区翻瓣,刮除肉芽组织,可见局部垂直骨缺损,腭侧骨板上有穿通型缺损

图 19-7B 使用带定位柱的环钻制备受植区

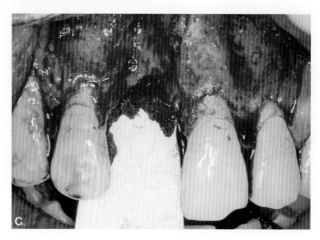

图 19-7C 在腭侧骨膜下垫屏障膜

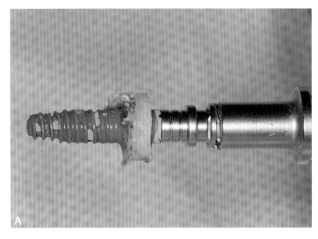

图 19-8A　将骨环固定在种植体颈缘

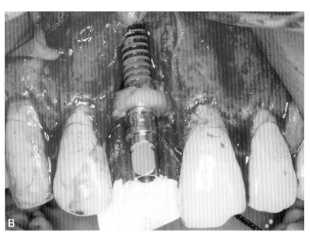

图 19-8B　种植体与骨环植入

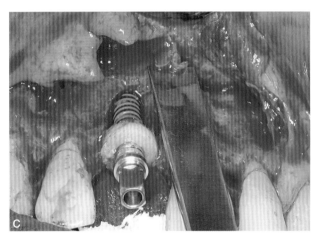

图 19-8C　利用骨凿获取局部自体骨

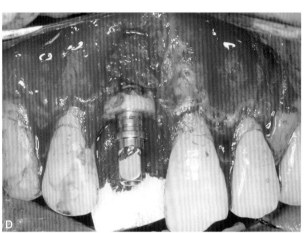

图 19-8D　将自体骨置于暴露的种植体上

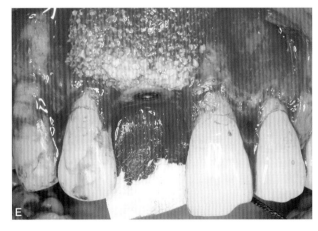

图 19-8E　覆盖骨替代材料

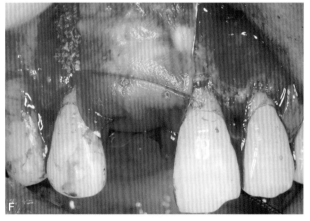

图 19-8F　覆盖屏障膜

3. 种植体植入

在骨环内植入骨水平种植体,使之位于良好的三维位置关系,深至骨平面下 1mm,以补偿骨吸收(图 19-8)。

3.1　如果骨环松动,可以采用膜螺钉、覆盖螺丝等进行固定。

3.2 剩余的骨间隙用自体骨屑和(或)人工骨粉充填,覆盖以胶原膜,行 GBR 术。

4. 软组织处理

减张缝合,伤口加压(Hunt DR,1999)。

5. 后期修复与常规种植相同(图 19-9)。

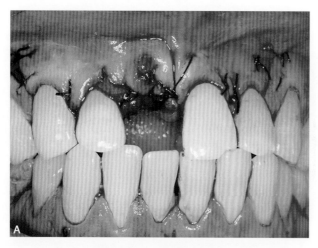

图 19-9A 严密缝合创口

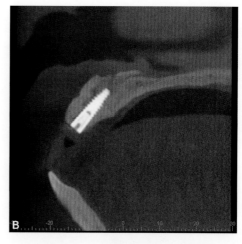

图 19-9B 手术后 CBCT 剖面图

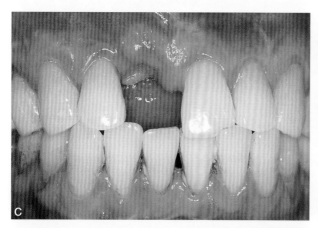

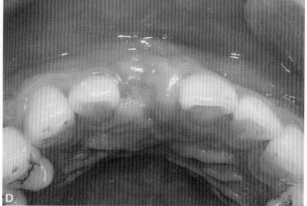

图 19-9CD 创口愈合后情况,可见 A2 近中颈部塌陷

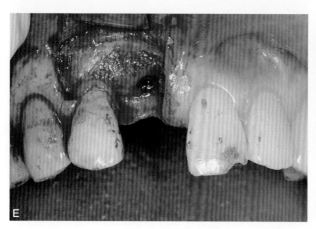

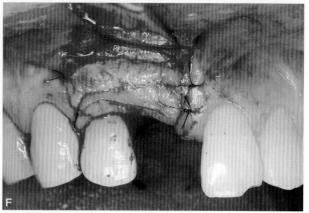

图 19-9EF 局部翻瓣,植入从腭部获取的结缔组织

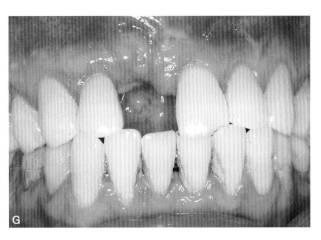

图 19-9G　创口愈合后局部外形有明显改善

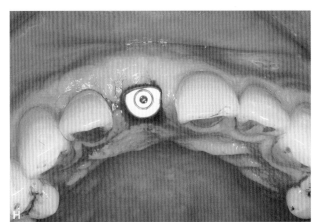

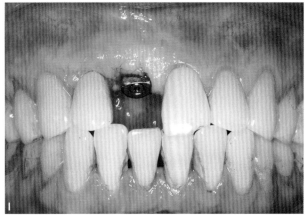

图 19-9HI　二期手术后局部情况

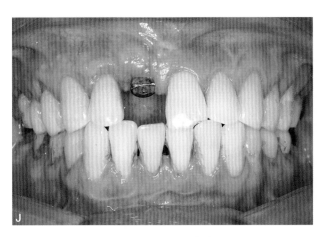

图 19-9J　创口愈合

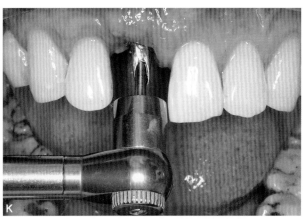

图 19-9K　基桩就位,扭矩扳手紧固螺丝

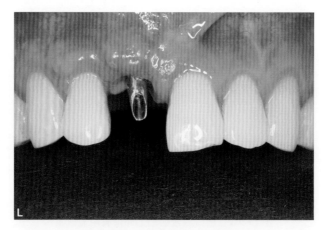

图 19-9L 牙冠戴入前口内观

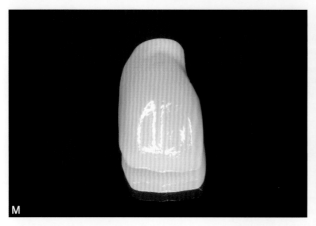 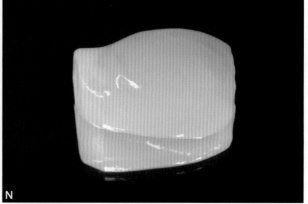

图 19-9MN 制作完成的修复体

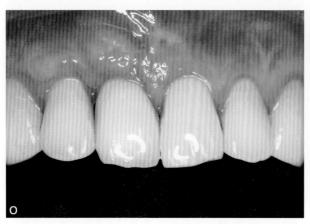 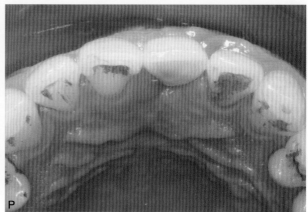

图 19-9OP 修复体戴入,唇侧突度理想

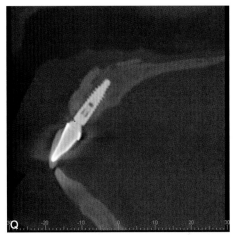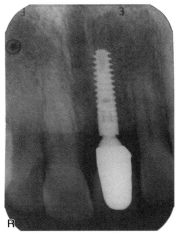

图 19-9QR　X 线片显示局部骨组织基本稳定

注意事项
1. 用环钻取下骨环,保存在血液或生理盐水中。
2. 种植体需有良好的三维位置关系。如果将骨环就位后制备骨孔,则在制备过程中要避免钻针对骨环的不必要的切削。
3. 种植体植入固定骨环,如果骨环松动,可以采用膜螺钉、覆盖螺丝等进行固定。
4. 彻底减张关闭创口,定期随访以减少创口裂开的可能。

参考文献

1. Acocella A, Bertolai R, Colafranceschi M, et al. Clinical, histological and histomorphometric evaluation of the healing of mandibular ramus bone block grafts for alveolar ridge augmentation before implant placement. J. Craniomaxillofac. Surg, 2010, 38, 222-230.

2. Araújo MG, Lindhe J. Dimensional ridge alterations following tooth extraction. An experimental study in the dog. J Clin Periodontol, 2005, 32: 212-218.

3. Arx T, Cochran D, Hermann J, et al. Lateral ridge augmentation using different bone fillers and barrier membrane application. Clin Oral Implants Res, 2001, 12(3): 260-269.

4. Balshi SF, Wolfinger GJ, Balshi TJ. Surgical planning and prosthesis construction using computed tomography, CAD/CAM technology, and the Internet for immediate loading of dental implants. J Esthet Restor Dent, 2006, 18: 312-323.

5. Barzilay I. Immediate implants: their current status. Int J Prosthodont, 1993, 6: 169-175.

6. Basa S, Varol A, Turker N. Alternative Bone Expansion Technique for Immediate Placement of Implants in the Edentulous Posterior Mandibular Ridge: A Clinical Report. Int J Oral Maxillofac Implants, 2004, 19(4): 554-558.

7. Bauser D, Bragger U, Lang S. Regeneration and enlargement of jaw bone using guided tissue regeneration. Clin Oral Implants Res, 1990, 1(1): 22-32.

8. Bergkvist G. Immediate loading of implants in the edentulous maxilla. Swed Dent JSupp, 2008, 196: 10-75.

9. Boronat A, Carrillo C, Penarrocha M, et al. Dental implants placed simultaneously with bone grafts in horizontal defects: a clinical retrospective study with 37 patients. Int J Oral Maxillofac Implants, 2010, 25

（1）:189-196.

10. Braut V, Bornstein MM, Belser U, et al. Thickness of the anterior maxillary facial bone wall-A retrospective radiographic study using cone beam computed tomography. Int J Periodontics Restorative Dent, 2011,31:125-131.

11. Capelli M. Autogenous bone graft from the mandibular ramus: a technique for bone augmentation. Int J Periodontics Restorative Dent, 2003,23:277-285.

12. Chiapasco M, Zaniboni M. Failures in jaw reconstructive surgery with autogenous onlay bone grafts for pre-implant purposes: incidence, prevention and management of complications. Oral Maxillofac Surg Clin North Am, 2011,23(1):1-15.

13. Coatoam GW, Mariotti A. The Segmental Ridge-Split Procedure. J Periodontol, 2003,74(5):757-770.

14. Donovan MG, Dickerson NC, Mitchell JC. Calvarial bone harvest and grafting techniques for maxillary and mandibular implant surgery. Oral Maxillofac Surg Clin North Am, 1994,2:109-122.

15. Enislidis G, Wittwer G, Ewers R. Preliminary Report on a Staged Ridge Splitting Technique for Implant Placement in the Mandible: A Technical Note. Int J Oral Maxillofac Implants, 2006,21(3):445-449.

16. Giacomo De Riu, Nicola De Riu, Giovanni Spano, et al. Histology and stability study of cortical bone graft influence on titanium implants. Oral Surg Oral Med Oral Pathol Oral Radiol Endod, 2007,103: 1-7.

17. Hunt DR, Jovanovic SA. Autogenous bone harvesting: a chin graft technique for particulate and monocortical bone blocks. Int J Periodont Rest Dent, 1999,19(2):165-173.

18. Keller, E. E., Triplett, W. W. Iliac bone grafting: review of 160 consecutive cases. Journal of Oral Maxillofacial Surgery, 1987,45:11-14.

19. L. Cordaro, F. Torsello, C. Accorsi Ribeiro, et al. Inlay-onlay grafting for three dimensional reconstruction of the posterior atrophic maxilla with mandibular bone. Int. J. Oral Maxillofac. Surg, 2010,39:350-357.

20. M. Clementini, A. Morlupi, C. Agrestini, et al. Immediate versus delayed positioning of dental implants in guided bone regeneration or onlay graft regenerated areas: a systematic review. Int. J Oral Maxillofac Surg, 2013,42:643-650.

21. Misch CM. Maxillary autogenous bone grafting. Oral Maxillofac Surg Clin North Am, 2011, 23(2): 229-238.

22. Misch, C. M., Misch, C. E. The repair of localized severe ridge defects for implant placement using mandibular bone grafts. Implant Dentistry, 1995,4:261-267.

23. Nevins M, Mellonig JT. Enhancement of the damaged edentulous ridge to receive dental implants: A combination of allograft and Gore-Tex membrane. Int Periodont Rest Dent, 1992,12(2):96-111.

24. Nowzari, H., Aalam, A. A. Mandibular cortical bone graft part 2: surgical technique, applications, and morbidity. Compendium of Continuing Education in Dentistry, 2007,28:274-280.

25. Ozaki W, Buchman SR. Volume maintenance of onlay bone grafts in the craniofacial skeleton: micro-architecture versus embryologic origin. Plast Reconstr surg, 1998,102:291-299.

26. Schropp L, Wenzel A, Kostopoulos L, et al. Bone healing and soft tissue contour changes following single-tooth extraction: a clinical and radiographic 12-month prospective study. Int J Periodontics Restorative Dent, 2003,23(4):313-323.

27. Smolka W, Eggensperger N, Carollo V, et al. Changes in the volum and density of calvarial split bone graft after alveolar ridge augmentation. Clin Oral Implants Res, 2006,17(2):149-155.

28. Spin-Neto R, Stavropoulos A, Pereira LA, et al. Fate of autologous and fresh-frozen allogeneic block bone grafts used for ridge augmentation. A CBCT-based analysis. Clin Oral Implants Res, 2013, 24 (2): 167-173.

29. Stevens MR, Emam HA, Alaily ME, et al. Implant bone rings. One-stage three-dimensional bone transplant technique: a case report. J Oral Implantol, 2010, 36(1):69-74.

第二十章　前牙种植治疗中的美学问题
Implant treatment in the esthetic zone
难度指数：★★★★★

一、概述

种植义齿,作为最主要的修复方式之一,已为广大临床医师和患者所接受。时至今日,对于低风险患者,种植义齿的十年成功率已达到98%以上。临床医师不再关心种植体植入后能否长稳,能否形成良好的骨整合,而把更多的精力放在能否达到理想的美学效果(图20-1)。

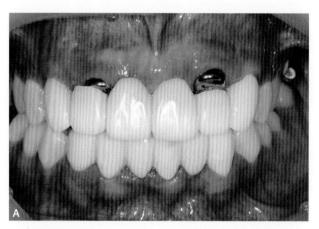

图 20-1A　患者 A2～B2 缺失,分别在 A2、B2 植入两枚
种植体(登腾 superline)。以 A3、B3 为基牙制作暂冠

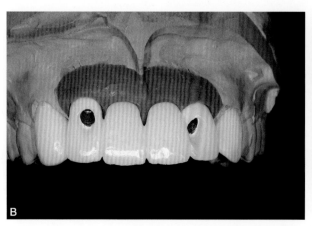

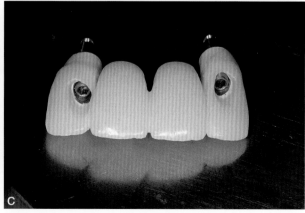

图 20-1BC　制作种植体支持的螺丝固位暂时修复体塑形种植体周围软组织

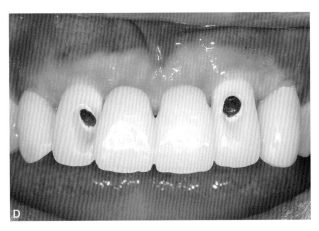

图 20-1D　种植体支持的暂冠戴入口内

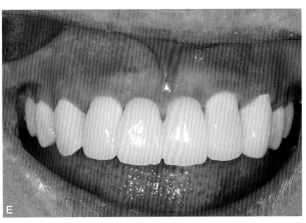

图 20-1E　软组织塑形完成

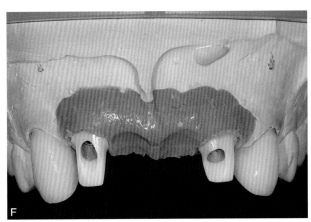

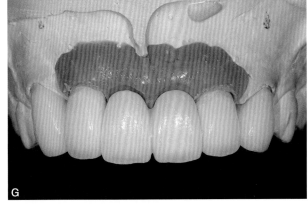

图 20-1FG　制作完成的永久修复体(采用的个性化瓷基台)

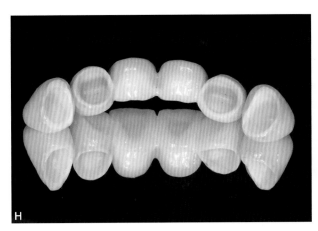

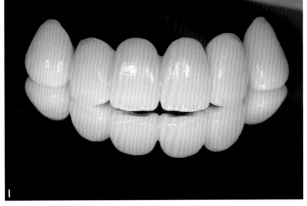

图 20-1HI　全瓷修复体

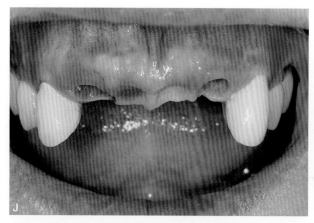

图 20-1J 卸下暂冠后口内观

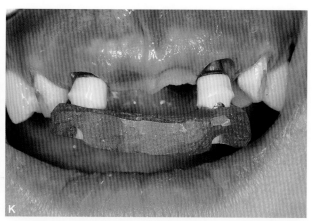

图 20-1K 在基桩定位卡的帮助下戴入个性化瓷基台

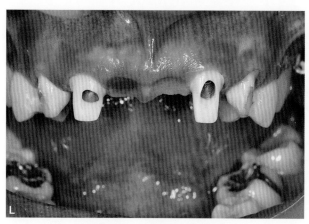

图 20-1L 瓷基台口内正面观

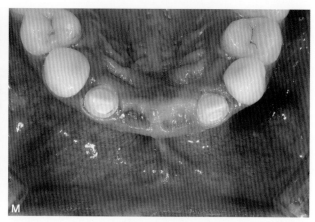

图 20-1M 咬合面观

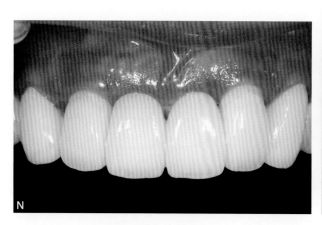

图 20-1N 牙冠戴入

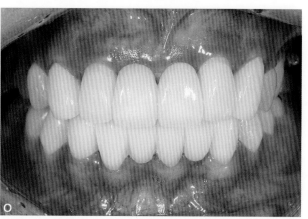

图 20-1O 完成修复后口内正面观

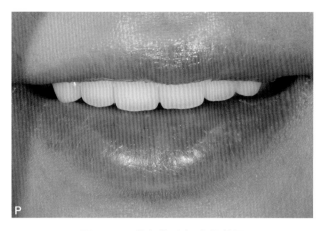

图 20-1P 修复体形态、色泽协调

随着美学研究的不断深入，许多学者提出了一些口腔种植美学的标准，以此衡量治疗的美学效果。如Belser 等在 2009 年进一步改良，将口腔美学指标分为两部分（图 20-2）：红白美学，其中白美学分数（white esthetic score）主要指暴露在口腔中的牙齿或牙冠的美学，包括下述指标：牙齿形态（tooth form）；牙齿轮廓（tooth outline）；颜色（color（hue/value））；表面纹理（surface texture）；透明度及其他（translucency and characterization）。而红美学分数（pink esthetic score）主要指红色的牙槽嵴轮廓和软组织的美学，包括以下指标：近中龈乳头（mesial papilla）；远中龈乳头（distal papilla）；唇侧黏膜的弧度（curvature of facial mucosa）；唇侧黏膜水平（level of facial mucosa）；牙根凸度，软组织颜色及纹理（root conve-xity，soft tissue color，texture）然后根据临床的具体情况可以将这些指标分别打分 0,

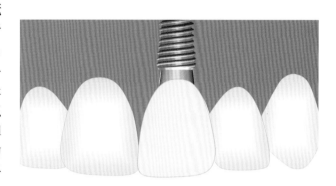

图 20-2 图中红色部分代表红色美学范畴，白色部分代表白色美学范畴

1,2,再将这些分数相加就能得到一比较可观的美学评分，代表修复的美学效果（Belser 2009）。目前，该标准已为广大临床医师接受。

美学区种植修复治疗前必须完成下述两个重要的步骤：

1. 术前需要详细的美学风险评估

美学区种植治疗为了降低治疗风险，需要在术前对患者进行详细的美学风险评估。需要评估的指标包

表 20-1 美学风险评估表（esthetic risk assessment，ERA）

美学风险因素	风险程度	
	低风险	高风险
健康状况	健康	全身状况差
患者的美学期望	低	高
唇线	低	高
种植位点感染情况	无	存在感染灶
邻牙邻面牙槽嵴高度	到触点距离在 5~6mm 以下	到触点大于或等于 7mm
邻牙修复状态	无修复体	有修复体
缺牙间隙的宽度	单颗牙，间隙正常	单颗牙，缺隙过小 多颗牙，缺席过大或过小
软组织	无缺损	有缺损
牙龈生物型和牙冠形态	厚龈；方圆形牙冠	薄龈；尖圆形牙冠
牙槽骨	无缺损	有缺损

括表 20-1 中的各项内容,对于风险过高的患者可以考虑转诊或者改变治疗方案,采用如烤瓷固定桥修复等其他方案。

2. 通过模拟修复帮助医患双方就治疗目标达成共识

对于缺牙患者,通常由制作室完成诊断性蜡型和修复体,然后使用该修复体戴入患者口内,询问患者对修复体外形的满意度(图 20-3)。如有必要,可以进行一定的调整。调整满意后的修复体就作为种植治疗的最终目标,种植体的植入位置、方向和深度要据此确定。医师在种植治疗中自始至终都必须贯彻的以修复为导向的治疗原则。

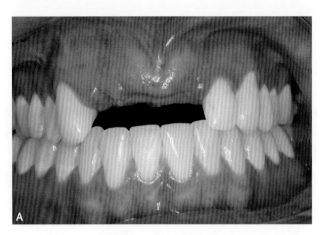

图 20-3A　患者前牙缺失

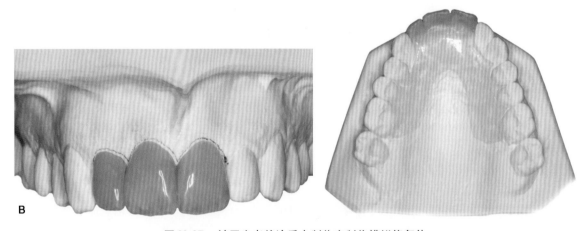

图 20-3B　缺牙患者就诊后由制作室制作模拟修复体

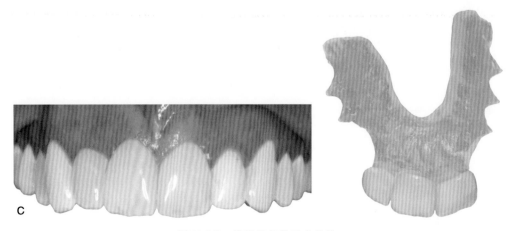

图 20-3C　模拟修复体口内就位

二、影响种植美学的要素

影响前牙种植治疗美学的因素很多,笔者在临床工作中将其分为三类:第一类是医者不可控因素,如笑线、邻牙颈部的骨质高度等。通常来讲,这些因素医师不可能改变或者很难改变。第二类为医者部分可控项目,如邻牙的颜色、形态、前牙列的排列及对称性、口腔牙龈的总体形态、颜色。这部分因素对于医师来讲,如果获得患者的许可,可以进行一定的纠正,以改善最终的美学效果。当然,由于治疗的范围扩大,并不是所有患者都可以接受。第三类是医者完全可控因素,如种植的时机、种植体的三维位置、种植区的骨和软组织。这些因素通常是决定治疗效果的决定因素,也是医师在种植治疗中最为关心的内容。

1. 种植时机

关于种植时机,目前国际种植学会(ITI)根据种植与拔牙时间的间隔将种植时机分为四类(表20-2):即刻种植、早期种植、常规种植、延期种植。

表 20-2 种植治疗的时机

分类	名称	优 点	缺 点
I	即刻种植	拔牙和种植同期完成;减少了手术次数和治疗时间;种植体周常有二或三壁骨缺损,需要同时进行骨增量	拔牙窝形态可能增加种植体植入到理想位置的难度;种植区外形可能影响种植体的初期稳定性;软组织不足可能妨碍创口初期封闭;无法预知骨吸收情况
II	早期种植(4~8周)	相对于III、IV型来讲缩短了治疗时间;牙槽窝软组织初步愈合有助于术区的初期封闭;牙根相关的病理性改变消失	与I型相比需要两次手术;拔牙窝形态可能增加种植体植入到理想位置的难度;种植区外形可能影响种植体的初期稳定性
III	常规种植(12~16周)	部分骨愈合可能增加种植体的初期稳定性;足量的软组织有助于创口的关闭;骨改建活跃期已完成,可以准确判断牙槽嵴骨水平;牙根相关的病理性改变消失	与I型相比需要两次手术;比I、II型需要更多的治疗时间;骨吸收量较大、牙槽窝消失可能增加骨增量手术难度
IV	延期种植(超过或大于6个月)	骨完全愈合可增加种植体的初期稳定性;软组织完全愈合便于手术处理	与I型相比需要两次手术;比I、II、III型需要更多的治疗时间;骨吸收量更大、牙槽窝消失可能增加骨增量手术难度

20世纪末到21世纪初,即刻种植得到了广泛的应用,但目前,在美学区进行即刻种植越来越趋于谨慎,主要因为大多数患者的唇侧骨板过薄,术后会出现明显的吸收,最后的美学效果往往难以预测(具体原因见即刻种植),且软组织不足,创口关闭也存在困难。而早期种植局部的软组织基本愈合,组织量明显增加,骨组织虽有少量吸收,但外形基本保留,因此有助于进行骨增量。目前,早期种植已成为美学区种植的首选方案。Buser等(2013)对41例的早期种植患者进行了5~9年的随访,结果41例种植体周围组织健康,无软组织退缩,美学效果佳。CBCT显示唇侧骨板厚度平均2.22mm,只有两个种植体(4.9%)无唇侧骨壁影像。因此认为早期种植结合GBR骨增量可以维持唇侧骨板的厚度。

2. 种植体的三维位置关系

种植体的三维位置关系包括种植体的颊舌侧位置、冠根向位置、近远中位置、种植体角度、种植体内连接的抗旋转结构位置。

尽管纯钛种植体的生物相容性很高,但与天然牙根还有较大差距。因此,天然牙根周围可以只有极薄的骨组织也可以保持稳定,但种植体颊舌侧则需要较厚的牙槽骨才能保持稳定。而种植义齿与天然牙之间结构的差异(第一章)导致了在种植体的位置摆放问题上要注意以下几点:

（1）种植体与天然牙之间至少 1.5mm 的间距（图 20-4），种植体近远中向位置要位于将要修复牙齿的中间位置，防止把种植体置于牙齿邻接位置（图 20-5）。

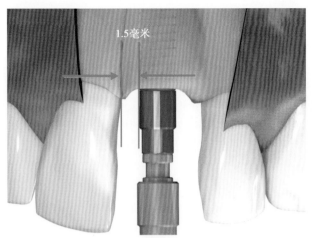

图 20-4　种植体与邻牙的距离

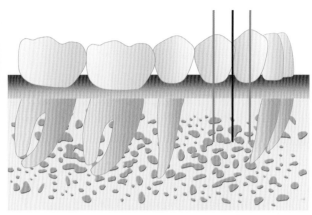

图 20-5　图中绿线条代表合理的近远中向植入位点，要避免在红线处植入种植体

（2）种植体之间最短距离为 3mm。如果小于这个距离，局部骨质就会出现吸收不稳定，最终导致龈乳头丧失。当然，关于种植体之间的距离，现在也有部分研究认为，当使用平台转换型种植体时，两种植体之间的距离为 2mm 和 3mm 时，种植体之间的骨嵴水平没有明显差异（Elian N 2011）。

（3）种植体的颊侧应在邻牙唇面连线的腭侧 1mm 以内，这样，也才能保持局部骨质的稳定，才能防止种植体及基桩的金属色从唇面透出来。Lin GH 等对美学区即刻种植软组织退缩及干预措施进行文献回顾时表明，目前应对前牙区即刻种植后软组织退缩的方法总共有 6 种，包括：植体偏腭侧植入、采用平台转换的种植体、采用不翻瓣手术、采用植骨材料充填种植体与牙槽窝之间的空隙、采用游离结缔组织移植、采用即刻固定修复体塑形软组织和恢复功能刺激。其中，只有种植体偏腭侧植入对防止种植体周围软组织退缩有积极作用。因此，术前制作导板确保种植体在舌隆突的位置植入是较好的选择。

而最近的国际种植学会共识性报告更认为在美学区进行即刻种植时，种植体唇侧离颊侧骨板内壁 2mm，颊侧骨板需要至少 1mm 厚，这样，唇侧就有 3mm 的空间。只有这样才能保证种植的唇侧骨板的稳定性，种植修复的美学效果也才能长久保持。当然，这一量化要求给临床种植体的植入带来了极大的困难，这时就必须要充分利用种植位点腭侧剩余的骨量。笔者在临床种植体的植入上往往尽量偏向腭侧，充分利用腭侧的骨组织，有时候腭侧嵴顶的骨组织菲薄甚至缺如。但是，此种情况下保持种植体有足够的长度也是必要的前提之一，这样才能保证种植体具有足够的稳定性。临床工作中还有一种策略，即可以选择相对较细的植体可以更有效地保存局部颊侧软硬组织，维持软组织水平。当然，此时要考虑到细种植体可能出现一些力学并发症，需要进行相应的特殊处理。

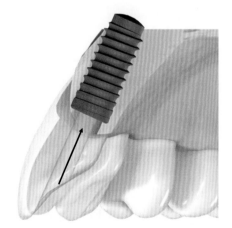

图 20-6　美学区种植体的理想轴向（采用螺丝固位时必须严格遵守）

理想的种植体角度要稍偏修复体切嵴的腭侧（图 20-6）。手术过程中，术者可以使用数字化手术导板（第七章）或者术前制作的简易外科导板来帮助确定种植体的植入位点和轴向（图 20-7）。

而关于种植体的冠根向位置关系，目前有许多参考指标，如骨组织、釉牙骨质界和龈缘。但对于美学区，通常应考虑到拟修复牙齿的颈缘位置，以此为参照确定种植体的冠根向深度（图 20-8）。一般来讲，当使用骨水平种植体时，种植体的颈部应距离唇侧龈缘中分约 3mm，而软组织水平种植体这个距离则为

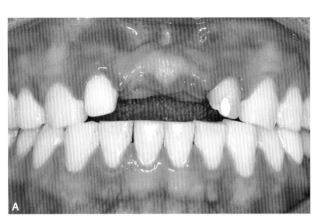
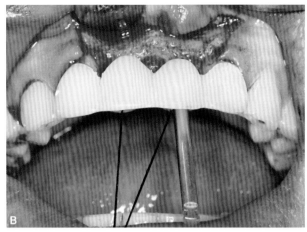

图 20-7AB 前牙缺失术中使用外科手术导板确定种植体植入位点和方向

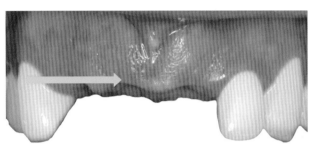
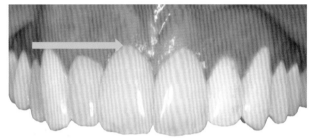

图 20-8 种植体的植入深度要参考右图中模拟修复体龈缘的位置,而不是依据左图中龈缘位置

2mm。这主要是因为后者种植体上有穿龈结构。

而关于种植体内连接的抗旋转结构位置也是种植体三维位置中的一个内容。图 20-9 展示的就是 Xive 种植体内六方连接结构,植入过程中通常要求一个平面正对唇面,这样便于后期需要采用角度基桩修复时可以找到理想的基桩位置。其他种植体系统也有类似的结构和要求(图 20-10、20-11)。

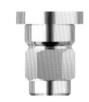
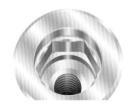

图 20-9 Xive 种植体系统的内连接
结构有一个平面正对唇颊侧

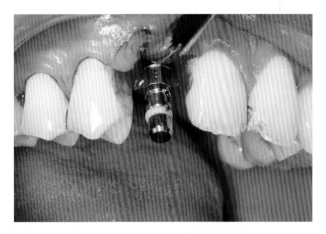

图 20-10 Straumann 种植体携带体上的
凹点标记要正对唇颊侧

3. 种植位点的骨组织

骨组织包绕并与种植体形成骨结合是种植修复成功的关键。同时,骨组织的外形和轮廓也是种植美学的关键要素、关键基础。种植体唇面的牙槽骨是决定龈缘位置的关键。种植体邻牙颈部的骨高度或者种植体之间的骨高度是决定种植修复体龈乳头的关键。而龈缘和龈乳头则是美学的关键。当然,对于龈

311

乳头,虽然可以通过骨组织移植和软组织移植来进行纠正(图20-12、图20-13),但这些方法大多缺少长期的科学证据支持。因此,目前还没有非常有效的方法纠正龈乳头的缺损,在临床医师更多地是考虑不再损伤支持牙龈乳头的骨组织。但对于支持龈缘的骨组织,目前是有许多骨增量方法可以选择。可以在牙齿拔除前通过正畸方法牵拉患牙,促进骨质再生。也可以使用骨替代材料增加局部的骨量,对于需要植骨的美学区病例通常建议采用替代速率较低的骨替代材料。

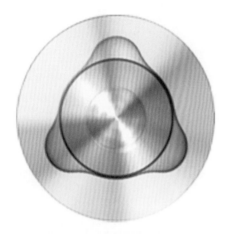

图 20-11　Nobel 种植体三通道内
连接需有一个尖正对唇颊侧

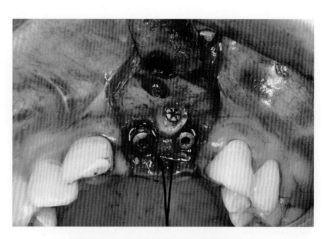

图 20-12　在牙龈乳头的位置植骨以
增加局部牙龈乳头的高度

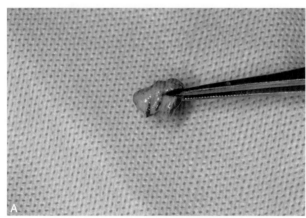

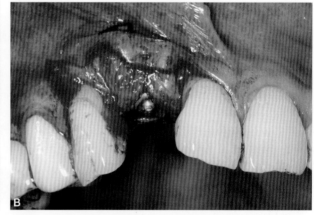

图 20-13AB　获取游离结缔组织修复牙龈乳头缺损

采用正畸方法在种植前将牙根冠向牵引被认为是一种较好的选择(Salama H 1993),目前认为其主要有如下几个优点:①减小了种植体与牙槽窝之间的空隙。②提高了种植体的初步稳定性。③增加了局部的软硬组织。④正畸后牙根松动,便于拔除。⑤促进局部细胞的分裂,有助于创口的愈合。

4. 种植位点的软组织

种植位点的软组织的生物类型(图20-14)对于种植修复的结果也是十分重要的。表20-3 就反映了两种牙龈生物类型的特点,它们对治疗过程的反应是不一样的,医师在治疗前需要仔细衡量手术方案、防范治疗风险。

软组织的美学还有重要的一点在于牙龈乳头的维持。对于单颗牙缺失,牙龈乳头的位置通常由邻牙颈部的骨质高度决定。但对于多颗牙缺失,龈乳头的结构的维持就比较困难,其美学效果就存在不可预见性(Kan JY 2003)。Tarnow 等(2003)在局麻下探针测量 33 个患者 136 个种植体之间的位点(戴牙后至少2 月,不同部位,种植体也不同),发现两种植体之间龈乳头平均高度为 3.4mm(2mm-16.9% ,3mm-35.3% ,4mm-37.5%),因此认为临床医师在进行美学修复的时候尤其对美学要求较高的病例要慎重考虑这一因素。

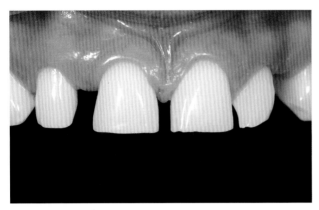
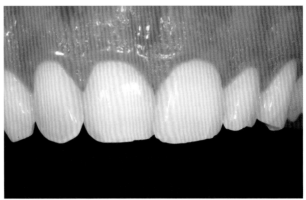

图 20-14　左图为生物薄型牙龈；右图为生物厚型牙龈

表 20-3　牙龈生物类型及其特点

生物薄型牙龈	生物厚型牙龈
牙齿尖圆	牙齿方正
唇侧突度小	唇侧牙颈部突出
邻面龈乳头狭长	邻面龈乳头宽而低平
牙周组织薄，伴骨裂隙	邻间隙体积大
邻面接触区小，靠近切端	邻面接触点长而宽
遭受激惹时，牙龈软组织通常反应为牙龈退缩	遭受激惹时，牙龈软组织通常反应为龈袋加深而不是牙龈退缩

　　对美学区种植义齿修复前使用暂时冠进行牙龈塑形，使颈部龈缘接近自然牙齿形态，与邻牙协调一致，可以达到令人满意的美学效果（Priest G 2006）。虽然可以通过安装愈合基台（或牙龈成形器）进行软组织塑形，但是绝大部分的牙龈成形器都是圆柱体，在临床上很难再现缺失牙的天然解剖形态（Macintosh DC 2004，Al-Harbi SA 2007）。Jemt 观察了使用临时修复体和愈合基台修复的单颗种植修复体在 2 年后的龈乳头恢复情况，结果表明使用临时修复体比愈合基台能更快地获得理想的种植体周围软组织形态。此外暂冠还可以让患者适应终修复体，为最终的种植冠修复提供形态，美学等诊断信息，是医患沟通和医技之间交流的桥梁。

　　临床也有部分种植体采用个性化的愈合基台可以简化治疗过程（图 20-15）。

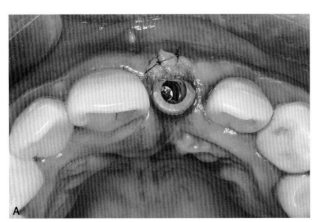
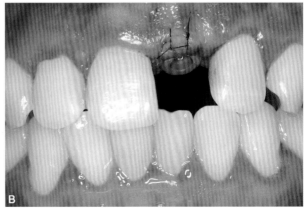

图 20-15AB　个性化愈合基台（Straumann 系统）

三、美学区暂冠制作和个性化印模的操作步骤

目前种植暂冠可分为可摘式活动性暂冠,牙支持式固定性暂冠,种植体支持式暂冠。可以在模型上制作,也可以在口内直接制作(Santosa R E 2007,Cho S 2007)。在拔牙窝愈合过程中,种植体植入同期,或最终修复之前的不同时期都可以使用临时性修复体对种植位点的软组织进行塑形。在拔牙窝愈合期或种植植入同期使用暂冠可以有效地维持牙龈形态,减少牙龈的退缩(Ferrara A 2006,De Rouck T 2009)。

可摘式的活动性暂冠制作简单,花费少,容易调改。但是活动性的暂冠可能会对种植位点产生压力,而造成骨吸收或影响种植体的愈合。Moskowitz EM(1997)采用带有卵圆形义齿的压膜式保持器来制作暂冠,它是靠余留牙齿固位,因此不会对种植位点产生压力,有利于种植体的愈合。但是可摘式的活动性暂冠不能对软组织进行一定地塑形(Kan J Y 2001),仅用来恢复牙列和美观,并且佩戴不舒适,很多患者不愿接受。

牙支持式固定性暂冠(图1-11)常通过钢丝,金属支架或纤维带(Smidt A 2002)等粘接在邻牙上来获得固定,虽然可以减少患者的不适,但仍不能对软组织进行很好的塑形,而且容易脱落。常用在拔牙后及种植一期手术后使用来暂时维持牙龈的形态(Burns D R2003)。

种植体支持式的暂冠可以有效地对软组织进行塑形,最大限度地获得美学效果,因此在美学区种植常作为常规程序而被广泛使用(Lewis S 1995,Tarnow DP 1996,Lindeboom JA 2006)。很多文献报道了不同的种植体支持式暂冠的制作方法。第一种包括使用基台(Sadan A 2004,Holst S 2005,Castellon P 2005,Moy P K 2005)、临时基台(Mijiritsky E 2006,Spyropoulou P E 2009)、愈合基台(Proussaefs P 2002,Chaimattayompol N 2002)、种植携带体(Ganddini M R 2005)、引导杆(Rungruanganunt P 2000,Hirayama H 2003)等来制作暂冠。这些暂冠的制作方法类似,都是将基台、临时基台、愈合基台、种植携带体等进行磨改后用流动树脂,自凝树脂或人工成品牙面堆塑成缺牙外形。第二种是通过压膜式保持器简单快速成形牙冠(Rungruanganunt P 2000,Proussaefs P 2001)。Chen及Margeas介绍了使用天然牙制作暂冠的方法,此外还可以通过种植导板来制作暂冠等(Kan JY 2006)。

常规的种植体支持式的暂冠制作步骤如下:

(1) 取模:二期手术后,取硅橡胶印模(对于穿龈愈合患者直接去除愈合基台取模),注射牙龈硅胶,灌注超硬石膏模型。

(2) 磨改基桩:在模型上根据不同的牙龈厚度选择穿龈高度合适的基桩(肩台低于龈缘下方约1mm),再经过适当磨改以制作出理想的边缘位置及修复空间。

(3) 制作临时冠:将基桩安装在植体代型上,用棉花或牙胶堵住螺丝孔,对于螺丝固位的暂冠还要预留出螺丝孔的位置。通常在牙龈材料的边缘偏内侧小心用刀片环行切除约1.5mm厚度。使用流动树脂堆塑出缺失牙的外形。或使用根折的天然牙,人工牙,树脂牙面,压膜式保持器等来成形临时冠。也可以如图20-16一样先制备美学蜡型,再翻制暂时修复体。

(4) 修整临时冠:参照邻牙及对侧同名牙齿颈部形态来修整临时冠龈缘,应尽量注意控制临时冠的唇颊侧颈部外形,以免引起唇颊侧软组织过度退缩。

(5) 试戴和粘接临时冠:使临时冠完全就位,调整咬合,确保整个咬合运动过程中无咬合接触。完成后将临时冠打磨、抛光、粘接并清除边缘粘接剂。螺丝固位暂时修复体则直接紧固螺丝(手拧紧即可),树脂填塞螺孔(图20-16H)。

(6) 软组织塑形:患者戴临时修复体后,需要多次复诊来完成软组织的塑形,通常需要3~4周复诊一次,直到软组织塑形改建完成。这个过程需要持续3~6个月。

(7) 取终印模

1) 暂冠塑形完成后2~3月后取终印模,为了精确地复制暂冠周围的软组织形态常需要制作个性化取模帽来制取终印模(Stumpel L J 2000,Ntounis A 2010)。首先在软组织塑形结束后将暂冠卸下连接在在

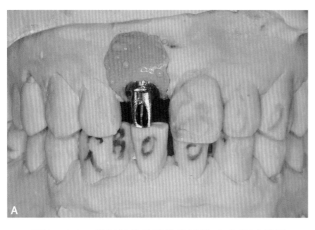

图 20-16A 常规转移种植体位置关系后,调磨基桩

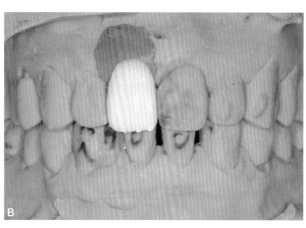

图 20-16B 在基桩上完成美学蜡型雕刻

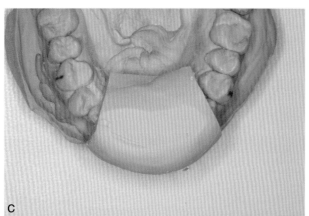

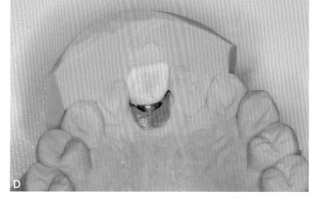

图 20-16CD 制作硅橡胶形腔并剖开

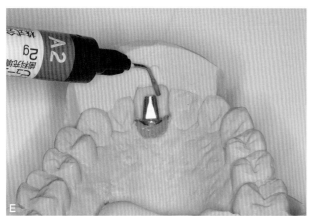

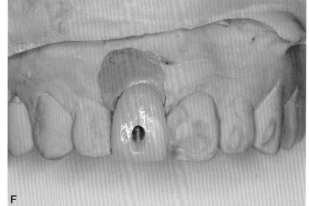

图 20-16EF 在硅橡胶型腔的帮助下完成暂冠制作

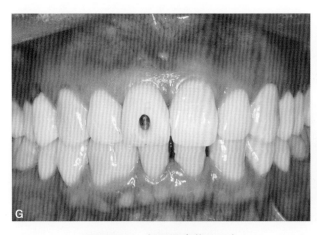

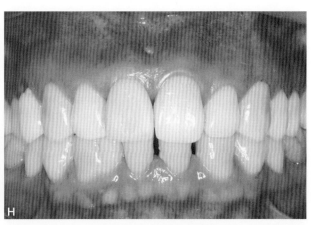

图 20-16G 暂冠调磨戴入口内，
注意不能过度压迫软组织

图 20-16H 树脂封闭螺孔

植体代型上，硅橡胶制取暂冠穿龈部分的印模，印模材料硬化后，取出暂冠，在植体代型上安装取模桩，在印模材料与取模桩的间隙内填入树脂或者蜡等材料，用树脂再现穿龈部分外形，完成个性化印模帽后制取精确印模（图 20-17）。

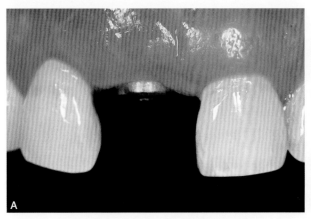

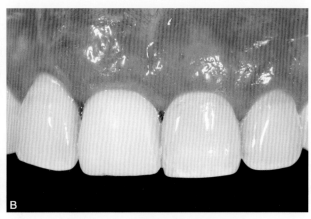

图 20-17A 上颌 A1 牙缺失，植入一颗
种植体（Straumann 系统）

图 20-17B 种植临时冠软组织塑形
3 个月，获得理想弧形龈缘

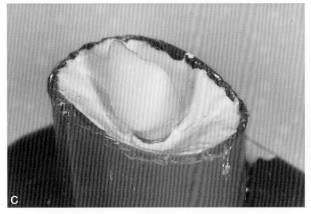

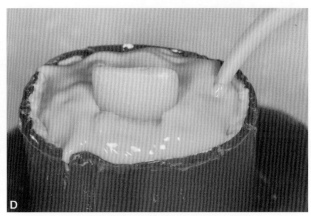

图 20-17C 临时冠连接替代体后在石膏
底座中固定

图 20-17D 临时冠穿龈部与石膏间隙内
注入硅橡胶材料

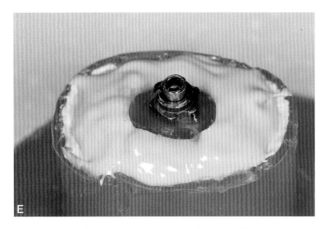

图 20-17E　取模柱与硅橡胶间隙
用蜡或者树脂充填

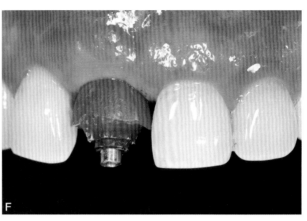

图 20-17F　个体化取模柱口内复位，
软组织外形得到支撑

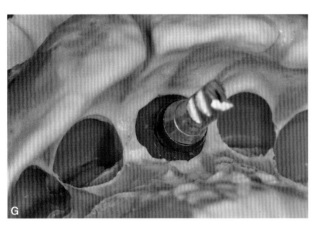

图 20-17G　开窗式取模后印模内个性
化取模柱连接种植体替代体

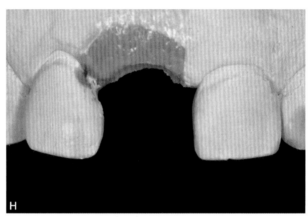

图 20-17H　工作模型上软组织
外形与口内完全一致

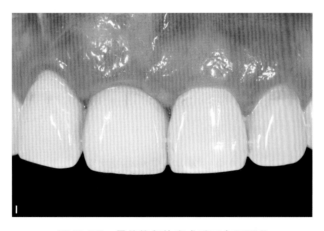

图 20-17I　最终修复体完成后口内正面观

　　2）也可以直接使用暂冠制取终印模（Barzilay I 2003，Elian N 2007，Tsai B Y 2011）。方法如下：患者戴暂冠制取硅橡胶印模，取下暂冠安装在植体代型上后将暂冠放入硅橡胶印模中，打入人工牙龈后灌制超硬石膏模型（图 20-18）。但是使用暂冠取模，其准确性依赖于暂冠与种植体的精确连接以及暂冠可否准确就位于印模中。有时为了增加准确性可以在暂冠上沿长轴方向刻槽沟（图 11-50 ～图 11-53）。

　　3）第三种是按照常规取模，然后将暂时修复体连接在种植体替代体上，去除颈部部分石膏，再直接在暂冠颈缘注射牙龈硅胶，这样也可以直接模拟出了塑形完成后的软组织形态（图 20-19）。

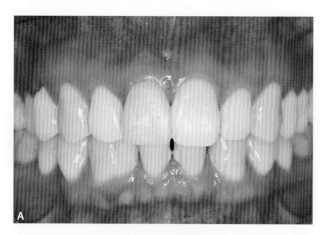

图 20-18A　软组织塑形完成，
直接常规取模

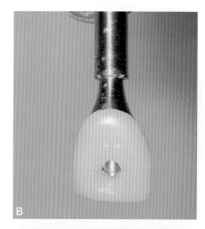

图 20-18B　将口内暂时修复体取下
与种植替代体连接

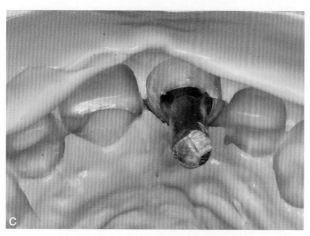

图 20-18C　将暂冠和植体替代体置入阴模

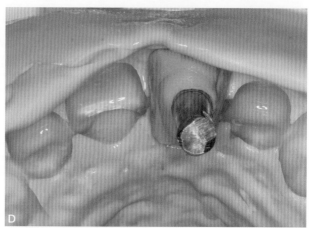

图 20-18D　注入牙龈硅胶，灌模

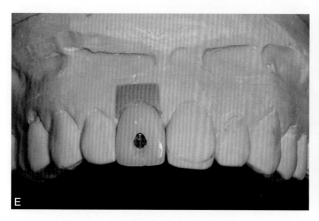

图 20-18E　工作模可见龈缘与口内基本一致

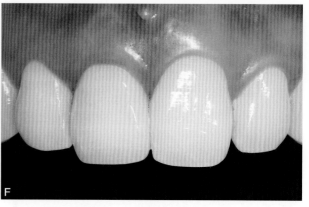

图 20-18F　修复完成口内观

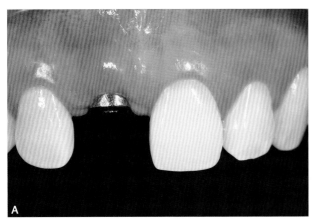

图 20-19A　右上中切牙缺失,种植
二期手术后口内正面像

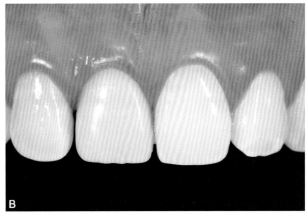

图 20-19B　软组织塑形 3 月后,A1
种植牙软组织外形自然美观

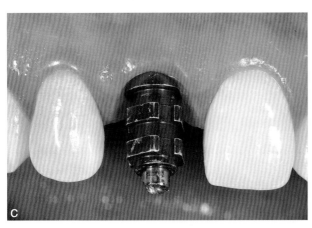

图 20-19C　置入成品取模桩,穿龈部软组织
外形由于无暂冠支撑已经变形

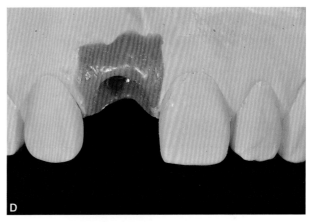

图 20-19D　初始工作模型上的穿龈区
软组织外形与口内不完全一致

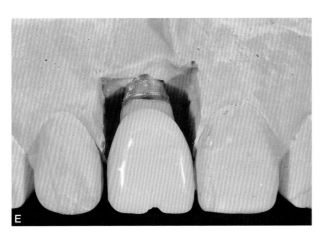

图 20-19E　去除牙龈硅胶,
临时冠在模型上就位

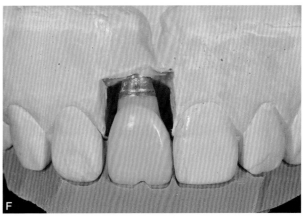

图 20-19F　正面观硅橡胶型腔
在模型上复位

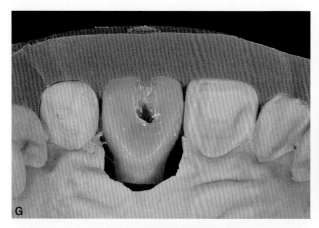

图 20-19G　舌面观硅橡胶型腔
在工作模型上复位

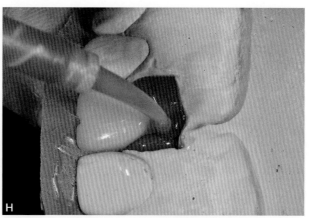

图 20-19H　注入义龈硅橡胶

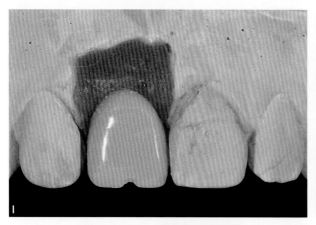

图 20-19I　最终完成的义龈完全
复制了临时冠的穿龈部外形

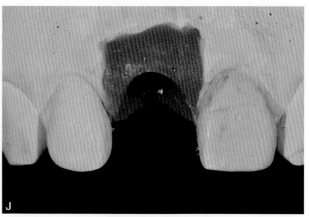

图 20-19J　二次复制的过渡区
软组织外形与口内完全一致

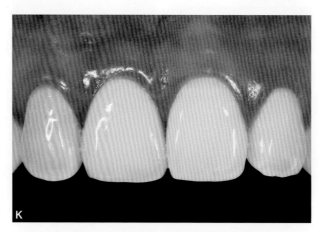

图 20-19K　最终修复体戴入后口内正面像

四、美学并发症分析

前牙区常见的导致种植美学并发症的原因如下：

1. 种植体偏离正常位置，位于安全区域以外。

2. 采用了直径或颈部尺寸过大的种植体。

3. 种植体数量不合理,植体过多。

4. 外科手术方法不当,局部软硬组织创伤过大,影响了组织愈合。

5. 未治愈的种植体周围感染导致骨吸收和随后的软组织退缩。

> 　　美学并发症的原因多是违背了前牙区种植的基本原则。对于大多数情况无法通过简单的软硬组织处理解决,拔除种植体往往是唯一彻底解决问题的方法。
>
> 　　拔除后可以考虑植骨后再进行种植,或者改用其他修复方法。拔除器械最好采用专用的种植体取出器械,不建议采用传统的环切钻,因为环切钻对于种植体周围的骨质破坏过大。

五、美学区进行种植治疗获得成功的关键

1. 合适的病例选择

美学区牙缺失患者的最终目的是修复缺牙,至于采用哪种方案进行修复则需要根据患者的实际情况进行确定。对于间隙过小,两边相邻牙需要修复的患者种植并不一定是最佳的选择。对于局部软硬组织条件太差的患者,如果缺少可靠的治疗技术支持,进行传统的固定修复可能是较理想的选择。而且,医师在进行治疗前需要对患者进行风险评估,确定该病例的病例分级(SAC 分类,见第一章)。

2. 选择常规或偏细的种植体

有些特殊的设计如稳定的锥状连接、平台转换等可能对长期的美学效果产生积极影响(Rodriguez AM 2012)。

3. 种植体按理想的位置和轴向植入,并且获得较好的初期稳定性。种植体与邻牙、种植体之间要有足够的距离。

4. 采用 GBR 等技术重建种植体周围的骨组织以支撑局部软组织外形,颊侧骨组织厚度需要在 2～3mm 以上,因此在 GBR 手术过程中,如何维持颈部的植骨材料不移位、保持唇侧骨板厚度是临床医师必须考虑的问题。

5. 确保种植体周围有足量的、健康的角化黏膜包绕。

6. 种植暂时修复可能有助于软组织塑形,并产生适当的应力刺激促进种植体周围软硬组织保持稳定。

7. 团队协作

对于相对复杂的病例,应力求由外科医师和修复医师协作进行治疗,当然治疗过程是以修复为导向的。并由他们共同进行详细的术前检查和制定治疗计划。在治疗完成后,制订并执行严格的随访维护制度。

六、小结

种植美学是近年种植治疗新的挑战,要达到理想的红白美学需要医患双方付出较大的努力。但实际上,关于美的本质和定义,古今中外有许多学者提出过不同的观点,也有许多争论。如孔子提出的美在和谐,柏拉图则认为美在理念等。笔者更倾向于中国近代美学大师朱光潜先生的观点,他认为美是客观性质与主观形态交融成一个完整形象的那种特质。事实上,美一定是一种客观存在的形式在主观世界的反映。

因此,单纯追求科学标准的形式"美"而不考虑医患双方的认知、社会文化背景也是不合适的。Suphananta-chat S 等(2012)进行的一项关于患者对前牙种植美学满意度的调查发现:医患双方对美学的评判标准是不相关的,医师的要求往往更为苛刻。大多数患者能容忍轻度的龈缘及龈乳头退缩,尽管这并不"美"。对于一些病例,如何评估多次复诊治疗医患双方所花费的时间、患者受到的创伤和治疗的费用与最终治疗结果的满意度之间的关系,是否每一个患者都需要多次、反复的就诊来追求"完美"的治疗结果? 作者(谭震 等 2010)认为制定治疗计划时要充分均衡治疗的复杂程度与最终结果的关系,当然这个过程还需要我们逐渐摸索合理的方式来把握这个度。

参考文献

1. Al-Harbi SA, Edgin WA. Preservation of soft tissue contours with immediate screw-retained provisional implant crown. J Prosthet Dent,2007,98:329-32.

2. Barzilay I. A Modified Impression Technique for Ac curate Registration of Peri-implant Soft Tissues. J Can Dent Assoc,2003,69(2):80-3.

3. Belser UC,Grütter L,Vailati F,Bornstein MM,Weber HP,Buser D. Outcome evaluation of early placed maxillary anterior single-tooth implants using objective esthetic criteria:a cross-sectional,retrospective study in 45 patients with a 2-to 4-year follow-up using pink and white esthetic scores. J Periodontol,2009 Jan,80(1):140-51.

4. Burns D R,Beck D A,Nelson S K. A review of selected dental literature on contemporary provisional fixed prosthodontic treatment:report of the Committee on Research in Fixed Prosthodontics of the Academy of Fixed Prosthodontics. The Journal of prosthetic dentistry,2003,90(5):474-497.

5. Buser D,Chappuis V,Bornstein MM,et al. Long-Term Stability of Contour Augmentation With Early Implant Placement Following Single Tooth Extraction in the Esthetic Zone A Prospective,Cross-Sectional Study in 41 Patients With a 5-to 9-Year Follow-Up. J Periodontol,2013 Jan 24. [Epub ahead of print].

6. Castellon P,Casadaban M,Block M S. Techniques to facilitate provisionalization of implant restorations. Journal of oral and maxillofacial surgery,2005,63(9):72-79.

7. Chaimattayompol N,Emtiaz S,Woloch MM. Transforming an existing fixed provisional prosthesis into an implant-supported fixed provisional prosthesis with the use of healing abutments. J Prosthet Dent,2002, 88:96-99.

8. Chen Z F,Pow E H N. A technique for the fabrication of an immediate implant-supported provisional restoration using a fractured natural tooth. The Journal of Prosthetic Dentistry, 2008, 100 (2): 157-158.

9. Cho S,Shetty S,Froum S,et al. Fixed and removable provisional options for patients undergoing implant treatment. Compend Contin Educ Dent,2007 Nov,28(11):604-608.

10. De Rouck T,Collys K,Wyn I,et al. Instant provisionalization of immediate single-tooth implants is essential to optimize esthetic treatment outcome. Clinical Oral Implants Research,2009,20(6):566-570.

11. Elian N,Bloom M,Dard M,et al. Effect of Interimplant distance(2 and 3 mm) on the height of interimplant bone crest:a histomorphometric evaluation. J Periodontol,2011 Dec,82(12):1749-1756.

12. Elian N,Tabourian G,Jalbout Z N,et al. Accurate Transfer of Peri-implant Soft Tissue Emergence Profile from the Provisional Crown to the Final Prosthesis Using an Emergence Profile Cast. Journal of Esthetic and Restorative Dentistry,2007,19(6):306-314.

13. Ferrara A,Galli C,Mauro G,et al. Immediate provisional restoration of postextraction implants for maxillary single-tooth replacement. Int J Periodontics Restorative Dent,2006,26:371-377.

14. Ganddini M R, Tallents R H, Ercoli C, et al. Technique for fabricating a cement-retained single-unit implant-supported provisional restoration in the esthetic zone. The Journal of prosthetic dentistry, 2005, 94 (3):296-298.

15. Hirayama H, Kang K H, Oishi Y. The modification of interim cylinders for the fabrication of cement-retained implant-supported provisional restorations. The Journal of prosthetic dentistry, 2003, 90 (4): 406-409.

16. Holst S, Blatz M B, Hegenbarth E, et al. Prosthodontic considerations for predictable single-implant esthetics in the anterior maxilla. Journal of oral and maxillofacial surgery, 2005, 63 (9):89-96.

17. Jemt T. Restoring the gingival contour by means of provisional resin crowns after single-implant treatment. The International journal of periodontics & restorative dentistry, 1999, 19 (1):20.

18. Kan J Y, Rungcharassaeng K, Kois J C. Removable ovate pontic for peri-implant architecture preservation during immediate implant placement. Practical procedures & aesthetic dentistry: PPAD, 2001, 13 (9):711.

19. Kan JY, Rungcharassaeng K, Umezu K, et al. Dimensions of peri-implant mucosa: an evaluation of maxillary anterior single implants in humans. J Periodontol, 2003 Apr, 74 (4):557-562.

20. Kan JY, Rungcharassaeng K, Oyama K, et al. Computer-guided immediate provisionalization of anterior multiple adjacent implants: surgical and prosthodontic rationale. Pract Proced Aesthet Dent, 2006, 18 (10):617-623.

21. Lewis S, Parel S, Faulkner R. Provisional implant-supported fixed restorations. Int J Oral Maxillofac Implants, 1995, 10:319-325.

22. Lin GH, Chan HL, Wang HL. The Effect of Currently Available Surgical and Restorative Interventions on Reducing Mid-facial Mucosal Recession of Single-Tooth Immediate Placed Implants: A Systematic Review. J Periodontol, 2013 Apr 11. [Epub ahead of print]

23. Lindeboom JA, Frenken JW, Dubois L, et al. Immediate loading versus immediate provisionalization of maxillary single tooth replacements: a prospective randomized study with BioComp implants. J Oral Maxillofac Surg, 2006, 64 (6):936-942.

24. Macintosh DC, Sutherland M. Method for developing an optimal emergence profile usingheat-polymerized provisional restorations for single-tooth implant-supported restorations. J Prosthet Dent, 2004, 91: 289-292.

25. Margeas R C. Predictable periimplant gingival esthetics: use of the natural tooth as a provisional following implant placement. Journal of Esthetic and Restorative Dentistry, 2006, 18 (1):5-12.

26. Mijiritsky E. Plastic temporary abutments with provisional restorations in immediate loading procedures: a clinical report. Implant Dentistry, 2006, 15 (3):236-240.

27. Moskowitz EM, Sheridan JJ, Celenza F, et al. Essix appliances. Provisional anterior prosthesis for pre and post implant patients. N Y State Dent J, 1997, 63:32-35.

28. Moy P K, Parminter P E. Chairside preparation of provisional restorations. Journal of oral and maxillofacial surgery, 2005, 63 (9):80-88.

29. Ntounis A, Petropoulou A. A technique for managing and accurate registration of peri-implant soft tissues. The Journal of Prosthetic Dentistry, 2010, 104 (4):276-279.

30. Priest G. Esthetic Potential of Single-Implant Provisional Restorations: Selection Criteria of Available Alternatives. Journal of Esthetic and Restorative Dentistry, 2006, 18 (6):326-338.

31. Proussaefs P. The use of healing abutments for the fabrication of cement-retained, implant-supported provisional prostheses. J Prosthet Dent, 2002, 87:333-335.

32. Proussaefs P, Lozada J. Immediate loading of single root form implants with the use of a custom acrylic

stent. J Prosthet Dent,2001,85:382-385.

33. Rodriguez AM,Rosenstiel SF. Esthetic considerations related to bone and soft tissue maintenance and development around dental implants:report of the Committee on Research in Fixed Prosthodontics of the American Academy of Fixed Prosthodontics. J Prosthet Dent,2012 Oct,108(4):259-267.

34. Rungruanganunt P, Andres C J. Laboratory-fabricated, acrylic resin cylinders for fixed, provisional implant restorations. Journal of Prosthodontics,2000,9(3):156-158.

35. Sadan A, Blatz M B, Salinas T J, et al. Single-implant restorations: a contemporary approach for achieving a predictable outcome. Journal of oral and maxillofacial surgery,2004,62:73-81.

36. Salama H,Salama M. The role of orthodontic extrusive remodeling in the enhancement of soft and hard tissue profiles prior to implant placement:A systematic approach to the management of extraction site defects. Int J Periodontics Restorative Dent,1993,13:312-333.

37. Santosa R E. Provisional restoration options in implant dentistr. Australian dental journal,2007,52(3): 234-242.

38. Smidt A. Esthetic provisional replacement of a single anterior tooth during the implant healing phase:a clinical report. J Prosthet Dent,2002,87:598-602.

39. Spyropoulou P E,Razzoog M,Sierraalta M. Restoring implants in the esthetic zone after sculpting and capturing the periimplant tissues in rest position:a clinical report The Journal of Prosthetic Dentistry, 2009,102(6):345-347.

40. Stumpel L J,Haechler W,Bedrossian E. Customized abutments to shape and transfer peri-implant soft-tissue contours. Journal of the California Dental Association,2000,28(4):301.

41. Suphanantachat S,Thovanich K,Nisapakultorn K. The influence of peri-implant mucosal level on the satisfaction with anterior maxillary implants. Clin Oral Impl Res,2012,23:1075-1081.

42. Tan zhen,Gong ping,Mo anchun et al. Therapy in implant dentistry:simple versus complex,ITI world symposium,2010,Geneva,Switzerland.

43. Tarnow DP,Eskow RN. Preservation of implant esthetics:soft tissue and restorative considerations. J Esthet Dent,1996,8:12-9.

44. Tarnow D,Elian N,Fletcher P,et al. Vertical Distance From The Crest of Bone to the Height of the Interproximal Papilla Between Adjacent Implants J Periodontol,2003 Dec,74(12):1785-1788.

45. Tsai B Y. A method for obtaining peri-implant soft-tissue contours by using screw-retained provisional restorations as impression copings:a clinical report. Journal of Oral Implantology, 2011, 37 (5): 605-609.

第二十一章　种植治疗中的软组织外科处理技术

Soft tissue procedure in implant dentistry

难度指数: ★★★★★

一、概述

种植治疗中主要涉及人体的骨组织和软组织,骨组织是保证种植体能够稳定并行使功能的主要结构,因此,骨组织往往是大家考虑的焦点。但是,另一种结构,口腔软组织也是种植体长期稳定行使功能的重要结构之一,同时,对于种植修复的美学(尤其是红美学)有着关键作用。

种植治疗中的软组织处理(soft tissue manipulation)涵义广泛,本章节只描述外科手术相关的内容。而诸如通过修复体进行软组织成形则在前牙美学区种植中详细描述。外科手术相关的软组织处理在种植治疗中的应用广泛,主要有下述几个作用,每一种又包含多种不同的软组织处理技术:

(1) 种植创口的关闭:包括颊侧瓣冠向移位关闭法、腭侧表层或下层结缔组织关闭法、腭侧上皮下带蒂结缔组织瓣关闭法、腭侧全厚旋转瓣关闭法、腭侧游离半厚或全厚组织瓣关闭法等等。

(2) 种植位点和缺牙区的外形恢复:包括唇侧塌陷、缺牙区外形恢复、牙龈乳头重建等等。

(3) 种植体龈缘的冠向移位技术:包含游离结缔组织移植、半月瓣冠向移位等等。

(4) 种植体周角化黏膜重建:主要包括角化黏膜移植。

绝大多数软组织手术是为了改善前牙区的美学。通常来讲,前牙区还会涉及硬组织的增量手术,这时候,关于软硬组织手术的时序就需要预先考虑。关于软组织移植的时机目前主要采用如下策略:

(1) 与硬组织手术、种植体植入同期进行,这样做的目的是减少手术次数和治疗时间。

(2) 对于初学者或者软组织手术较为复杂的病例,则要考虑进行单独的软组织手术。

(3) 种植体植入后 3 个半月。一般来讲,大多数需要进行软组织移植的病例在前期均进行过相应的硬组织移植技术,这样在安排软组织手术和二期手术的时序方面就要采取切实可行的方法,既要减少手术风险,又要控制疗程。选择在种植体植入后三个半月进行软组织手术主要是考虑到此时植骨材料已较为稳定,软组织手术不会影响植骨的效果。同时,可以有足够的愈合期(一般 6 周)再进行二期手术,这样整个治疗疗程就不会受到影响。通常情况下,先进行软组织移植后进行二期手术有助于软组织血供的建立,促进软组织成活。

本章主要讨论几种临床常见的软组织处理关键技术:包括种植二期手术、结缔组织移植、角化黏膜移植。

二、种植二期手术术式

在绝大多数前牙区和需要植骨的后牙区都采用种植体埋植式,这时可以确保局部骨增量手术的愈合不受外界的影响,也为后期的软组织塑形提供了一次机会。种植体二期手术不仅仅是解决将种植体暴露的问题,还需要考虑种植体周围的牙槽嵴轮廓,即如何使其更类似于对侧同名牙。如果牙槽嵴轮廓与对侧同名牙类似,甚至更为丰满,牙槽嵴上的角化牙龈较宽,这时就比较简单,可以采用环切手术等方式进行二期手术。在选择环切手术是要尤为谨慎,因为环切手术会直接去除 3 ~ 5mm 的角化牙龈,而角化牙龈来源于牙周韧带,在缺牙区是不可以再生的。因此,术前仔细评估如果角化牙龈在环切后依然能保证在种植体周围有 2 ~ 3mm 的宽度,则可以选择环切手术(图 21-1),手术过程中还要精确定位种植体(可以用种植体植入时的外科导板辅助)。而如果牙槽嵴轮廓尚可,但角化牙龈宽度不足则可以采用“一”字形切口(图21-2)。

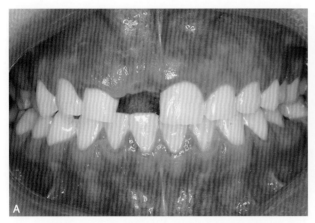

图 21-1A　种植体植入术后 4 个月口内正面观

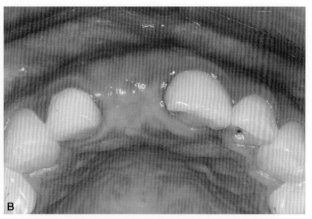

图 21-1B　𬌗面观可见角化黏膜较宽,牙槽嵴无塌陷

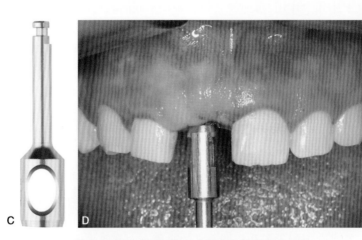

图 21-1CD　采用环切刀去除种植体冠方软组织

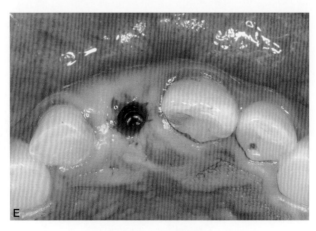

图 21-1E　去除黏膜后

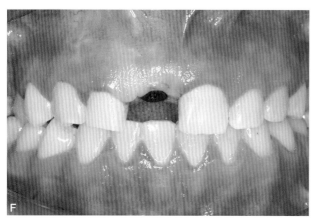

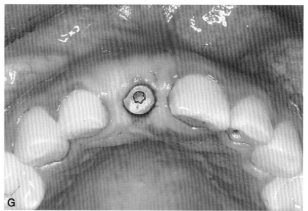

图 21-1FG　牙龈成形器就位

种植体二期环切手术适应证如下：

牙槽嵴外形轮廓理想，不需要矫正；

角化黏膜较宽，环切后余留部分能满足种植体周围 2~3mm 的宽度；

能准确定位种植体；

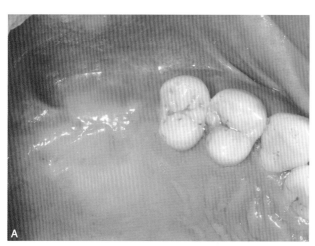

图 21-2A　二期手术前植入位置口内像

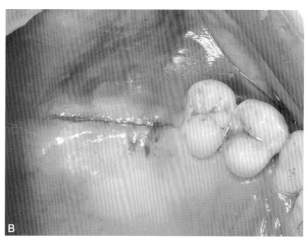

图 21-2B　作"一"字形切口

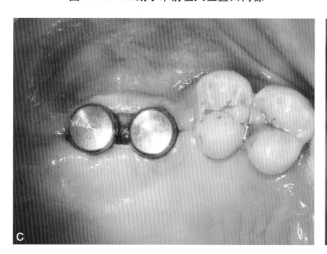

图 21-2C　置入愈合基台

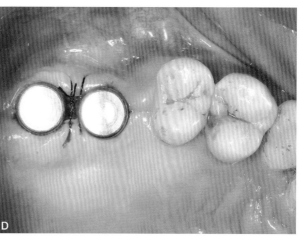

图 21-2D　牙龈缝合

对于大多数的前牙区,牙槽嵴轮廓通常不会非常理想,出现较多的情况就是牙槽嵴唇侧塌陷、龈乳头不完全。因此,在进行二期手术时常需考虑如何改善种植体唇侧外形、如何重建牙龈乳头,目前学者们已对这些问题进行了大量的探索,发明了许多二期手术方法。临床较为常用的有以下几种:

1. 斜形切口

该法操作简单,仅仅根据牙槽嵴顶的外形将嵴顶的组织向一侧推移(图 21-3)。主要适用于牙槽嵴外

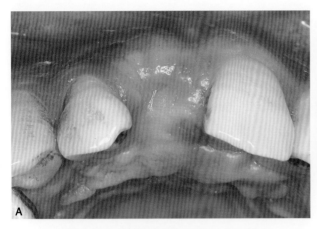

图 21-3A　病例种植体植入后 4 个月,局部
牙槽嵴愈合良好,唇侧无塌陷

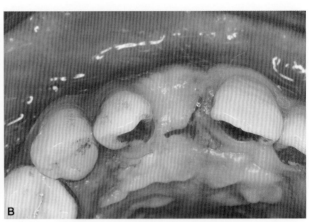

图 21-3B　在牙槽嵴顶作斜行切口

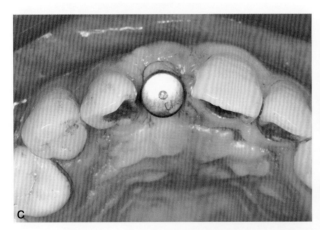

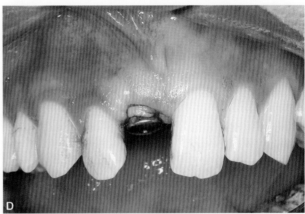

图 21-3CD　翻瓣后旋出覆盖螺丝,上牙龈成形器。嵴顶软组织向远颊侧推移

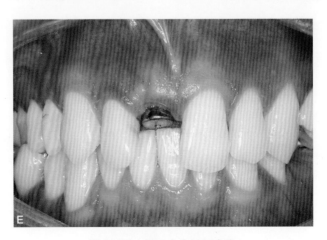

图 21-3E　创口愈合后口内像

形较为理想,局部只有微小的缺损。

2. "一"字形+"S"形切口(Palacci's 瓣)

该方法较为简单,适用于单颗种植体或多颗相邻的种植体。同时,该技术还可以直接用于改善一侧的牙龈乳头(图21-4)。该技术不仅可用于二期手术,对于一期手术采用非埋植式植入的种植体也可以采用该技术,以达到创口的初期关闭。

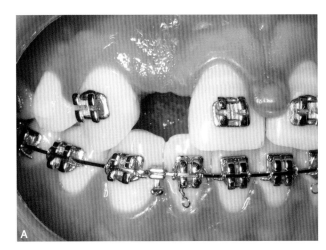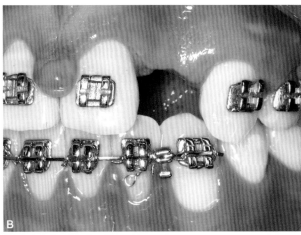

图 21-4AB　双侧侧切牙种植体植入后 4 个月

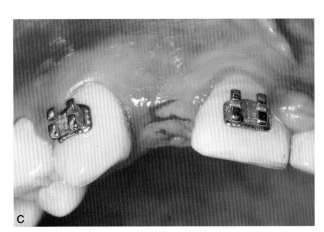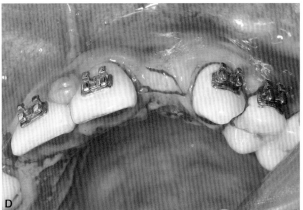

图 21-4CD　在局部牙槽嵴顶作"一"字形+"S"形切口

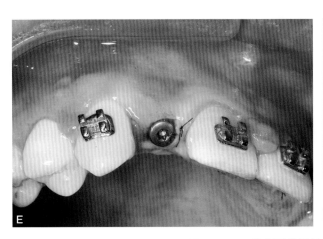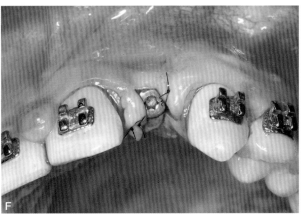

图 21-4EF　旋出覆盖螺丝,上牙龈成形器,严密缝合

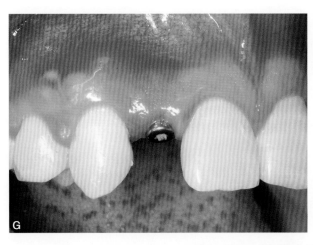

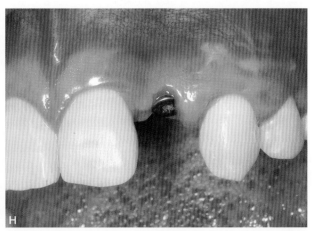

图 21-4GH　创口愈合后可见牙龈乳头形态良好

3. "H"形切口

该方法也比较简单。虽然切口较大,但容易操作。可以将种植体冠方的软组织移向唇侧,改善唇侧的外形(图 21-5)。

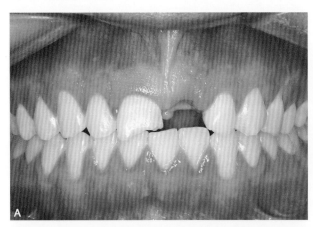

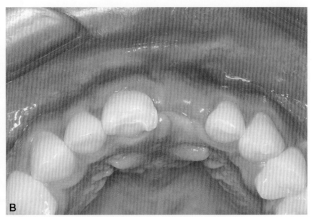

图 21-5AB　B1 种植体植入 4 个月后口内像

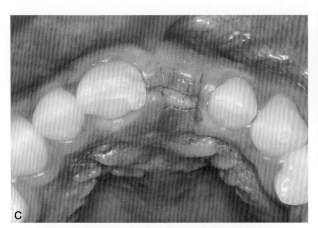

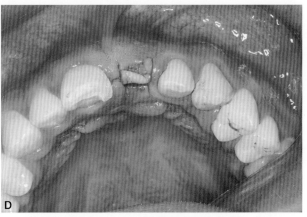

图 21-5C　嵴顶进行"H"形切口　　　　图 21-5D　软组织翻瓣后口内像

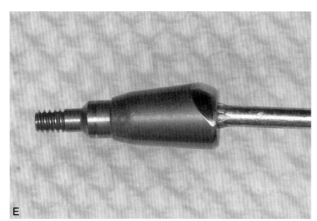
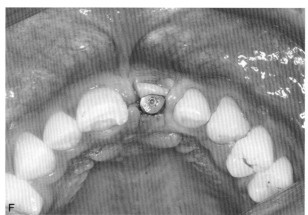

图 21-5EF　牙龈成形器调改合适,再旋入

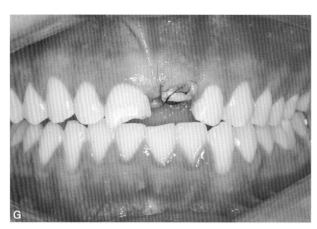
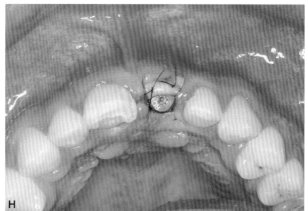

图 21-5GH　创口缝合

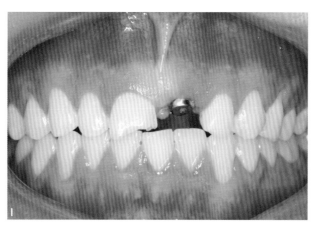

图 21-5I　愈合后口内像

4. 改良腭侧结缔组织旋转瓣技术(modified palatal roll technique, MPRT)

该技术切口与"H"形切口类似,但区别在于作嵴顶切口时刀尖偏向舌侧,可以分离腭侧上皮下的结缔组织,再将其内卷到唇侧黏膜或骨膜下,这样可以更加显著地增加唇侧黏膜的凸度(图 21-6)。该手术类似于后文的带蒂结缔组织移植,但只有一个手术切口。缺点在于获得的结缔组织依然有限,所以外形改善也有限(Scharf DR 1992)。

5. 颊侧中分松弛切口(midbuccal tissue release)

进行二期手术时,切口偏腭侧后颊侧组织常常由于愈合基台的存在使得组织瓣与其下的组织不贴合,

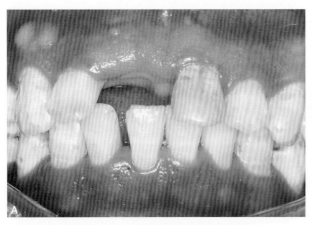

图 21-6A　种植体植入愈合后口内像

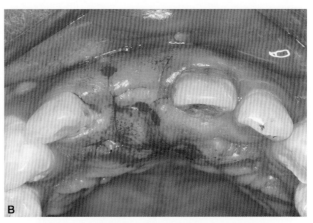

图 21-6B　在牙槽嵴顶种植体的位置沿牙槽嵴做横行切口(不抵骨面),两侧作垂直切口(抵骨面)

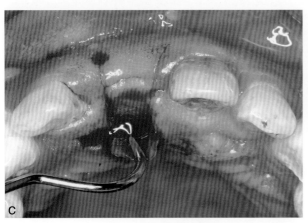

图 21-6C　沿横向切口向
腭侧分离黏膜上皮层

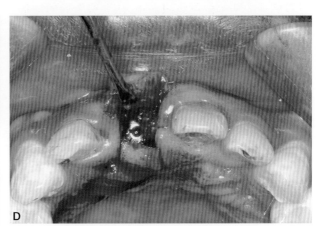

图 21-6D　根据需要沿腭侧分离黏膜,再切断粘骨膜。剥离腭侧上皮下的黏膜组织后将其卷入唇侧黏膜瓣下

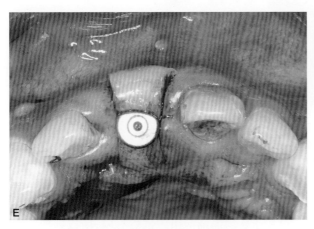

图 21-6E　由于腭侧上皮下组织翻卷入
颊侧黏膜下,颊侧黏膜突度增加

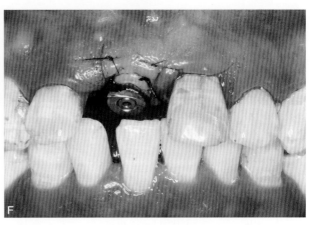

图 21-6F　创口缝合

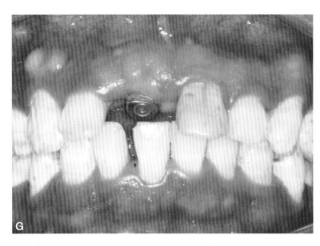

图 21-6G　创口愈合

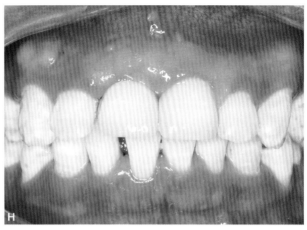

图 21-6H　修复完成

此时一个简单的方法就是在颊侧中分做一平行于牙长轴的切口,这样粘骨膜瓣的近远中部分可以缝合到种植体的近远中,该技术可以增加牙龈乳头(图 21-7)。同时,该切口可以使近远中的粘骨膜弹性加大,可以较好地与两侧的软组织对位,使其愈合后的瘢痕较小。该技术的缺点是如果选择病例不合适或操作不当(颊侧中分切口过长),龈缘可能退缩。

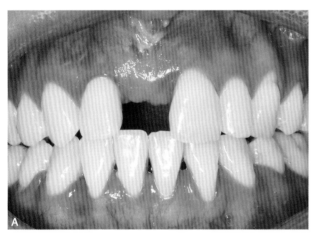

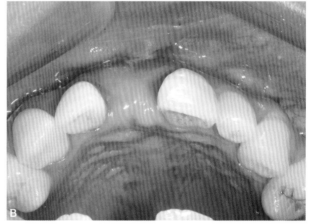

图 21-7AB　种植体植入后 4 个月

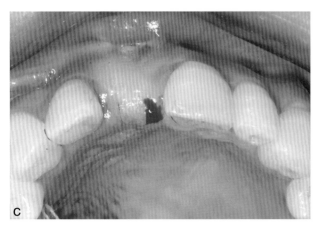

图 21-7C　在嵴顶作一弧形切口,
弧形凹面向唇侧

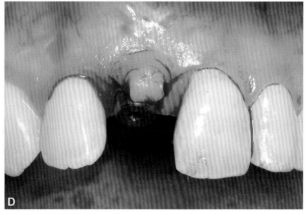

图 21-7D　翻瓣,旋出覆盖螺丝,
上牙龈成形器

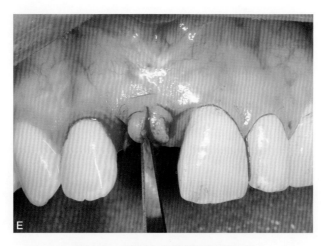

图 21-7E　颊侧中分作软组织瓣切口

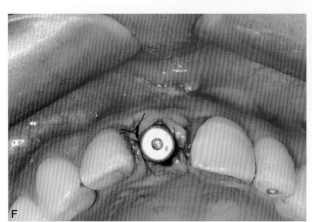

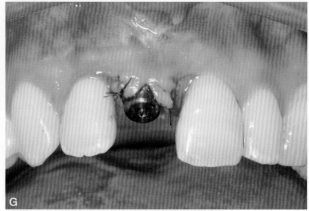

图 21-7FG　创口严密缝合

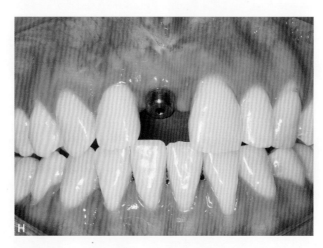

图 21-7H　创口愈合后口内观

6. 种植体周围扇形切口软组织成形术(scalloping peri-implant tissue contours)

该技术是根据种植义齿颈部本身的形态设计的一种切口,即在种植位点略偏腭侧作一弧形切口(凸向唇侧),切口的两侧再分别向唇侧作一切口,三个切口组成一扇形,然后翻瓣并将软组织向唇侧推,使局部的软组织在唇侧堆积,改善唇侧外形(图 21-8)。

另外还有一种技术与此相似,即先用金刚砂针或刀片将种植体冠方的软组织的上皮层去除,然后沿种植体的腭侧作一弧形切口,但切口凸向舌侧,然后将这些结缔组织推向唇侧,改善唇侧外形(图 21-9)。

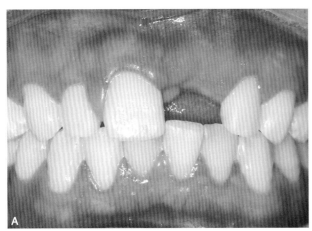

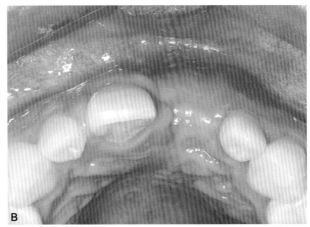

图 21-8AB 种植体植入后 5 个月口内观

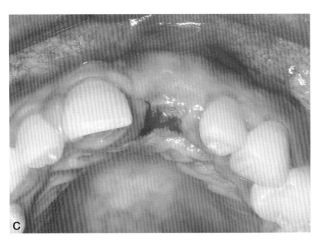

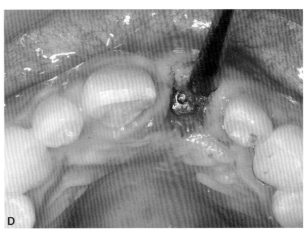

图 21-8C 在嵴顶种植体腭侧作一弧形切口
（凸向唇侧），在切口末端再作两个颊向切口

图 21-8D 将组织瓣向颊
侧翻，暴露植体

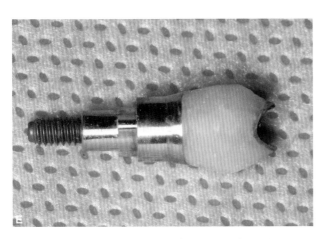

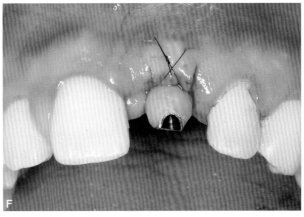

图 21-8E 制作完成的个性化牙龈成形器

图 21-8F 牙龈成形器就位，严密缝合

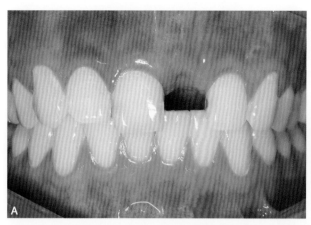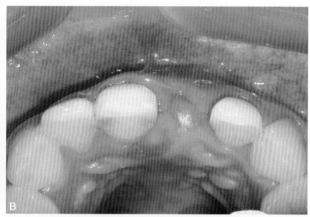

图 21-9AB 种植体植入后 4 个半月口内观

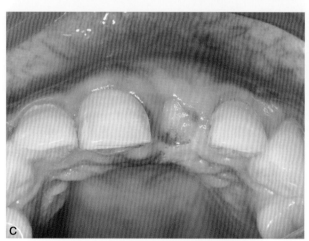

图 21-9C 采用金刚砂针去除局部上皮
并作弧形切口(凹向唇侧)

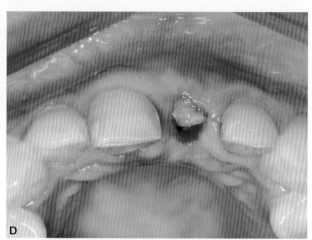

图 21-9D 翻瓣暴露种植体,
上牙龈成形器

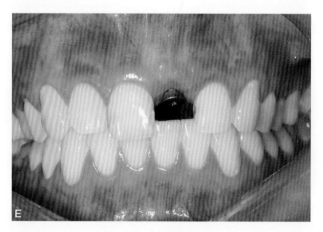

图 21-9E 局部创口愈合

7. 指状劈开技术(split-finger technique)

该技术是由 Misch 等(2004)发明的一种增加牙龈乳头的方法,其基本方法与颊侧中分松弛切口相似,只是这种技术软组织的蒂部位于腭侧,将凸向颊侧的指状突起一分为二,分别固定在种植体的近远中侧。

其他技术,如 Adriaenssens 术式等(1999)也是通过将种植体冠方的软组织移位至种植体的近远中以增加牙龈乳头,该技术在此不一详述。

在临床实际工作中,医师既可根据局部情况选择上述手术方法,亦可根据临床实际情况自行设计切口。不管采用哪种手术方法,软组织的手术都要遵循过度矫正、微创的原则。当然,对于改善牙槽嵴凸度和龈乳头完整度的问题,通常二期手术只能解决较小的缺损,对于较大的缺损则需要进行结缔组织移植。

三、种植体周围结缔组织移植

结缔组织移植由于可以获得较多的软组织量,局部改善的效果更为理想,因此,其在美学区种植治疗中应用十分广泛(Langer B 1982)。该技术可以增加局部软组织的厚度,从而改善局部牙槽嵴的外形和软组织的色泽,还可以起到遮盖下方种植体及基桩的颜色的作用。当然,较厚的软组织还可以起到稳定种植体颈缘骨质的作用。游离结缔组织移植的另一重要作用是冠向延长种植体唇侧龈缘的位置。

结缔组织移植包括带蒂结缔组织移植和游离结缔组织移植。其中,带蒂结缔组织移植常常在二期手术时采用(图21-10)。而游离结缔组织移植则更为普及,使用更为广泛。

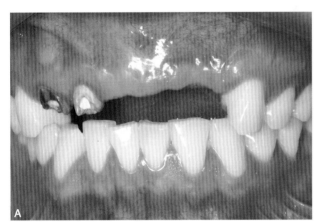
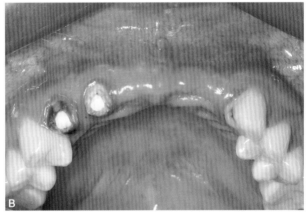

图 21-10AB　患者种植体植入后 4 个月口内观,可见 B2 位置牙槽嵴外形塌陷

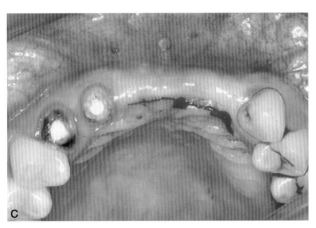
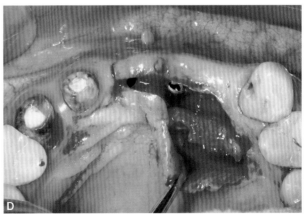

图 21-10C　做嵴顶一字形切口　　　　　图 21-10D　从腭侧组织瓣内侧分离
带蒂结缔组织瓣

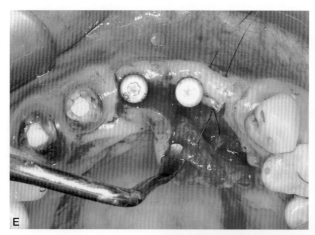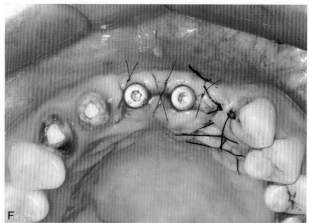

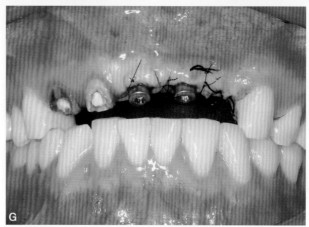

图 21-10EFG　将结缔组织缝合于牙槽嵴缺损处以修复牙槽嵴缺损

游离结缔组织移植手术操作步骤是首先制备受植区,然后根据受植区所需要的结缔组织量从腭部获取足量的结缔组织。修整所获得的结缔组织后将其植入受植区然后固定好结缔组织即可。

1. 受植区预备

常规来讲如果是单纯的结缔组织移植,可以在嵴顶或者植入区近远中侧做切口塞入结缔组织。只要能将结缔组织植入,切口越小、切口数量越少就创伤越小、瘢痕越小。如果要进行其他相关手术,则要根据具体情况决定切口长度和是否做垂直切口。如果是改善龈缘则只能在嵴顶做切口。嵴顶切口制备时要偏腭侧一些,用圆刀向近远中分离,注意要尽量贴近骨膜,防止黏膜表层破裂。另外注意容纳结缔组织的受植区要根方大一些,冠方切口处开口小一些,这样结缔组织滑脱的可能性就比较小(图 21-11FGHI)。

2. 结缔组织的获取

关于结缔组织的供区选择,腭侧面积较大,可以获取较大量的结缔组织,也有学者认为上颌结节是更好的选择,因为该区域脂肪组织较少(Roccuzzo M 2013)。

目前,结缔组织的获取多数采用非开放双切口法(Bruno JF 1999),即在腭侧前磨牙或磨牙腭侧距龈缘约4毫米处做一平行于龈缘的切口,切口长度根据受植区所需要的结缔组织的大小确定,一般略宽 1 ~ 2mm,然后用圆刀向腭侧中分分离上皮层直到满足所需要的范围,该过程中要防止上皮层破损(图 21-11C)。然后在距龈缘 3mm 处再作一条切口(平行于第一个切口),并沿骨面分离软组织。然后在第一个切口内的近远中和腭侧切透软组织,直到骨面,取出结缔组织。盐水纱布包裹待用。腭侧创口缝合止血。

3. 结缔组织的修整和植入

按照受植区的大小修整结缔组织(图 21-11J)。如果结缔组织需要完全埋入到组织内,就要去除其上皮组织,但如果用于龈缘的冠向延伸就不必完全去除上皮组织。

将结缔组织准确地植入到理想的位置并妥善固定,是保证结缔组织移植成功的关键。一般来讲要在前庭沟的位置用缝线固定一针,具体的方法就是先从前庭沟进入受植区从嵴顶切口出来后穿过移植组织再进入受植区从前庭沟穿出打结,用结的松紧控制结缔组织的位置。这样可以防止结缔组织的冠根向移动。嵴顶创口采用间断缝合法关闭,缝针一般要同时穿过受植区组织和移植的软组织,这样就可以较好地固定移植的结缔组织(图 21-11KL)。

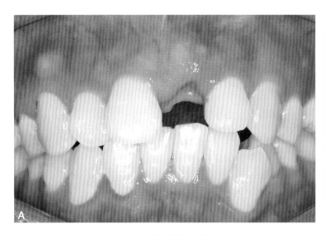

图 21-11A 种植体植入后 4.5 个月
(图 8-6 病例)

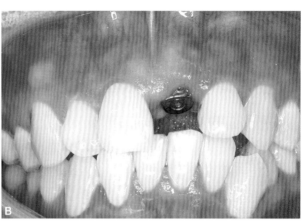

图 21-11B 二期手术后局部情况,
注意唇侧颈缘塌陷

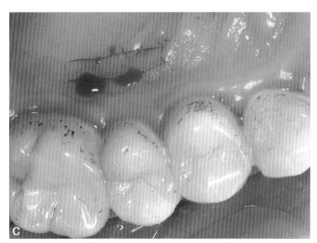

图 21-11C 腭侧采用双切口法获取局部结缔组织

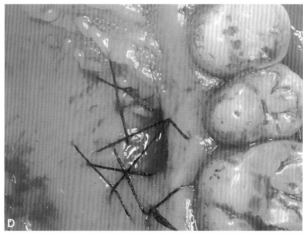

图 21-11D 腭侧创口缝合

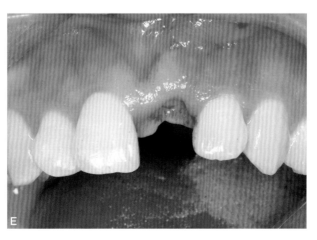

图 21-11E 种植位点卸下牙龈成形器

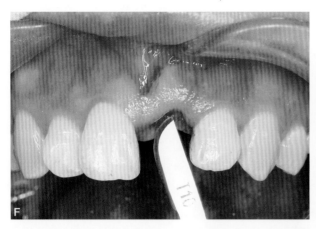

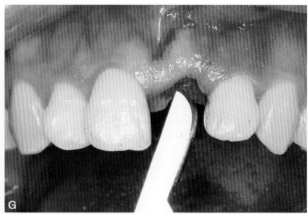

图 21-11FG 采用圆刀在骨膜上制备组织袋

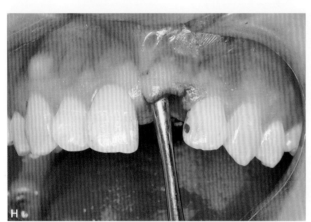

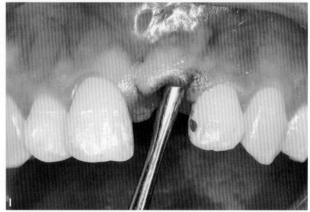

图 21-11HI 采用小骨膜成形软组织植入床

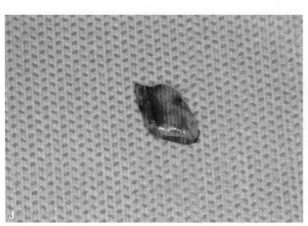

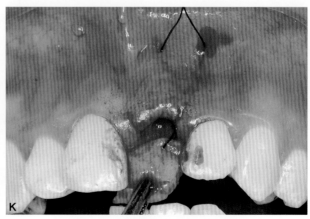

图 21-11J 修整完成的结缔组织
（去除上皮组织）

图 21-11K 采用缝线将结缔组织缝合
固定在植入部位（前庭沟位置）

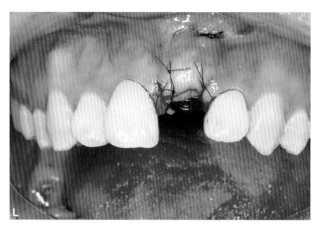

图 21-11L　旋入牙龈成形器，
种植体颈部固定软组织

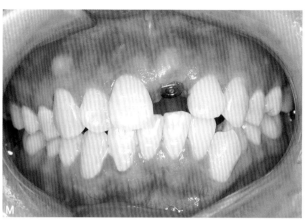

图 21-11M　术后 1 个月后种植体
唇侧软组织外形理想

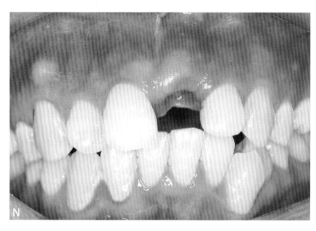

图 21-11N　卸下牙龈成形器后局部
牙龈弧度与对侧同名牙对称

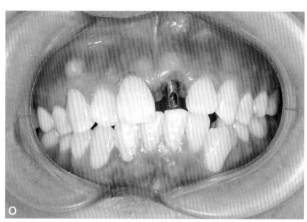

图 21-11O　基桩就位

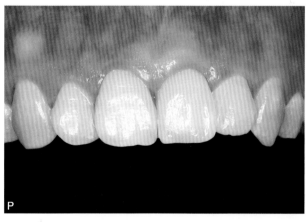

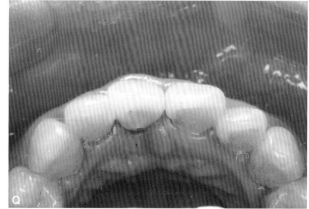

图 21-11PQ　修复后口内观，唇侧突度理想

　　目前,关于结缔组织移植的风险已引起广大临床医师的注意,大约有 20% 的组织会发生坏死(Chung S 2011,Tsuda H 2011)。

四、角化黏膜移植

种植体周围的角化黏膜对于种植体的长期健康极为重要。种植体周围如果全为可动黏膜,则唇、颊、舌的运动会牵拉黏膜或系带,这会加重口腔微生物对龈沟的侵袭,并使局部难以保持清洁,软组织容易发炎,出现种植体周围疾病(Hertel RC 1994,Frisch E 2013)。有角化黏膜存在,种植体颈缘的生物学封闭才能得以维持,因此,如果种植体周围缺少角化黏膜,就必须设法进行角化黏膜移植。

到目前为止,从腭部获取角化黏膜进行移植依然是增加角化黏膜的主流术式(Metin M 2003)。一般来讲,游离的角化黏膜越薄,就越容易成活,但有时也会被完全吸收掉。这就是为什么一些学者建议所移植的角化黏膜要尽量大点厚点。但这又会增加缝合难度,即如何缝合组织块使其紧密贴附在受植区。

1. 受植区的准备

受植区从嵴顶开始进行半厚瓣的分离(如同前庭沟加深技术),注意保持骨膜的完整性。将分离的软组织瓣缝合固定在前庭沟部位(图 21-12K)。

2. 角化黏膜的获取

依据所需要组织的大小(可用锡箔纸进行比对)在腭侧进行定点,用圆刀沿所取组织周围做切口,切口深度约 1 ~ 1.5mm,无需抵达骨面。然后从一端慢慢锐性剥离角化黏膜组织,注意所获取的组织要尽量均匀,盐水纱布包裹备用。也有一些特殊的工具可以用来获取软组织(图 21-13)。

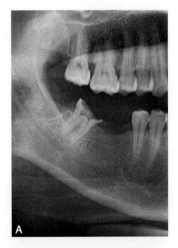

图 21-12A　术前 X 线片

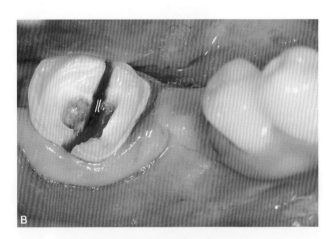

图 21-12B　分根拔除 C7

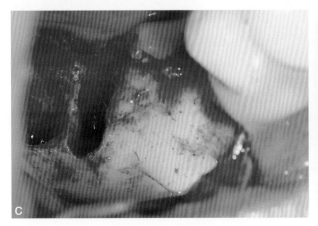

图 21-12C　局部翻瓣

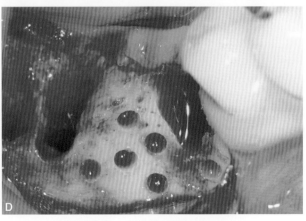

图 21-12D　由于局部牙槽嵴宽度不足
需要植骨,故在皮质骨上备孔

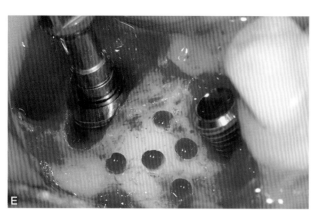

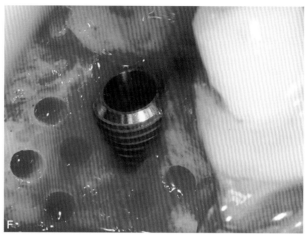

图 21-12EF　植入种植体,可见种植体颊侧颈部暴露

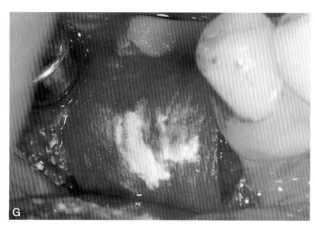

图 21-12G　局部进行 GBR

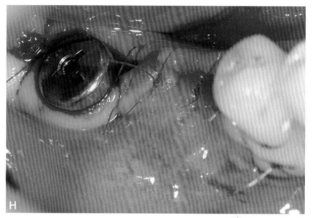

图 21-12H　局部严密缝合

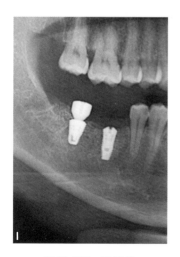

图 21-12I　种植体
植入后 X 线片

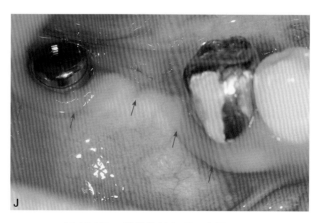

图 21-12J　种植体植入后 4 个月,可见
局部角化牙龈宽度不足

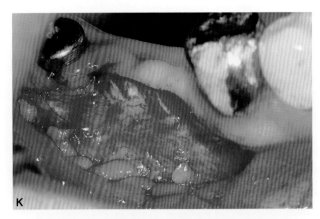

图 21-12K　局部分离半厚瓣固定在前庭沟处

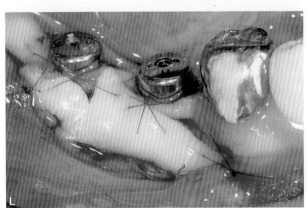

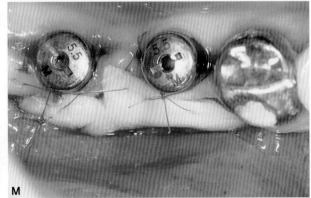

图 21-12LM　局部缝合固定角化黏膜（来自于腭侧）

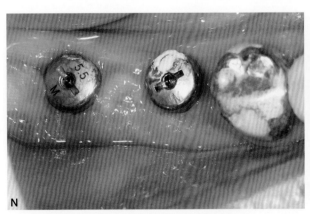

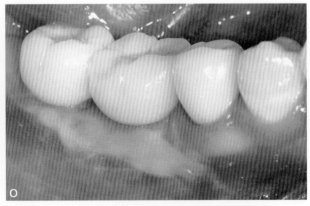

图 21-12N　创口愈合后口内观　　　　　　图 21-12O　采用螺丝固位修复体完成修复

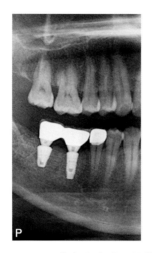

图 21-12P　修复完成后 X 线片

3. 移植的角化黏膜在受植区固定

软组织移植成功的关键是如何快速建立移植组织的血供。这其中涉及受植区要有足够的血管暴露面与移植组织接触。同时需结合多种缝合方法固定移植的软组织（图 21-12LM）。

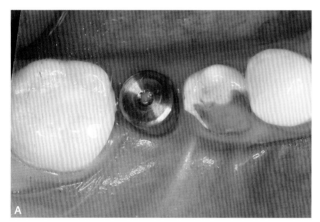

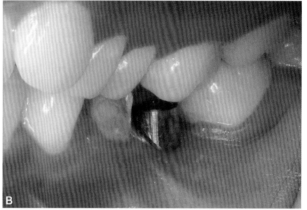

图 21-13AB　种植体植入后 4 个月发现局部缺少角化黏膜，需要进行角化黏膜移植

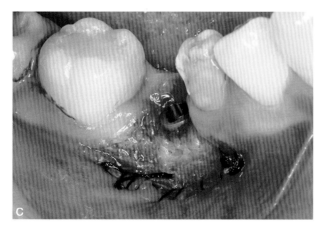

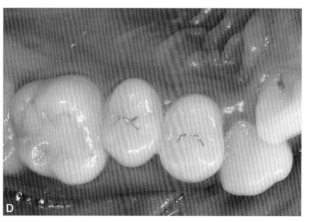

图 21-13C　受植区翻半厚瓣将其固定在前庭沟处　　　　图 21-13D　考虑从腭部获取角化黏膜组织

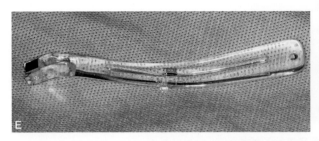

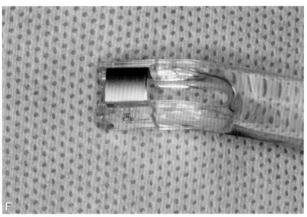

图 21-13EF　美格真角化黏膜获取器（megagen soft tissue harvester）

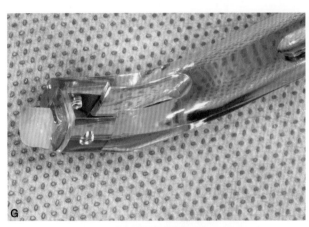

图 21-13G　利用角化黏膜获取器从腭部
获取条状的角化黏膜

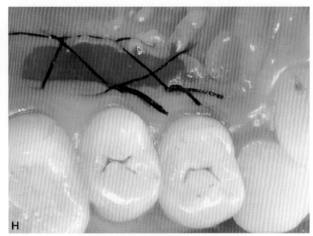

图 21-13H　腭部创口缝合止血

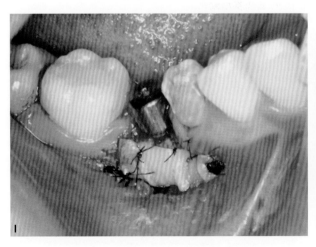

图 21-13I　将获取的软组织缝合在受植部位

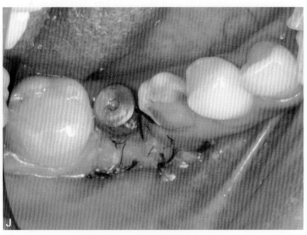

图 21-13J　创口拆线时状况

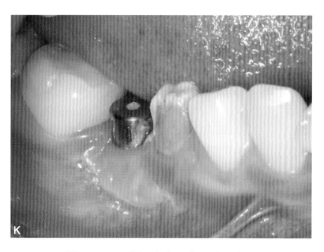

图 21-13K　创口愈合 1 个月后口内观

　　作者在临床还采用一种创新的潜入式角化黏膜移植,该技术是将获取的角化黏膜置于受植区黏膜下,然后严密缝合,缝合的上皮层可以帮助固定移植的组织,并且上皮瓣可以促进局部移植组织的血管化。但由于包裹移植组织的上皮瓣在后期的改建中常常不能完全消失,因此这种手术方式常常在愈合后期需要对局部尚未完全退缩的上皮瓣进行少许修整(图 21-14)。

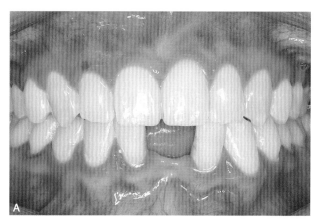

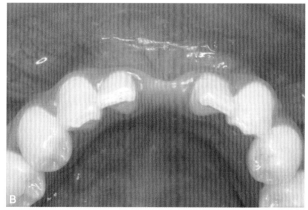

图 21-14AB　种植治疗前口内观,可见牙槽嵴窄

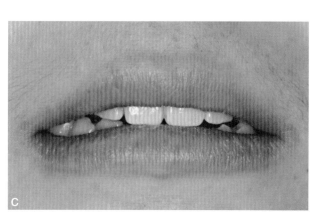

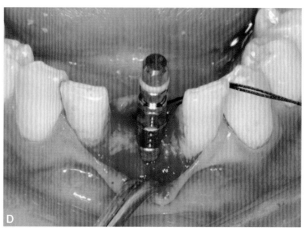

图 21-14C　患者正面像　　　　　　**图 21-14D　植入 Straumann 种植体**

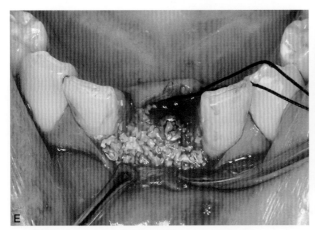

图 21-14E　局部植入骨粉,屏障膜

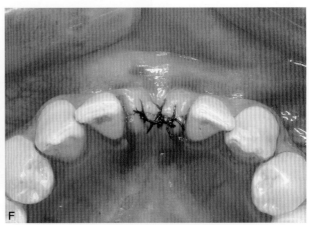

图 21-14F　严密缝合

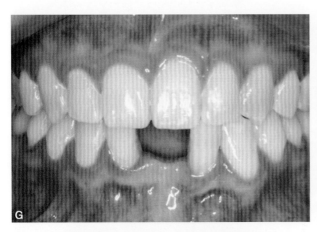

图 21-14G　愈合后唇侧角化黏膜宽度和
厚度不足,隐约可见种植体金属色

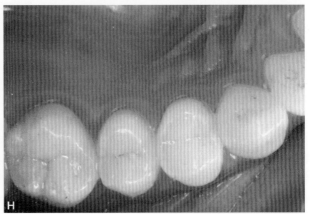

图 21-14H　考虑从腭侧获取软组织

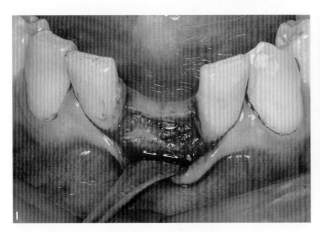

图 21-14I　受植区预备

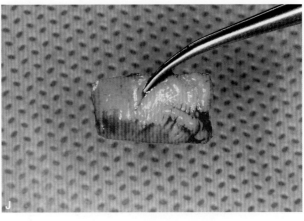

图 21-14J　获取的角化黏膜

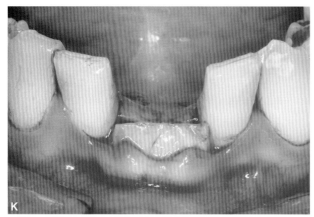
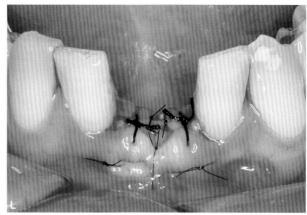

图 21-14KL　将角化黏膜置于受植区,严密缝合

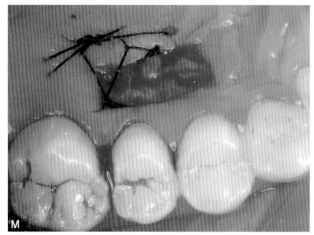

图 21-14M　腭部创口缝合止血

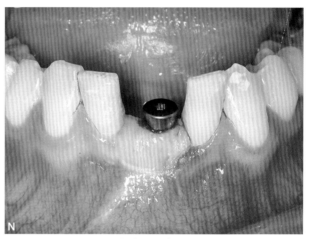

图 21-14N　愈合后局部进行二期手术

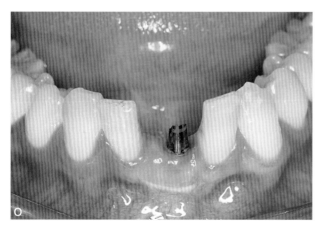
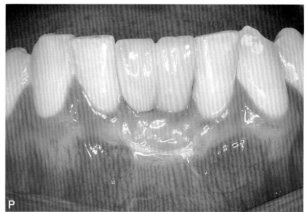

图 21-14OP　完成修复

　　尽管软组织手术是关系到种植治疗成败的关键之一,目前已有愈来愈多的软组织外科处理方法应用于临床,但不可否认的是大多数软组织手术缺乏足够的科学证据支持,其远期疗效依然存在许多不确定性。并且,软组织手术属于种植治疗中难度较大的治疗内容,开展该类手术需要足够的牙周基础和高超的牙槽外科技能。因此,需要积累丰富的临床经验并经过充分的准备方可进行此项治疗。

参考文献

1. Adriaenssens P, Hermans M, Ingber A, et al. Palatal sliding strip flap: soft tissue management to restore maxillary anterior esthetics at stage 2 surgery: a clinical report. Int J Oral Maxillofac Implants. 1999 Jan-Feb, 14(1): 30-6.

2. Bruno JF. A subepithelial connective tissue graft procedure for optimum root coverage. Atlas Oral Maxillofac Surg Clin North Am, 1999 Sep, 7(2): 11-28.

3. Chung S, Rungcharassaeng K, Kan JY, et al. Immediate single tooth replacement with subepithelial connective tissue graft using platform switching implants: a case series. J Oral Implantol, 2011, 37: 559-569.

4. Frisch E, Ratka-Krüger P, Ziebolz D. A new technique for increasing keratinized tissue around dental implants: The partially epithelialized free connective tissue graft (PECTG). Case Series. J Oral Implantol, 2013 Jul 8. [Epub ahead of print].

5. Hertel RC, Blijdorp PA, Kalk W, et al. Stage 2 Surgical Techniques in Endosseous Implantation. Int J Oral Maxillofac Implants, 1994, 9: 273-278.

6. Langer B, Calagna L. The subepithelial connective tissue graft: a new approach to the enhancement of anterior esthetics. Int J Periodontics Restorative Dent, 1982, 2: 22-33.

7. Metin M, Dolanmaz D, Alkan A. Evaluation of autogenous grafts used in vestibuloplasty. J Int MedRes, 2003, 31: 335-339.

8. Misch CE, Shammari KAI, Wang HL. . Creation of inter-implant papillae through a Split-Finger Technique. Implant Dent, 2004, 13: 20-27.

9. Roccuzzo M, Gaudioso L, Bunino M, et al. Surgical treatment of buccal soft tissue recessions around single implants: 1-year results from a prospective pilot study. Clin Oral Implants Res. 2013 Apr 15. doi: 10.1111/clr.12149. [Epub ahead of print].

10. Scharf DR, Tarnow DP. Modified roll technique for localized alveolar ridge augmentation. Int J Periodontics Restorative Dent, 1992, 12: 415-425.

11. Tsuda H, Rungcharassaeng K, Kan JY, et al. Peri-implant tissue response following connective tissue and bone grafting in conjunction with immediate single-tooth replacement in the esthetic zone: a case series. Int J Oral Maxillofac Implants, 2011, 26: 427-436.

第三部分　口腔种植修复关键技术

第二十二章　单端固定桥的应用
The application of cantilever
难度指数: ★★★★

一、概述

种植牙由于具有长期可靠的疗效正逐渐成为修复缺失牙的一个理想选择。临床上由于一些特殊的解剖结构(如上颌窦、下牙槽神经管等)、牙槽骨以及软组织的质和量的限制,为了获得理想的治疗效果,常需要对种植区域进行各种软硬组织增量和塑形等。这些处理不仅增加了手术创伤和并发症风险,而且增加了总的治疗时间和患者的经济负担(Simion 1995,Chiapasco 2006)。因此,临床上采用种植单端固定桥来进行修复缺失的牙齿为这种情形提供了另外一种选择(Rodriguez 1994,Shackleton 1994)。

种植体支持的单端固定桥的另一种应用可能是对于间隙不足的病例,如果勉强植入两颗种植体会导致局部骨质因血液循环不佳出现吸收,软组织塌陷(图22-1、图22-2)。Hemmings K 等(2004)和 Levine RA 等(2011)均认为在前牙区间隙不足的条件下采用种植单端固定桥可以有效保存牙间乳头和软组织的形态。

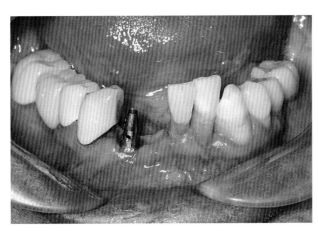 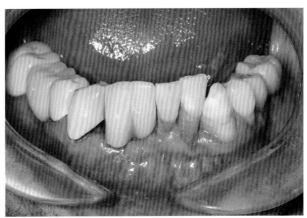

图 22-1　患者 C12 缺失,局部间隙不能容纳两颗种植体。故在 C2 植入一枚种植体　　图 22-2　修复体戴入后的口内像

种植单端固定桥是指利用种植体作为固位体,桥体与固位体之间为固定连接,而桥体的另一端则完全游离且无任何形式的支持的一种修复体。Aglietta M 等(2009)在其关于种植单端固定桥的存留率及并发症发生率的系统性综述中报道,种植单端固定桥的 5 年和 10 年累计存留率分别为94.3% 和88.9%。Halg GA 等(2008)在其关于后牙区 1~2 颗种植体支持式单端和非单端固定桥的临床对比研究中发现,在随访期内(平均 5.3 年)种植单端固定桥的种植体和修复体存留率与非单端固定桥均没有统计学差异。Tymstra N 等(2011)在种植修复上颌前牙区相邻中切牙和侧切牙缺失的研究中指出,随访一年,单端固定桥和单冠修复之间软硬组织水平没有大的差异。不仅如此,Becker CM 等(2000)认为上颌前牙区多颗牙缺失时,中切牙处植入宽直径种植体侧切牙为悬臂的单端固定桥设计会更好;同样,在下颌尖牙处植入宽直径种植体,切牙为悬臂的修复设计也要优于植入紧邻的两颗种植体的设计。Romannose 等对近年来远

中悬臂修复体的文献(14 个临床研究和 5 个体外研究)进行综述发现通过 7.3 年±2.6 年的追踪随访,种植体支持的远中悬臂修复体主要的并发症是中央螺丝松动,树脂、瓷材崩裂,支架断裂也时有发生。总体来讲种植体和修复体存留率均可达 95%,这与天然牙单端修复体类似。由此可见由种植体支持的远中悬臂修复体是可靠的修复设计,长期效果肯定。

临床工作中,不管是后牙(图 22-3),还是前牙(图 22-4),种植体支持的单端固定桥均是可选方案之一。

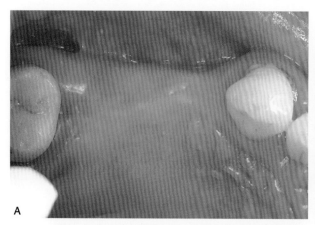
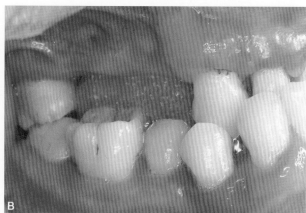

图 22-3AB 患者 A 区 456 缺失。殆面像显示 A4 的位置牙槽嵴较为狭窄

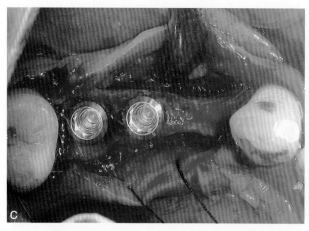

图 22-3C 局部翻瓣后植入两枚软组织水平种植体。图中可见 A4 牙槽嵴极为狭窄,不能容纳种植体

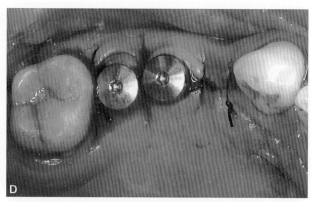

图 22-3D 术后严密缝合创口

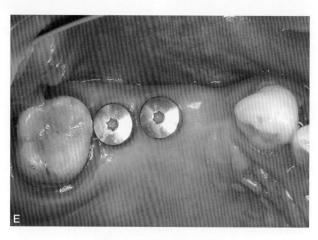

图 22-3E 修复前口内观

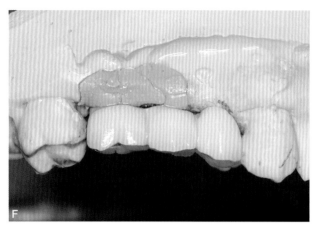
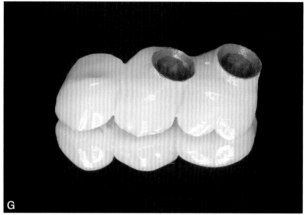

图 22-3FG　制作完成的修复体

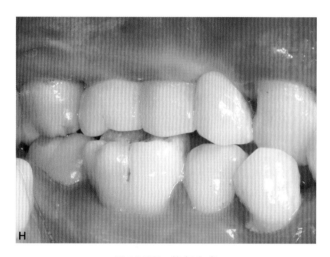

图 22-3H　修复完成

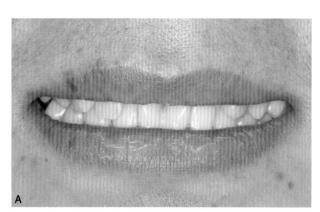
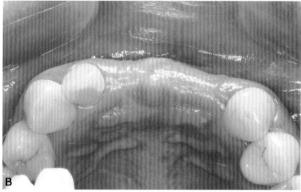

图 22-4AB　患者术前情况。唇线低,美学风险较低。牙槽嵴宽度较窄,B2 处最为严重

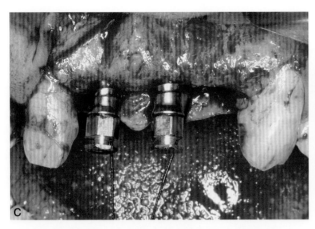

图 22-4C 采用骨挤压技术扩增牙槽嵴宽度

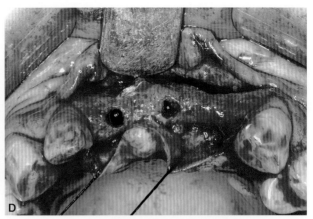

图 22-4D 𬌗面观可见 A1B1 牙槽嵴宽度尚可，可以容纳窄颈种植体。B2 局部牙槽嵴严重不足，根方有较大倒凹

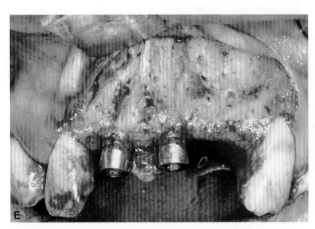

图 22-4E 种植体植入后正面像。B2 倒凹处制备骨孔

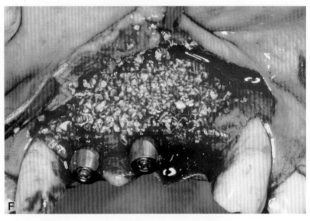

图 22-4F 采用骨替代材料恢复颊侧塌陷

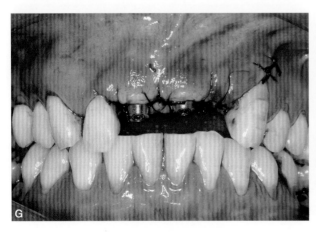

图 22-4G 术后口内像

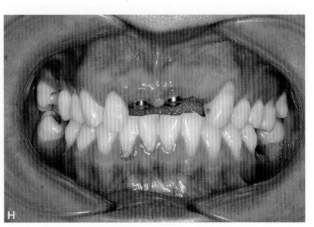

图 22-4H 愈合后口内情况

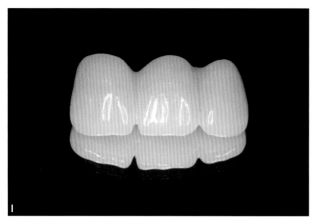

图 22-4I　制作完成的修复体

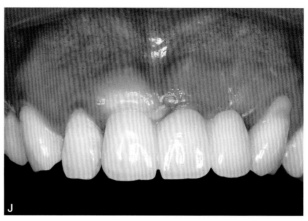

图 22-4J　由于患者为外地患者,遂进行简化的
永久修复体戴入塑形牙龈。图中可见局部牙龈
由于压迫略微发白

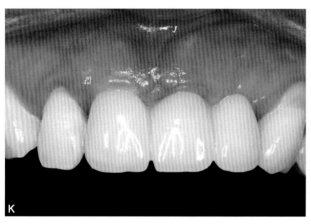

图 22-4K　半小时后局部牙龈恢复正常

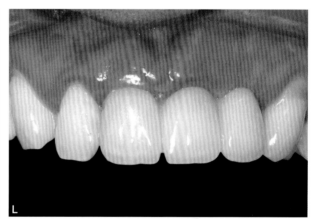

图 22-4L　一年后复查,局部无异常

二、并发症分析

尽管 Becker CM(2004)在其60颗ITI种植体支持的单端固定桥的十年的临床疗效观察中认为所有单端桥均有满意的功能而且没有并发症的出现,但多数文献报道认为虽然种植单端固定桥的应用不会增加种植失败率,但其机械并发症发生率要高于非单端固定桥(Halg 2008,Nedir 2006,Kreissl 2007,Paulo Malo 2013)。Lang NP 等 (2004)和 Jemt T 等(2006)在其报道中也指出单端固定桥在使用过程中会有一些并发症的出现如骨吸收,固定桥松动等。临床上检查种植单端固定桥的生物并发症的报道较少(Aglietta M 2009)。关于机械并发症的报道具有较大的差异,而且悬臂的长度和宽度、种植体的数目、咬合情况及修复体外形等变量对种植单端固定桥的成功率的影响仍未有统一的结论(Aglietta M 2009)。种植单端固定桥的并发症是复杂和多因素的,生物学并发症(边缘骨吸收等)与机械并发症的存在紧密相关而且常先发生于基桩螺丝松动和种植体折裂之前(Paul Kim 2013)。

1. 应力分析

由于存在悬臂,因此从杠杆原理上分析,当在悬臂上载荷时,固定桥将以悬臂端种植体为支点,杠杆作用使种植体向悬臂端移动,近悬臂端的种植体移动距离大于其他种植体,悬臂越长移动越大

（Atilla Sertgoz 1996）。Akca K 等（2001）通过体外实验研究了第二前磨牙、第一和第二磨牙缺失后三种种植修复方式的差异。三种方式分别为三个种植体支持的种植联冠、在第二前磨牙和第二磨牙位的两颗种植体支持的固定桥和第一、第二磨牙位的种植体支持的单端固定桥。结果显示单端固定桥和联冠分别有最高和最低的拉应力。Sawako Yokoyama 等（2004）用三维有限元方法模拟用两颗种植体支持修复下颌第二前磨牙、第一和第二磨牙缺失，发现近中种植体离第一前磨牙越远其受到的应力越大。Gokce Meric 等（2011）指出，在水平向和斜向负载情况下，单端桥并未有过多的应力集中，而在垂直向负载时有最大的应力集中（Ⅰ类杠杆作用），而且应力集中的大小与修复体的饰面及支架材料有关（纤维加强型复合树脂支架与细颗粒复合树脂饰面的修复体所受的应力值要小于金属支架与瓷饰面的修复体）。应力的增加不仅对修复体的使用寿命而且对种植体周骨整合均有损害作用，但在菌斑控制良好的动物研究中并未有明确的证据证明悬臂的存在会影响骨和种植体周组织（Chambrone 2010）。

2. 种植体周骨吸收

Wennstron 等（2004）和 Halg 等（2008）报道种植单端固定桥与非单端固定桥之间种植体周骨吸收无统计学差异。类似的结果也见于其他的一些报道（Stafford GL 2010，Aglietta M 2009，Balevi B 2010）。而 Emre Mumcu 等（2011）在其研究中指出，在随访期内（36 个月）尽管种植体周未出现严重的骨吸收，但在 12、24 个月时，单端固定桥的种植基牙的近远中骨吸收要多于非单端固定桥。Paul Kim 等（2013）发现，下颌后牙区的种植单端固定桥相对于非单端固定桥有更多的骨吸收，这可能与患者特殊的全身情况以及下颌后牙缺失的原因多为牙周病有关。

3. 种植体数目、倾斜度

Eliasson 等（2006）和 Halg 等（2008）认为种植体的数目与单端固定桥的成功率有关，两颗或三颗种植体支持的单端固定桥的临床效果优于一颗或两颗种植体，而且其报道的种植体折裂是由于采用了中空状或窄直径种植体。Santiago Correa 等（2012）报道称由于不能提供足够的咬合支持继而导致修复体失败，下颌无牙颌不推荐采用三颗种植体支持的单端固定桥，他们认为四颗种植体支持的悬臂长度为 10mm 的单端固定桥修复下颌无牙颌时可以承载咬合负重。Marco Bevilacqua 等（2010）通过三维有限元分析上颌全颌固定修复体后指出，倾斜的远中种植体可以减少后牙区悬臂的长度，而且不同倾斜度（15°、30°、45°）均可以减少种植体周骨组织以及修复支架的应力。Gerald Krennmair 等（2013）在其回顾性研究中也认为，种植单端固定的悬臂长度以及种植支持区与远中种植体的倾斜程度有关，但种植体周骨吸收及探诊深度并不受远中种植体倾斜程度及悬臂长度的影响。

4. 悬臂的长度、位置

悬臂的长度与种植单端固定桥的生物及技术并发症相关，当悬臂长度≥8mm 时，单端固定桥的失败风险会加大（Paul Kim 2013）。Romeo 等（2003）报道单端固定桥的悬臂每增加 1mm，种植体周的骨吸收就会增加 0.1mm。Palmer 等（2012）在其前瞻性研究中得出结论：单颗种植体最大可以支持长度达 8mm，高度达 13mm 的单端固定桥。Shackleton 等（1994）认为悬臂长度≤15mm 时修复体存活率要高于悬臂长度>15mm 的修复体。M. E. Brosky 等（2003）报道，在下颌全颌种植固定修复中，种植基牙螺丝松动与后牙区悬臂长度与末端种植体与近中种植体之间的垂直距离（A-P 距）的比值相关，而与前牙区悬臂长度无显著关联。近中悬臂固定桥与远中悬臂固定桥之间种植体边缘骨吸收并无统计学差异，近中悬臂固定桥的成功率（97.1%）要低于远中悬臂固定桥（100%）（Romeo 2003）。

5. 对颌情况

Romeo 等（2003）指出不同对颌牙的单端固定桥的种植体周骨吸收未见差异，但对颌为种植支持式修复体时种植单端固定桥的机械并发症要高于对颌为天然牙的单端固定桥。Paulo Malo 等（2013）报道，对颌为种植体支持的烤瓷固定桥时崩瓷的发生率会增加 2～7 倍，这可能是由于缺乏本体感受器和（或）修复体缺乏应力缓冲能力所致。

6. 基桩-修复体边缘适合性

基桩和修复体之间的边缘适合性影响种植单端固定桥的长期预后。边缘不密合导致菌斑的聚集会破坏种植体周组织，从而影响种植单端固定桥的成功率。Erkut Kahramanoglu 等（2013）在体外研究中发现，近悬臂的基桩-修复体边缘间隙要大于远离悬臂的基桩-修复体的边缘间隙，而且不同的基桩和修复体材料之间的边缘间隙有统计学差异，氧化锆基桩和氧化锆底冠之间的边缘间隙要小于钛基桩和金属底冠之间的边缘间隙。目前已公开发表的文献均认为边缘间隙小于 $120\mu m$ 在临床上是可接受的（Att W 2009，Beuer F 2009，Kunii J 2007）。

三、咬合设计

目前，关于种植单端固定桥的咬合方案设计的临床研究极少，悬臂的咬合方案设计一直存在争议。绝大多数现有的理论来源于理论推测和临床经验总结。当前学界普遍推荐的咬合设计方案为，在最广泛牙尖交错时，固位体的咬合接触要更多一些，而在前伸和侧方运动时悬臂要最少的咬合接触（Eskitascioglu G 2004，Greenstein G 2010）。Gaurav Setia 等（2013）也认为减少悬臂区的广泛咬合接触是明智的。

当对颌为局部可摘义齿或全口义齿或固定修复体时，若有足够的咬合接触来保持修复体和颌骨的稳定，那么减少悬臂区的咬合接触是可行的（Watanabe E，1999）。然而当对颌为天然牙时，减少悬臂区的咬合接触可能会导致与悬臂区接触的天然牙的伸长。随着时间的推移这种变化会导致咬合干扰，从而导致固定桥的不稳定和螺丝的松动，临床需要通过仔细检查和定期回访来预防该并发症（Greenstein G 2010）。Greenstein G 等（2010）建议仅在桥体𬌗面中央窝区域接触，而且能无阻力的通过 2 ~ 3 层咬合纸（总共大约 $25\mu m$）。

> 尽管种植体支持的单端固定桥的临床疗效可靠，但在特定病例设计时还是要注意防范并发症的发生。

参考文献

1. Aglietta M，Siciliona VI，Zwahlem M，et al. A systematic review of the survival and complication rates of implant supported fixed protheses with cantilever extensions after an observation period of at least 5 years. Clin. Oral Impl. Res，2009，20：441-451.

2. Akca K，Iplikcioglu H. Evaluation of the effect of the residual bone angulation on implant-supported fixed prosthesis in mandibular posterior edentulism. Part II：3-D finite element stress analysis. Implant Dent，2001，10（4）：238-245.

3. Atilla Sertgoz，Sungur Guvener. Finite element analysis of the effect of cantilever and implant length on stress distribution in an implant-supported fixed prosthesis. J Prosthet Dent，1996，76：165-169.

4. Att W，Komine F，Gerds T，et al. Marginal adaptation of three different zirconium dioxide three-unit fixed dental prostheses. J Prosthet Dent，2009，101：239-247.

5. Balevi B. Implant-supported cantilevered fixed partial dentures. Evid Based Dent，2010，11（2）：48-49.

6. Becker CM，Kaiser DA. Guidelines for splinting when implants are present. J Prosthet Dent，2000，84：210-214.

7. Becker CM. Cantilever fixed prostheses utilizing dental implants:a 10-year retrospective analysis. Quintessence International,2004,35:437-441.

8. Beuer F,Aggstaller H,Edelhoff D,et al. Marginal and internal fits of fixed dental prostheses zirconia retainers. Dent Mater,2009,25:94-102.

9. Chambrone L,Chambrone LA,Lima LA. Effects of occlusal overload on peri-implant tissue health:a systematic review of animal-model studies. Journal of Periodontology,2010,81:1367-1378.

10. Chiapasco M,Zaniboni M,Boisco M. Augmentation procedures for the rehabilitationof deficient edentulous ridges with oral implants. Clin Oral Implants Res,2006,17(2):136-159.

11. Eliasson A,Eriksson T,Johansson A,et al. Fixed partial prostheses supported by 2 or 3 implants:a retrospective study up to 18 years. International Journal of Oral & Maxillofacial Implants,2006,21:567-574.

12. Emre M,Hakan B,Ali C. Marginal Bone Loss Around Implants Supporting Fixed Restorations. Journal of Oral Implantology,2011,37(5):549-558.

13. Erkut K,Yasemin KO. The effect of different restorative and abutment materials on marginal and internal adaptation of three-unit cantilever implant-supported fixed partial dentures:An in vitro study. Journal of Prosthodontics,2013;22(8):608-17.

14. Eskitascioglu G,Usumez A,Sevimay M,et al. The influence of occlusal loading location on stresses transferred to implant-supported prostheses and supporting bone:A three-dimensional finite element study. J Prosthet Dent,2004,91:144-150.

15. Gaurav S,Hoda Y,David E,et al. The Effects of Loading on the Preload and Dimensions of the Abutment Screw for a 3-Unit Cantilever-Fixed Prosthesis Design. Implant Dentistry,2013,22(4):414-421.

16. Gerald K,Rudolf S,Michael W,et al. Clinical Outcome and Peri-implant Findings of Four-Implant-Supported Distal Cantilevered Fixed Mandibular Prostheses:Five-Year Results. Int J Oral Maxillofac Implants,2013,28:831-840.

17. Gokce M,Erkan E,Ahmet K,et al. Influence of prosthesis type and material on the stress distribution in bone around implants:A 3-dimensional finite element analysis. Journal of Dental Sciences,2011,6:25-32.

18. Greenstein G,Cavallaro J Jr. Cantilevers extending from unilateral implant supported fixed prostheses:A review of the literature and presentation of practical guidelines. J Am Dent Assoc,2010,141:1221-1230.

19. Halg GA,Schmid J,Hammerle CHF. Bone level changes at implants supporting crowns on fixed partial dentures with or without cantilevers. Clin. Oral Impl Res,2008,19:983-990.

20. Hemmings K,Harrington Z. Replacement of missing teeth with fixed prostheses. Dent Update,2004,31:137-141.

21. Jemt T,Johansson J. Implant treatment in the edentulous maxillae:a 15-year follow-up study on 76 consecutive patients provided with fixed prostheses. Clinical Implant Dental Related Research,2006,8:61-69.

22. Kim P,Ivanovski S,Latcham N,et al. The impact of cantilevers on biological and technical success outcomes of implant-supported fixed partial dentures. A retrospective cohort study. Clin. Oral Impl Res,2013,1-10.

23. Kreissal M,Gerds T,Muche R,et al. Technical complications of implant-supported fixed partial dentures

in partially edentulous cases after an average observation period of 5 years. Clin Oral Impl Res, 2007, 18:720-726.

24. Kunii J, Hotta Y, Tamaki Y, et al. Effect of sintering on the marginal and internal fit of CAD/CAM-fabricated zirconia frameworks. Dent Mater J, 2007, 26:820-826.

25. Lang NP, Pjetursson BE, Tan K, et al. A systematic review of the survival and complicationrates of fixed partial dentures(FPDs) after an observation period of at least 5 years. II. Combined tooth—implant supported FPDs. Clinical Oral Implant Research, 2004, 15:643-653.

26. Levine RA, Nack G. Team treatment planning for the replacement of esthetic zone teeth with dentalimplants. Compend Contin Educ Dent, 2011, 32:44-50.

27. Malo P, Nobre M A Lopes A. The prognosis of partial implant-supported fixed dental prostheses with cantilevers. A 5-year retrospective cohort study. Eur J Oral Implantol, 2013, 6(1):51-59.

28. Marco B, Tiziano T, Maria M, et al. The influence of cantilever length and implant inclination on stress distribution in maxillary implant-supported fixed dentures. J Prosthet Dent, 2010, 105:5-13.

29. Brosky ME, Korioth T W P, Cir Dent, et al. The anterior cantilever in the implant-supported screw-retained mandibular prosthesis. J Prosthet Dent, 2003, 89:244-249.

30. Nedir R, Bischof M, Szmukler-Moncler S, et al. Prosthetic complications with dental implants: from an up-to-8-year experience in private practice. International Journal of Oral and Maxillofacial Implants, 2006, 21:919-928.

31. Palmer RM, Howe LC, Palmer PJ, et al. A prospective clinical trial of single Astra Tech 4.0 or 5.0 diameter implants used to support two-unit cantilever bridges: results after 3 years. Clinical Oral Implants Research, 2012, 23:35-40.

32. Rodriguez AM, Aquilino SA, Lund PS. Cantilever and implant biomechanics: a review of the literature. Part I. Journal of Prosthodontics, 1994, 3:41-46.

33. Romanos GE, Gupta B, Eckert SE. Distal cantilevers and implant dentistry. Int J Oral Maxillofac Implants, 2012 Sep-Oct, 27(5):1131-6.

34. Romeo E, Lops D, Margutti E, et al. Implant-supported fixed cantilever prostheses in partially edentulous arches. A seven-year prospective study. Clin Oral Implants Res, 2003, 14(3):303-311.

35. Santiago C, Juliana I, Juan FI, et al. Evaluation of the structural behavior of three and four implant-supported fixed prosthetic restorations by finite element analysis. Journal of Prosthodontic Research, 2012, 56:110-119.

36. Sawako Y, Noriyuki W, Makoto S, et al. The influence of implant location and length on stress distribution for three-unit implant-supported posterior cantilever fixed partial dentures. J Prosthetic Dentistry, 2004, 91(3):234-240.

37. Shackleton JL, Car L, Slabbert JC, et al. Survival of fixed implant-supported prostheses related to cantilever lengths. Journal of Prosthetic Dentistry, 1994, 71:23-26.

38. Simion M, Trisi P, Maglione M, et al. Bacterial penetration in vitro through GTAM membrane with and without topical chlorhexidine application. A light and scanning electron microscopic study. Journal of Clinical Periodontology, 1995, 22:321-331.

39. Stafford GL. Survival rates of short-span implant-supported cantilever fixed dental prostheses. Evid Based Dent, 2010, 11(2):50-51.

40. Tymstra N, Raghoebar GM, Vissink A, et al. Dental implant treatment for two adjacent missing teeth in

the maxillary aesthetic zone: a comparative pilot study and test of principle. Clin Oral Implants Res, 2011,22(2):207-213.

41. Watanabe E, Demirjian A, Buschang P. Longitudinal post-eruptive mandibular tooth movements of males and females. Eur J Orthod, 1999,21:459-468.

42. Wennstrom J, Zurdo J, Karlsson S, et al. Bone level change at implant-supported fixed partial dentures with and without cantilever extension after 5 years in function. Journal of Clinical Periodontology, 2004, 31:1077-1083.

第二十三章　全瓷材料在种植修复中的应用
The application of full ceramic restoration in implant dentistry
难度指数: ★★★★

一、概述

近年来,随着牙种植技术的日臻完善,种植牙成为越来越多牙列缺损或缺失患者的首选。目前临床上种植修复多以金属烤瓷冠的设计为主,但因各种原因导致其修复效果不理想。随着全瓷修复治疗的逐渐成熟以及全瓷材料研究的不断深入,种植术后修复中开始逐渐采用全瓷修复材料。其主要优点如下:卓越的美学性能、良好的生物相容性、耐腐蚀性、耐磨损性和 X 线透射性等。

目前,市面全瓷材料种类繁多。根据加工方式不同,可分为粉浆涂塑(如 Inceram 等)、失蜡铸造(如 IPS Empress 等)、机械切削(如 Cerec 等)以及利用电沉积的原理进行瓷沉积几种类别。按瓷材料的强化工艺不同,可为分散强化(如 IPS Empress 等)、玻璃渗透(如 Inceram 等)、致密烧结(如 Procera Allceram 等)几种类别。按材料成分和增强相的不同,全瓷材料又可分为云母基质的(Dicor)、硅酸盐类玻璃陶瓷(Inceram 等)以及氧化铝氧化锆类陶瓷(Procera、Lava、Everest 等)。另外,按完成修复体最终外形和结构的不同,全瓷材料还可划分为单层结构、双层结构两种类型。单层结构是利用切削或热压铸等工艺直接形成修复体最终外形和结构,然后再通过上色形成修复体。这类陶瓷强度较低、透明度较高。双层结构是利用不同加工工艺先形成一个强度较高但透明度较低的内冠,然后在内冠上涂塑、烧烤透明度更高的专用饰瓷,形成与天然牙类似的色泽和外形。因此,从应用角度讲,单层结构陶瓷主要用作贴面、单冠,而双层结构陶瓷则应用更为广泛,包括前牙后牙冠桥或者制作个性化的种植义齿的上部结构。

二、全瓷基台

1. 全瓷基台与金属基台

研究证实金属基台支持的种植修复有很高的成功率(Andersson,1995),在 Pjetursson 等(2007)的系统性研究中,金属基台的并发症很少,最常见的则是中央螺栓松动。但是随着种植修复的发展,美学已成为种植修复成功的很重要的一项标准,金属基桩的颜色成为了其最大的缺陷。Jung 等(2007)研究表明,由于金属基桩的存在,种植体周的牙龈可能会显现出灰黑色,因此,虽然具有稳定的机械性能,但是在美学方面金属基桩的缺陷还是比较明显。并且因金属基桩的存在,全瓷冠桥的光学效果与天然牙有所不同,其金属颜色也可能透色而影响美观。

20 世纪 90 年代 Prestipino 等(1993a 和 1993b)和 Wohlwend 等(1996)将全瓷基台应用于种植修复临床,全瓷基台主要由氧化铝或氧化锆制成。在临床上,全瓷基台比金属基台显示出一定的优异性,首先,美学上的优点是毋庸置疑的。Jung 等(2008b)研究证实,相比金属基台,全瓷基台修复明显减少了牙龈变色的问题。其次,Scarano 等(2004)也证实全瓷基台与钛基台相比,更易打磨抛光,减少了细菌积聚。但是Belser 等(2004)研究发现全瓷基台经过临床观察发现其抗折性能较差,基台上细微结构的缺陷容易导致基台在受张力时折断。随着材料学及种植修复技术的发展,Luthy(1996)发现高强度的氧化铝和氧化锆都具有很好的抗折性能,尤其是氧化锆,因为具有更好机械性能,使其更适合作为全瓷基桩的材料。目前Andersson 等(2001)、Glauser 等(2004)和 Canullo(2007)临床报道的氧化铝和氧化锆基桩都具有较好的临床效果。Andersson 等(2001)研究表明,前牙和前磨牙使用的氧化铝全瓷基台成功率在93% ~100% 。而 Glauser 等(2004)和 Canullo(2007)报道氧化锆全瓷基台在前牙和前磨牙使用的成功率为100% 。Zembic 等(2009)最近的一项随机对照研究显示,氧化铝和氧化锆全瓷基台在后牙区支撑单冠的 3 年成功率为100% 。到了今天,氧化锆全瓷基台折断的临床报道越来越少了。和金属基桩类似,全瓷基台偶尔会出现螺丝松动(Andersson 2001),这似乎表明,氧化锆全瓷基台的机械性能已经能符合种植临床使用的标准了。

很多学者对金属基桩和全瓷基桩的机械、生物学及美学性能作了比较研究。Sailer 等(2009)系统性评价发现,金属基桩和全瓷基桩的机械性能没有统计学差异,但实际上,Rekow 等(2007)报道瓷作为一种易脆的材料在长时间疲劳后是易于折断的,之所以两者之间的机械性能无统计学差异,可能是因为全瓷基桩的长期追踪报道较少,虽然全瓷基台在 1993 年开始使用,但是最长的观察年限只有 4 年,而金属基台的观察年限通常在 3~8 年,因此还需要长期的研究证实这一点。为了弥补全瓷基台机械性能的不足,Canullo 等(2007)设计出在钛基底表面结合氧化锆的全瓷基桩,并且证实这种双组分的设计能弥补全瓷基桩在后牙区使用时的机械不足。Cho 等(2002)和 Yildirim 等(2003)研究证明这种类型的基桩具有良好的物理学性能,在 X 线下可视。并且 Canullo 等(2007)证实相比成品化的全瓷基桩,这类基桩在粘接之前能个性化调色,能提高其美观效果。Brodbeck(2003)研究证实金属加强的全瓷基桩在改善患者美观的同时,能改善基桩和种植体结合界面的强度并且增强其抗折性能。

就生物相容性而言,Sailer 等(2009)所作的系统性评价发现,全瓷基台的 5 年生物学并发症为5.2% ,金属基台为 7.7% ,金属基台种植体周骨组织丧失高于全瓷基台的骨组织 2mm(3.9% 和0%)。有意思的一点是,全瓷基台 5 年的软组织退缩为金属基台的 2 倍(8.9% 和 3.8%),但是这些差异均没有统计学意义。关于全瓷基台周围软组织退缩比金属基台多的具体原因尚不明确。Hashimoto 等(1988)、Abraha-msson等(1998)和 Kohal 等(2004)的动物学研究证实:氧化铝、氧化锆和钛金属均具有相似的生物相容性。Sailer 等(2009)认为一种可能的解释为:全瓷基台通常用去上颌前牙区,该区域的牙龈较薄,相对金属基台常用的后牙区的厚型牙龈本来就容易退缩。就美学标准而言,Jung 等(2008b)的随机对照研究证明,全瓷基台美学效果是明显优于金属基台的,全瓷基台造成的软组织显色更少。但是这是基于美学标准进行的分析,没有加入患者的主观满意度,将来的美学结果分析中,加入患者的主观意愿会更准确。

2. 个性化全瓷基台

由于全瓷种植修复具有许多独到的优点,能更好地满足人们对功能及美学需求,近年内已逐渐普及开来,许多种植体系统都匹配了预成的全瓷基台(图23-1)。

由计算机辅助设计和制作(computer aided design/computer aided manufacturing,CAD/CAM)个性化基台(定制基台,custom abutment)也开始在临床得到应用。它是指根据种植体植入的三维位置、缺牙间隙的空间,通过磨削、铸造或 CAD/CAM 技术制作的基台(图 23-2)。使用个性化基台,可以实现当植入体长轴方向不甚理想时最大限度的美观和功能,尽可能地满足患者的个性化需求。其制作方法包括利用计算机采集种植体的光学印模和模型并设计基台的理想外形和倾斜度,然后进行机械切割制作基台;或者先用蜡在工作模型的种植体替代体上制作基台蜡型,然后用计算机扫描蜡基台,根据扫描数据进行机械切割完成制作。客观讲,就个性化基台与预成基台的适合性来讲,预成基台精确度更高。这与数据库的准确度,加工设备、加工方法等有关。

个性化瓷基台有如下优点:①前牙牙龈较薄,氧化锆基台生物相容性高不会透出金属基台颜色。②氧化锆基台表面与钛基台表面相比有较少的细菌堆积。③个性化基台可以将种植体袖口进行完美的塑形,改善前牙黑三角问题。④个性化基台角度可根据修复需要任意调节,当植入体长轴方向不理想时可以获得最大限度的美学效果。⑤可以设计加工螺丝固位氧化锆全瓷修复体,这为后期的维护和修补提供了便利。

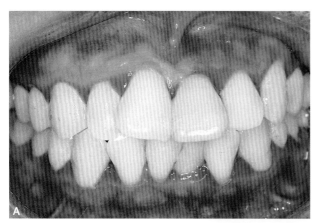

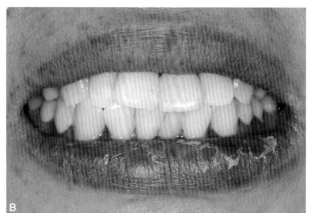

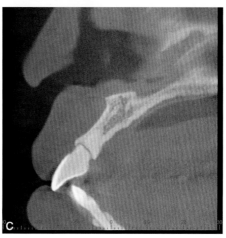

图 23-1ABC　患者外伤，B1 根折

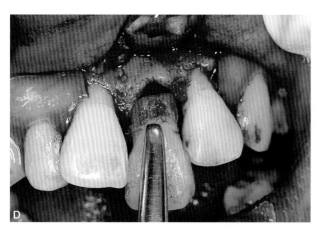

图 23-1D　局麻下翻瓣，拔除残根

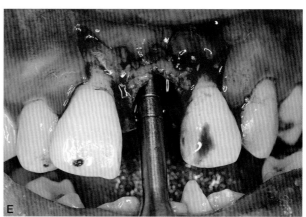

图 23-1E　采用骨挤压等技术进行种植骨孔的制备

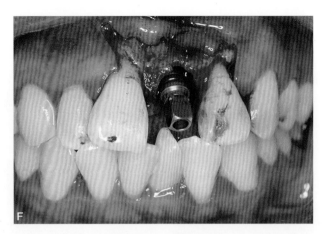

图 23-1F 植入种植体

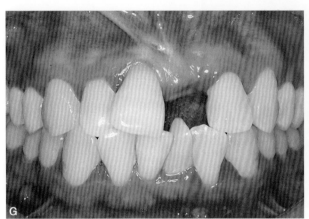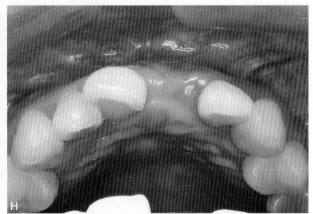

图 23-1GH 创口愈合后局部外形基本正常,软组织健康

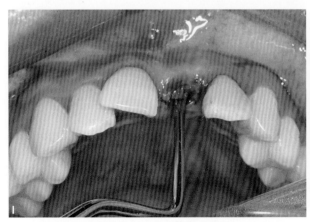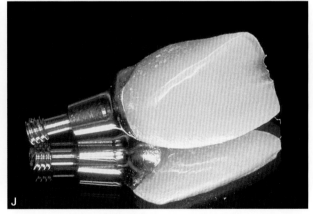

图 23-1I 进行二期手术　　　　图 23-1J 制备暂时修复体

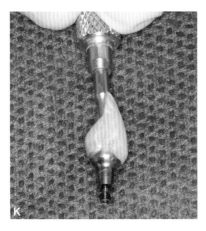

图 23-1K 暂冠侧面观

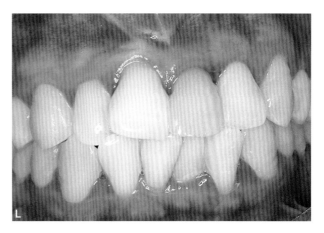

图 23-1L 修复体戴入后口内像

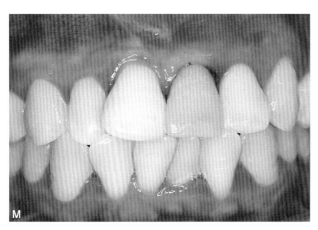

图 23-1M 复诊牙冠重新塑形后就位

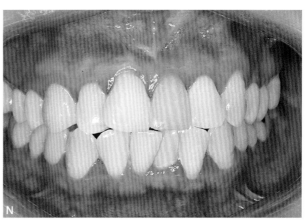

图 23-1N 牙龈改建初步完成

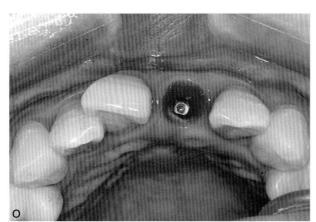

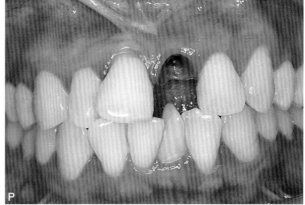

图 23-1OP 塑形后龈沟情况

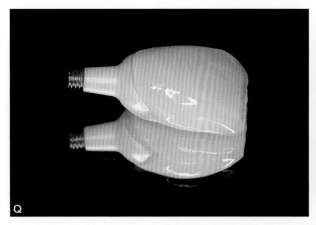

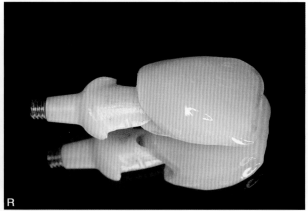

图 23-1QR　成品基桩和全瓷冠

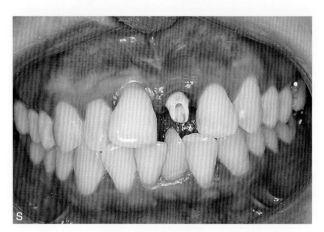

图 23-1S　基桩就位后口内观

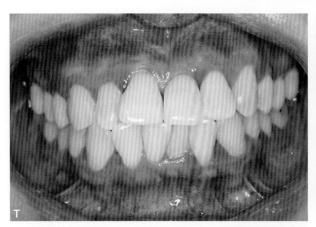

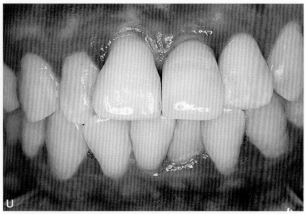

图 23-1TU　戴牙后的口内正面观

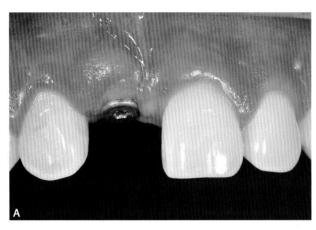

图 23-2A　A1 牙缺失,种植体植入,
二期手术后口内正面像

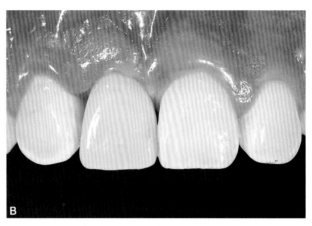

图 23-2B　利用种植体支持临时冠
进行牙龈塑形

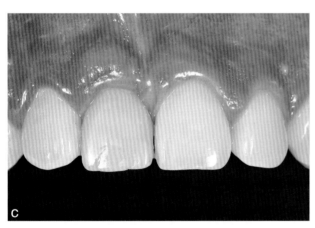

图 23-2C　3 个月后,种植区牙龈弧线形与
邻牙基本一致,龈乳头充盈

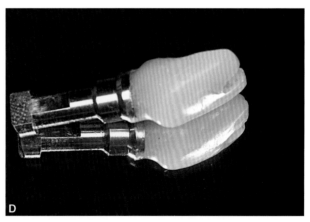

图 23-2D　临时冠基台与替代体
通过三通道匹配连接

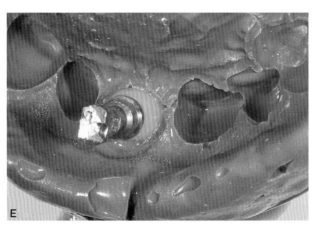

图 23-2E　临时冠充当取模柱,与替代
体连接后在印模内复位

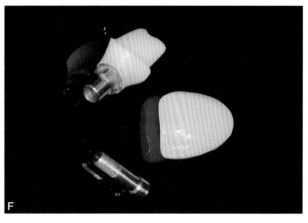

图 23-2F　制作个性化全瓷基台,
全瓷冠修复体

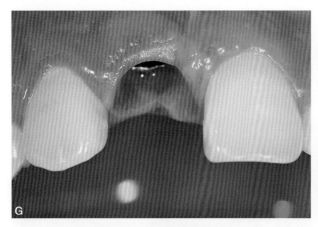

图 23-2G 种植体穿龈过渡区
软组织健康

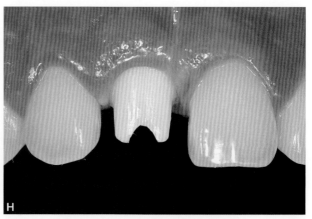

图 23-2H 全瓷基台很好的支撑穿龈
过渡区牙龈,防止软组织塌陷

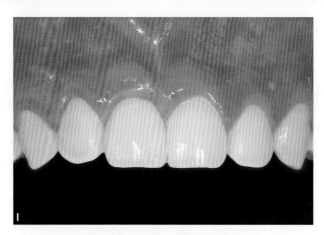

图 23-2I 全瓷冠就位后,获得了
白色和红色美学修复的成功

因此就系统性评价而言,全瓷基台和金属基台的机械性能、生物学性能均表现出相似的结果,两者之间无统计学差异,但是全瓷基台的美观效果会明显优于金属基台。种植全瓷基台的问世,给种植全瓷修复开辟了新的天地,使得全瓷修复真正应用于种植修复之中。

三、种植全瓷冠

近年来,氧化锆全瓷以其卓越的美学性能、良好的生物相容性、耐腐蚀性、耐磨损性和 X 线透射性而受到修复医师和患者青睐(图 23-3)。研究表明,氧化锆比其他瓷材有更高的抗弯强度及化学稳定性,适用于全瓷嵌体、冠和桥的修复。因此氧化锆全瓷也开始广泛应用于种植义齿的修复,其中以计算机辅助设计/计算机辅助制作(CAD/CAM)技术的 procera 全瓷技术应用广泛。研究显示,计算机辅助设计及计算机辅助制作(CAD/CAM)在全瓷种植修复中的应用效果良好,并具有其独特的优点:①密合度较高。修复体良好的边缘适合性是治疗成功的必要条件。Bindl 等(2007)报道,CAD/CAM 制作的全瓷冠颈缘间隙为 65μm,临床效果良好。②操作简便,与传统的烤瓷修复相比,省略了繁琐的操作步骤。采取光学印模输入计算机,再在计算机上设计修复体,最后用微机铣床加工完成修复体的制作。既可摆脱以往对技师的依赖、减少了人工操作的误差,又可实现远程加工,优势资源共享。③坚固。氧化锆陶瓷具有良好的机械性能。Ardlin(2002)研究表明,氧化锆比其他材料有更高的抗弯强度及化学稳定性,且强度不受老化的影响,适用于全瓷嵌体、冠和桥。④高度的美学效果。因修复体无金属内冠,色泽及透光性更仿真。⑤目前尚未

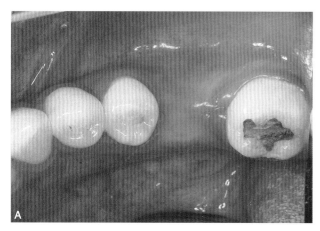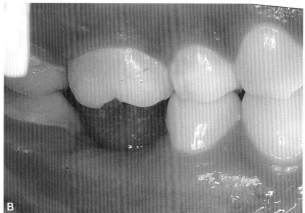

图 23-3AB　术前口内观

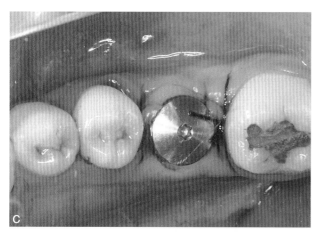

图 23-3C　种植体植入后口内像

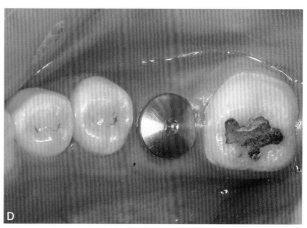

图 23-3D　愈合后口内观

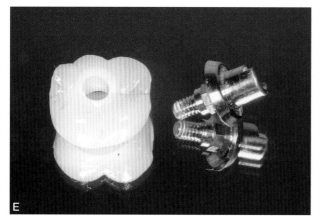

图 23-3E　修复体基底及全瓷冠

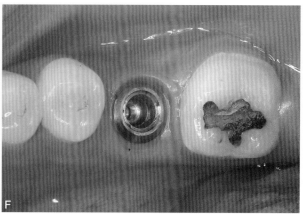

图 23-3F　卸下牙龈成形器后龈沟软组织情况

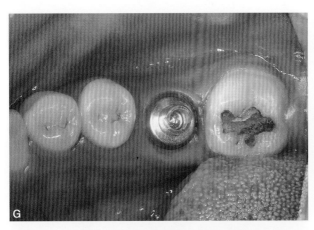

图 23-3G　金属基底就位后殆面观

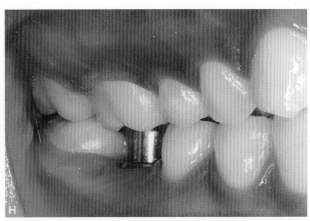

图 23-3H　基桩就位后侧面观

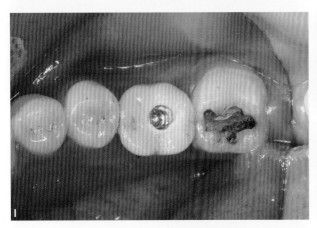

图 23-3I　修复体就位后的殆面观

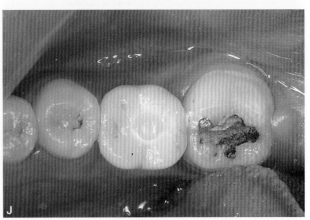

图 23-3J　树脂充填修复体殆面螺孔

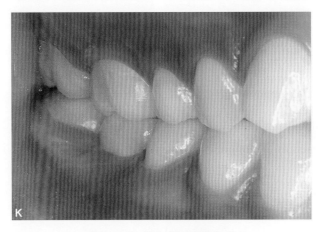

图 23-3K　修复完成后侧面观

发现有过敏反应。⑥粘接材料无特殊要求。粘接既可用树脂粘接法,也可用传统粘接法。⑦材料环保,制作与烤瓷冠相比,减少污染。

但 CAD/CAM 技术由于材料性能的限制,远未达到完美的境界,临床应用中仍会有无法解决的问题。已有研究资料表明,全瓷修复 5 年的失败率为 8%,其中失败的主要原因是瓷裂和修复体脱落。Hosseini 等(2012)研究表明,种植全瓷冠修复的生物学并发症高于金属烤瓷全冠修复,全瓷冠修复的边缘密合性差于金属烤瓷全冠修复。同时,专业美学证实在颜色的匹配上全瓷冠会优于烤瓷冠,但是在其他美学指标上的差异并无统计学意义,并且患者的主观感觉上也没有明显差别。Gallu-cci等(2011)研究也证实,在单颗种植牙修复中,无论是从客观标准或患者主观意愿评价红色美学(pink esthetic score,PES)和白色美学(white esthetic score,WES),金属烤瓷全冠和全瓷全冠的美学差异并无统计学意义。

随着人们生活水平以及审美水平的提高,全瓷基台支持的全瓷冠修复会成为当今种植义齿上部结构修复的流行趋势。全瓷修复的临床应用中,对临床操作技术水平要求较高,适应证的选择必须正确、基台制备要精细、印模采取要精准、加工制作要精良、临床咬合要准确、最终粘接要规范。在全瓷修复治疗中的任何一个环节出现问题,都有可能导致最后修复治疗的失败。

四、全瓷修复操作步骤

1. 种植二期手术后用硅橡胶制取种植体水平印模,缺失牙位颈部注入人工牙龈,灌注石膏模型。

2. 临床检验模型正确与否,完成比色。

3. 根据种植体肩台唇侧与游离牙龈顶部距离选择适当穿龈高度的瓷基台,基台初步切削,临床试戴。

4. 将预备好的瓷基台用中央螺栓固定在种植体代型上,制作全瓷内冠蜡型,按相应全瓷系统要求制作全瓷冠。

5. 临床取下牙龈成形器后将全瓷基台戴入种植体,中央螺栓固定,戴入全瓷冠,调节触点及咬合关系。

6. 冠调节好后,用扭矩扳手上紧中央螺丝(两次),光固化树脂封闭中央螺栓孔,树脂粘接剂粘接全瓷冠。

> 注意事项:
>   将全瓷基台用中央螺栓固定就位后,可拍摄X线片检查基台与种植体肩台接触情况,以确认基台是否完全就位。

参考文献

1. Ardlin BI. Transformation-toughened zirconia for dental inlays. crowns and bridges:chemical stability and effect of low-temperature aging on flexural strength and surface structure. Dent Mater,2002,18(8):590-595.

2. Andersson B. Implants for single-tooth replacement. A clinical and experimental study on the Brånemark CeraOne system. Swedish Dental Journal,1995,108:1-41.

3. Andersson B,Taylor A,Lang BR,et al. Alumina ceramic implant abutments used for single-tooth replacement:a prospective 1-to 3-year multicenter study. International Journal of Prosthodontics,2001,14:432-438.

4. Abrahamsson I,Berglundh T,Glantz,et al. The mucosal attachment at different abutments. An experimental study in dogs. Journal of Clinical Periodontology,1998,25:721-727.

5. Bindl A,Mmnann WH. Fit of all—ceramic posterior fixed partial denture frameworks in vitro. Int J Periodontics RestorativeDent,2007,27(6):567-575.

6. Belser UC,Schmid B,Higginbottom F,et al. Outcome analysis of implant restorations located in the ante-

rior maxilla: A review of the recent literature. International Journal of Oral and Maxillofacial Implants, 2004,19(Suppl.):30-42.

7. Brodbeck U. The ZiReal Post: A new ceramic implant abutment. J Esthet Restor Dent,2003,15:10-23.

8. Canullo L. Clinical Outcome Study of Customized Zirconia Abutments for Single-Implant Restorations. The International Journal of Prosthodontics,2007,20(5):489-494.

9. Cho HW,Dong JK,Jin TH,et al. A study on the fracture strength of implant-supported restoration using milled ceramic abutments and all-ceramic crowns. Int J Prosthodont,2002,15:9-13.

10. Glauser R,Sailer I,Wohlwend A, et al. Experimental zirconia abutments for implant-supported singletooth restorations in esthetically demanding regions:4-year results of a clinical study. International Journal of Prosthodontics,2004,17:285-290.

11. Gallucci GO,Grü tter L,Nedir R,et al. Esthetic outcomes with porcelain-fused-to-ceramic and all-ceramic single-implant crowns: a randomized clinical trial. Clin Oral Impl Res, 2011, 22: 62-69.

12. Hosseini M,Worsaae N,Schiødt M,et al. A 3-year prospective study of implant-supported,single-tooth restorations of all-ceramic and metal-ceramic materials in patients with tooth agenesis. Clin Oral Impl Res,2012,1-10.

13. Hashimoto M,Akagawa Y,Nikai H. Single-crystal sapphire endosseous dental implant loaded with functional stress-clinical and histological evaluation of peri-implant tissues. Journal of Oral Rehabilitation, 1988,15:65-76.

14. Jung RE,Sailer I,Hammerle CH,et al. In vitro color changes of soft tissues caused by restorative materials. International Journal of Periodontics and Restorative Dentistry,2007,27:251-257.

15. Jung RE,Pjetursson BE,Glauser R,et al. A systematic review of the 5-year survival and complication rates of implant-supported single crowns. Clinical Oral Implants Research,2008b,19:119-130.

16. Kohal RJ,Weng D,Bächle M et al,Loaded custom-made zirconia and titanium implants show similar osseointegration:an animal experiment. Journal of Periodontology,2004,75:1262-1268.

17. Luthy H. Strength and toughness of dental ceramics. In:Mörmann,WH,ed. CAD/CIM in aesthetic dentistry. Cerec 10 Year Anniversary Symposium,Chicago,IL:Quintessence. 1996,229-240.

18. Pjetursson,B. E. ,Brägger,U. ,Lang,N. P,et al. Comparison of survival and complication rates of tooth-supported fixed dental prostheses(FDPs)and implant-supported FDPs and single crowns(SCs). Clinical Oral Implants Research,2007,(18 Suppl. 3):97-113.

19. Prestipino,V. & Ingber,A. Esthetic high strength implant abutments. Part I. Journal of Esthetic Dentistry,1993a,5:29-36.

20. Prestipino,V. & Ingber,A. Esthetic high strength implant abutments. Part II. Journal of Esthetic Dentistry,1993b,8:255-262.

21. Rekow D,Thompson VP. Engineering long term clinical success of advanced ceramic prostheses. Journal of Materials Science. Materials in Medicine,2007,18:47-56.

22. Scarano A,Piattelli M,Caputi S,et al Bacterial adhesion on commercially pure titanium and zirconium oxide disks:an in vivo human study. Journal of Periodontology,2004,75:292-296.

23. Sailer I,Philipp A,Zembic A, et al, A systematic review of the performance of ceramic and metal implant abutments supporting fixed implant reconstructions Clin. Oral Impl Res, 2009, 20: 4-31.

24. Wohlwend A, Studer S. Schaerer P. Das zirkonoxidabutment-ein neues vollkeramisches konzept zur ästhetischen verbesserung der suprastrukturin der implantologie. Quintessenz Zahntechnik, 1996, 22: 364-381.

25. Yildirim M, Fischer H, Marx R, et al. In vivo fracture resistance of implant-supported all-ceramic restoration. J Prosthet Dent, 2003, 90: 325-331.

26. Zembic A, Sailer I, Jung RE et al. Randomized controlled clinical trialof customized zirconia and titanium implant abutments for single-tooth implants in canine and posterior regions: 3-year results. Clinical Oral Implants Research, 2009; 20(8): 802-8.

第二十四章 基桩牙冠一体化设计种植修复体

The application of screw retained crown and Integrated abutment crown

难度指数: ★★★★

一、概述

随着种植义齿的普及,种植体上部结构修复的种类趋于多样化,常见的主要分为粘接固位和螺丝固位两种,Pauletto 等(1999)、Schwedhelm 等(2003)、Agar 等(1997)和 Dumbrigue 等(2002)认为传统的种植体全瓷冠采用粘接固位,虽然减小了冠与基台间的应力分布,但当牙冠粘接在种植体基台上时,多余的粘接剂可能会渗透到龈沟内而很难去除。Pauletto 等(1999)和 Schwedhelm 等(2003)研究证明 X 线显示粘接剂的不完全去除会导致种植体周围骨吸收。更有甚者,Wannsfors 等(1999)研究表明在种植体行使功能的第一年,牙冠和种植体或牙冠和基台边缘的缝隙就会造成更大的边缘骨吸收,并且粘接固位也不利于后期的维护和修补。而且,𬌗龈距离短时粘接固位固位力常常不足。

由于单纯粘接修复存在上述缺点,目前牙冠基桩一体化设计种植修复体在临床应用逐渐广泛。该设计主要是克服了单纯粘接修复的缺点,将牙冠与基桩预先连接在一起,然后再连接在种植体上。该技术主要有三种形式:一为基台与冠整体铸造、𬌗面开孔螺丝固位修复;二为采取冠分体铸造后预留冠𬌗面螺丝孔,将基台与冠粘接成一体(口内或口外),取下基台一体化冠于口外去除多余粘接剂后放置口内再通过螺丝固位。最后一种是 Bicon 种植体一体化基台冠(integrated abutment crown,IAC)。Urdaneta 等(2008)制作一体化冠复合体通过自锁锥度与种植体相连,不需要粘接剂来固位牙冠,也不需要螺丝来连接基台。第一种方式是冠桩一体化设计中比较常见的形式。修复时中央螺丝直接固位种植体上部结构,操作简洁,利于上部结构后期的拆卸和维护,并且消除了粘接剂,缝隙腐蚀及冠桩间隙对种植体周组织的刺激。还可根据患者牙龈情况重塑个性化龈缘结构,并与修复体周围牙龈紧密结合,避免了成品基桩规格化的穿龈高度及龈缘形态与患者种植条件不适宜的矛盾。一体化冠修复还可消除侧向螺丝固位时患者的舌腭侧异物不适感觉和细小的侧向螺丝疲劳性损坏。

二、操作步骤

以上述第一种方案为例,基桩牙冠一体化设计修复体主要操作过程如下:

1. 将种植体在口内的位置关系转移至主模型上(图 24-1GH)。
2. 选择合适的可铸基台(图 24-1IJ)。
3. 按照标准的制作步骤完成修复体的制作。
4. 将修复体置入口内,中央螺丝轻轻旋紧。
5. 调𬌗,检查邻接点。抛光或上釉后再次戴入口内。
6. 按照产品手册上规定的数据将中央螺丝旋紧两次(图 24-1O)。
7. 用复合树脂充填螺孔(图 24-1P)。

第二种方案具体过程如图 24-2。图 24-3 显示了其与普通种植修复过程的差异。

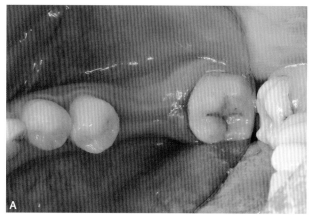
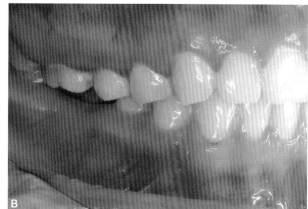

图 24-1AB　术前口内像

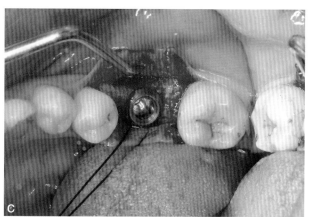
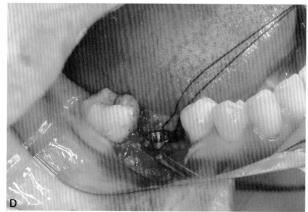

图 24-1CD　种植体植入时特意将种植体颈缘光滑部分埋于骨内

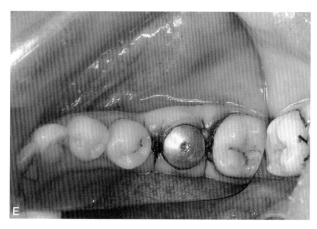
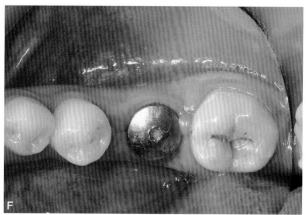

图 24-1E　术后口内观　　　　　图 24-1F　三个月后口内观

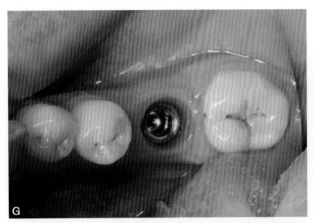
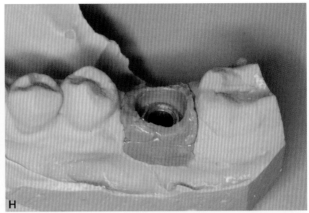

图 24-1GH 转移种植体位置关系后可见口内情况与模型上基本一致

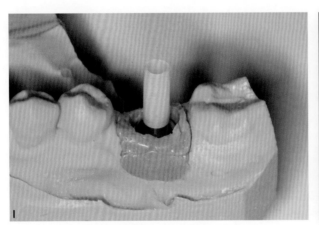
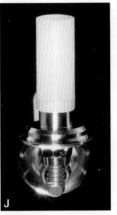

图 24-1IJ 使用可铸基台（也称 UCLA 基台）

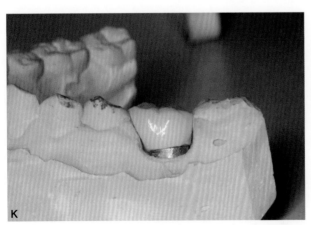
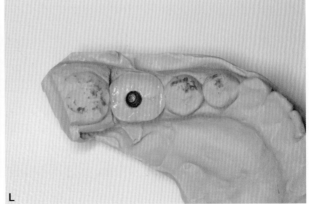

图 24-1KL 修复体制作完成

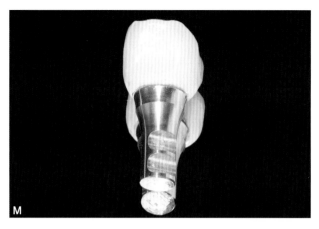
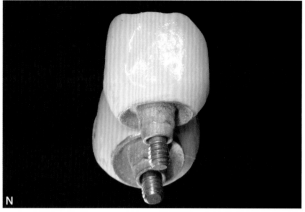

图 24-1MN　制作完成的修复体

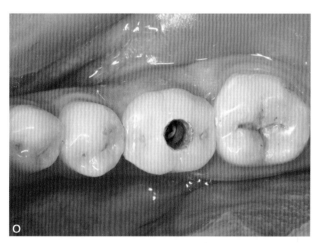
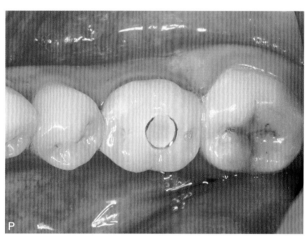

图 24-1O　修复体戴入,分两次旋紧螺丝孔　　　　**图 24-1P　螺丝孔用复合树脂充填**

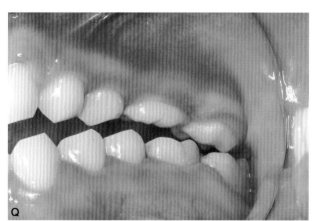
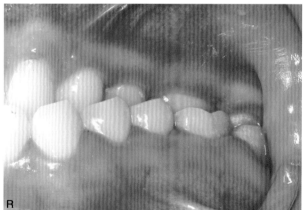

图 24-1QR　侧面观可见牙冠高度极低

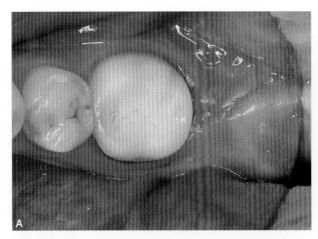

图 24-2A　术前口内像

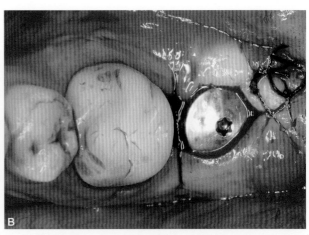

图 24-2B　术后由于将种植体深埋和患者咬合紧等因素,牙龈成型器未完全暴露

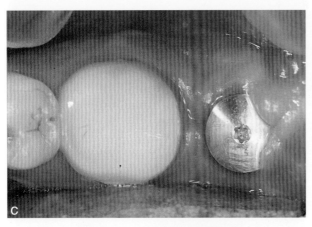

图 24-2C　愈合后创口没有改变

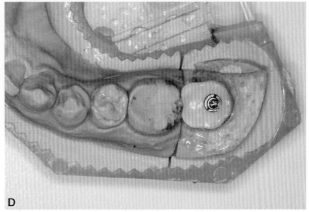

图 24-2D　制作完成的冠桩一体化设计修复体

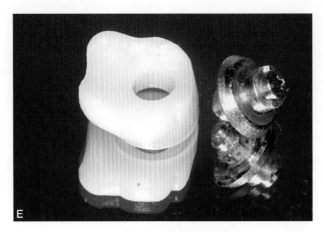

图 24-2E　金属基座及全瓷冠

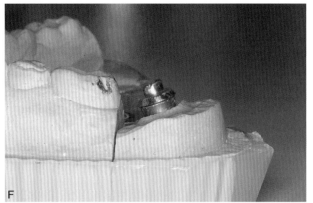
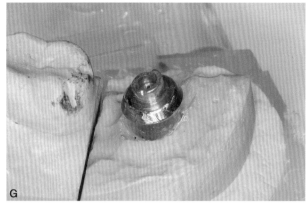

图 24-2FG　将金属基座表面打磨粗糙

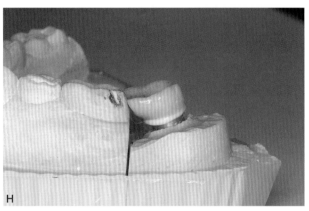
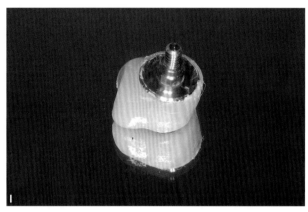

图 24-2H　粘接牙冠与金属基座　　　　　**图 24-2I**　卸下修复体，可见颈缘粘接剂附着较多

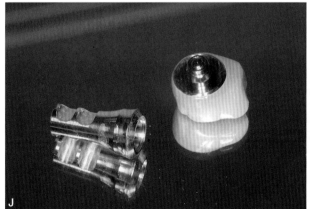
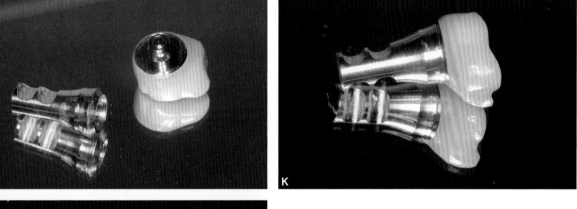

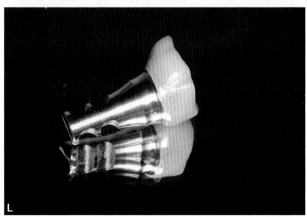

图 24-2JKL　清除粘接剂后抛光，可见修复体
边缘可以达到较好的光洁度

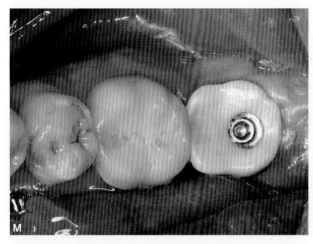

图 24-2M 螺丝拧紧固位修复体

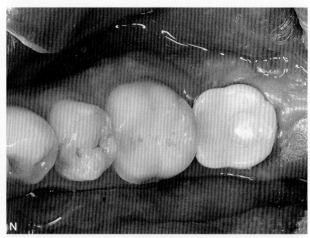

图 24-2N 𬌗面螺丝孔采用树脂充填

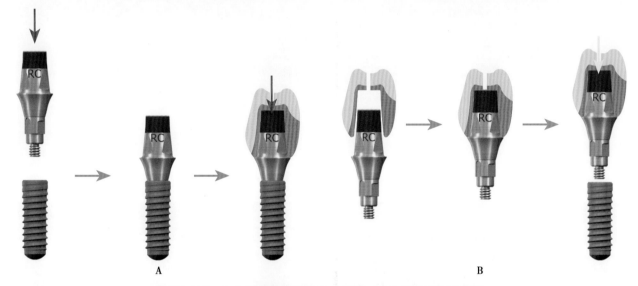

图 24-3AB A 为常规戴牙过程,B 为桩冠一体化修复体戴牙过程

三、冠桩一体化设计种植修复体的临床应用注意事项

1. 螺丝松动问题

虽然一体化冠的第一种形式简便实用,但是 Becker 等(1995)、Enquist 等(1995)、Henry 等(1996)、Gibbard 等(2002)、Bianco 等(2000)和 Mericske-Stern 等(2001)长期研究表明,当种植体和基台或种植体和基台牙冠复合体通过螺丝固位时,可能会出现螺丝松动、折断或基台牙冠折裂的并发症。Becker 等(1995)、Bianco 等(2000)、Schwartz-Arad 等(1999)和 Eckert 等(1998)研究表明尤其是单个后牙种植修复时螺丝松动属于比较常见的问题。

2. IAC 修复体存在的问题

IAC 是将聚合瓷材料堆筑在 Bicon 种植体特有的基台上,经堆塑雕刻光固化形成种植修复体冠部形态,临床调改合适后用敲击的方式将 IAC 嵌入 Bicon 种植体内,从而完成种植修复。Urdaneta 等(2008)为期 29 个月的研究 151 个 IAC 表明,成功率高达 98.7%(其中 71% 用于后牙修复),98% 的 IAC 边缘密合性很好,在牙冠和基台间没有明显的缝隙。其中 47 个 IAC 的表面质地变暗,并且有颗粒化现象。有研究表明,抛光后树脂表面比瓷表面粗糙度更高(Jung 2002),树脂基质的材料比牙体组织和全瓷材料都更容易导致菌斑聚集

（Chan 1986,Kostic 1989,Adamczyk 1990）。因此,IAC 的龈上菌斑堆积会更明显,其龈端组织面形态需要打磨修整呈凸面,防止食物和菌斑积存,方便患者在日后家庭维护时能彻底清洁,保证牙龈健康,提高增加种植义齿的长期稳定性。另外,基桩和聚合瓷之间的连接强度还有待长期的追踪研究,因此,目前临床应用更多的是采用瓷修复体使其与基桩在口内粘接,再取下去除粘接剂,然后敲击安装在口内（图 24-4）。

另外,IAC 还有两点最需要注意,一是咬合接触的调节,二是用于上颌前牙时易松动脱落。Urdaneta 等（2008）研究表明当 IAC 牙冠的解剖形态不正确时,失败率会增加 3.26 倍。故在 IAC 冠部咬合面制作时应注意:增加咬合面排溢道,减少冠部的颊舌径,减少咬合面接触点数量。另外,为确保种植体轴向受力,咬合点尽量向中央窝集中,功能尖尽量钝化,仅轻接触,从而减少种植体受过大咬合力的损伤。在 Urdaneta 等（2008）的研究中,34 颗前牙使用 IAC,9 颗出现了松动脱落,其中 8 颗经过重新插入安装后行使功能正常,而 1 颗反复脱落。据分析,Urdaneta 等（2008）和 Bidez 等（1999）认为其脱落原因主要有两种,

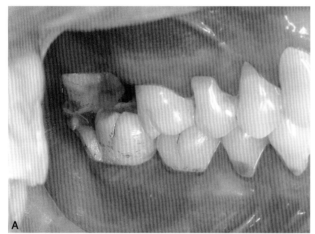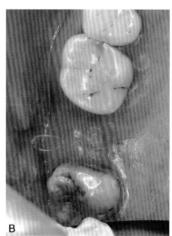

图 24-4AB 术前口内观

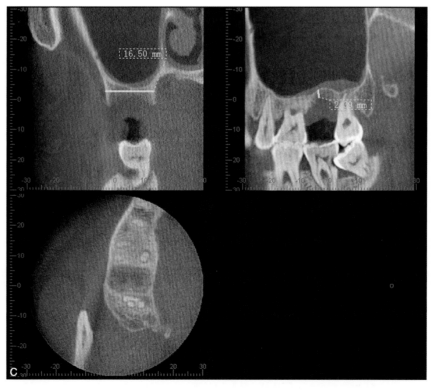

图 24-4C 术前缺牙区 CBCT 剖面图,可见局部骨质极薄

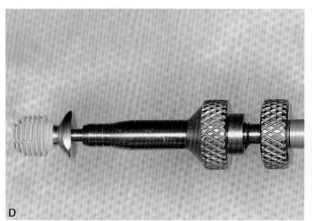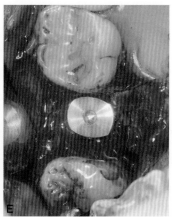

图 24-4DE　内提升并植入种植体

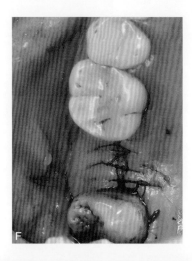

图 24-4F　严密缝合

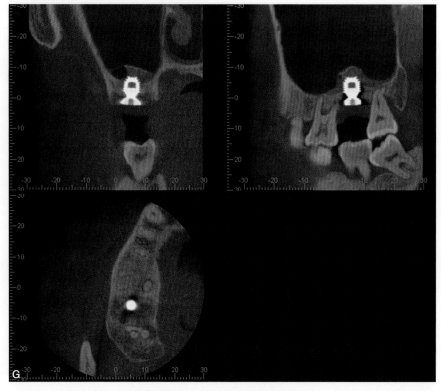

图 24-4G　术后 CBCT 剖面图

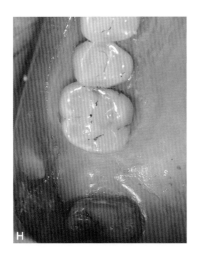

图 24-4H 创口愈合后的情况

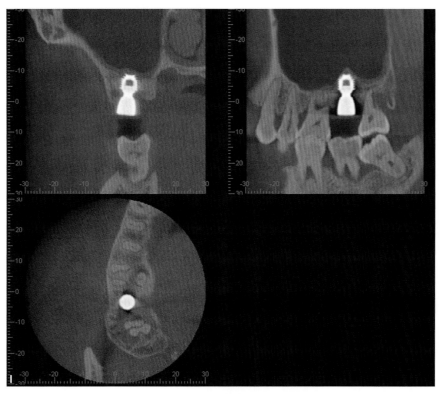

图 24-4I 愈合后种植体周围骨质情况

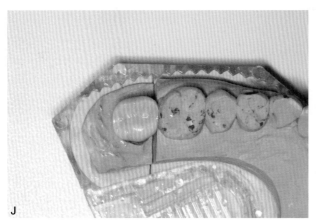
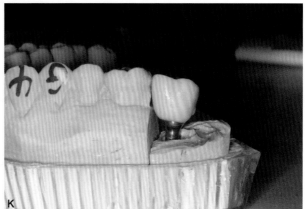

图 24-4JK 制作完成的修复体

385

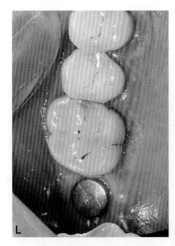
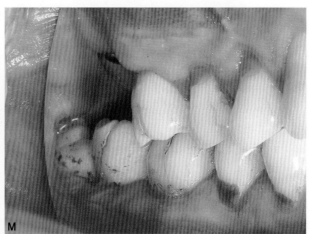

图 24-4LM 戴牙前口内观

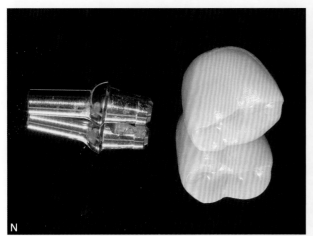
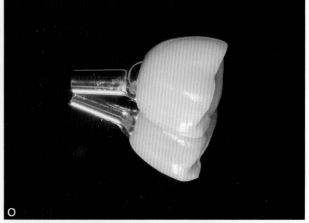

图 24-4NO 牙冠与基桩粘接就位后去除粘接剂,抛光

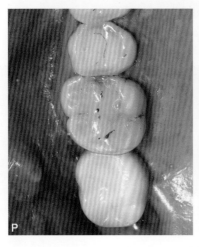
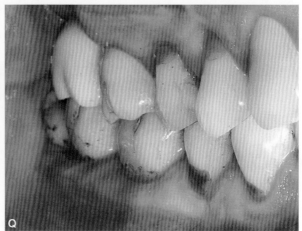

图 24-4PQ 修复体戴入

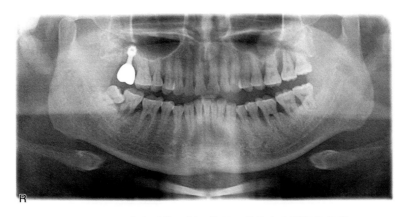

图 24-4R　治疗后曲面断层片显示种植义齿冠根比超常

一是上颌咬合力导致了其松动,下颌前牙通常对上颌前牙牙体长轴产生侧向力,并且使上颌前牙产生颊舌向的微旋转,从而导致上颌前牙 IAC 的松动脱落。Misch 等(1999)认为第二种原因可能是因为临床医师未能正确的插入 IAC,使其产生自锁作用。因为上颌前唇侧骨壁的丢失,使上颌前牙种植体很少能在原牙根的位置,通常偏腭侧,这就使种植体长轴的方向和牙冠的方向不一致,因此 IAC 敲击就位时有可能不在种植体长轴上,从而使 IAC 不能正确插入种植体内,导致了其后期的松动脱落。

> 冠桩一体化种植修复体能很好地解决后牙区咬合紧,殆龈距离短时粘结固位固位力不足的问题。而且对于种植体顶端位置较深的病例,选择螺丝固位的一体化冠也解决了粘接固位时粘接剂难以去除的问题。同时,这种设计还方便了种植义齿的后期维护和修补。但该设计远期效果评估还需长期大宗病例的临床追踪。

参考文献

1. Agar JR, Cameron SM, Hughbanks JC, et al. Cement removal from restorations luted to titanium abutments with simulated gingival margins. J Prosthet Dent,1997,78:43-47.

2. Adamczyk E, Spiechowicz E. Plaque accumulation on crowns made of various materials. Int J Prosthodont,1990,3:285-291.

3. Becker W, Becker BE. Replacement of maxillary and mandibular molars with single endosseous implant restorations:a retrospective study. J Prosthet Dent,1995,74:51-55.

4. Bianco G, Di Raimondo R, Luongo G, et al. Osseointegrated implant for single tooth replacement:a retrospective multicenter study on routine use in private practice. Clin Implant Dent Relat Res,2000,2:152-158.

5. Bidez MW, Misch CE. Clinical biomechanics in implant dentistry. In Misch CE(ed):Contemporary Implant Dentistry,2nd ed. Mosby:St. Louis,MO,1999. 310-314.

6. Chan C, Weber H. Plaque retention on teeth restored with full ceramic crowns:a comparative study. J Prosthet Dent,1986,56:666-671.

7. Dumbrigue HB, Abanomi AA, Cheng LL. Techniques to minimize excess luting agent in cement-retained implant restorations. J Prosthet Dent,2002,87:112-114.

8. Enquist B, Nilson H, Astrand P. Single-tooth replacement by osseointegrated Branemark implants:a retrospective study of 82 implants. Clin Oral Implants Res,1995,6:238-245.

9. Eckert SE, Wollan PC. Retrospective review of 1170 endosseous implants in partially edentulous jaws. J Prosthet Dent,1998,79:415-421.

10. Gibbard L, Zarb G. A 5-year prospective study of implant-supported single-tooth replacements. J Can Dent Assoc, 2002, 68:110-116.

11. Henry PJ, Laney WR, Jemt T, et al. Osseointegrated implants for single-tooth replacement: a prospective 5-year multicenter study. Int J Oral Maxillofac Implants, 1996, 11:450-455.

12. Jung M: Finishing and polishing of a hybrid composite and a heat-pressed glass ceramic. Oper Dent, 2002, 27:175-183.

13. Kostic L, Trifunovic D, Zelic O, et al: Microbiological investigation of supragingival dental plaque in patients treated with porcelain jacket and gold veneered resin crowns. Stomatol Glas Srb, 1989, 36:49-56.

14. 李勇. Procera CAD-CAM 系统制作种植体一体化全瓷基台冠. 口腔医学研究, 2012, 28(10):1076-1077.

15. Mericske-Stern R, Grutter L, Rosch R, et al: Clinical evaluation and prosthetic complications of single tooth replacements by non-submerged implants. Clin Oral Implants Res, 2001, 12:309-331.

16. Misch CE. Prosthetic options in implant dentistry. In Misch CE(ed): Contemporary Implant Dentistry 2nd ed. . Mosby: St. Louis, MO, 1999, 68.

17. Pauletto N, Lahiffe BJ, Walton JN. Complications associated with excess cement around crowns on osseointegrated implants: a clinical report. Int J Oral Maxillofac Implants, 1999, 14:865-868.

18. Schwedhelm E, Lepe X, Aw T: A crown venting technique for the cementation of implant-supported crowns. J Prosthet Dent, 2003, 89:89-90.

19. Schwartz-Arad D, Samet N, Samet N: Single tooth replacement of missing molars: a retrospective study of 78 implants. J Periodontol, 1999, 70:449-454.

20. Urdaneta RA, Marincola M, Weed M, et al. A Screwless and Cementless Technique for the Restoration of Single-tooth Implants: A Retrospective Cohort Study. Journal of Prosthodontics, 2008, 17:562-571.

21. Wannsfors K, Smedberg J-I: A prospective clinical evaluation of different single-tooth restoration designs on osseointegrated implants: a 3-year follow-up of Branemark implants. Clin Oral Implants Res, 1999, 10:453-458.

第二十五章 利用种植义齿进行全口咬合重建

Full arch implant supported reconstruction

难度指数：★★★★★

一、概述

咬合重建（occlusal reconstruction）是一种特殊修复，是指用修复方法对牙列的咬合状态进行改造和重新建立，包括全牙弓𬌗面的再造，颌位的改正，恢复合适的垂直距离，重建正常的颌关系，使之与颞下颌关节及咀嚼肌的功能协调一致，从而消除因颌位异常而引起的口颌系统紊乱，使口颌系统恢复正常的生理功能。

对于全口无牙颌患者，传统的方法是利用全口义齿修复进行咬合重建。然而这种治疗存在多种问题，如义齿固位力不足，患者咀嚼效率不高，患者佩戴舒适度不高，不能延缓甚至加剧牙槽骨的吸收，3～5年需要定期更换等。种植义齿的出现，彻底改变了牙列缺损缺失的治疗方法。相比较全口义齿，它具有以下几个突出优点：①具有很强的固位力与稳定性，咀嚼效率高；②美观舒适，体积小，没有大面积塑料基板或基板面积小，患者舒适度高；③种植体存在于颌骨内，可以有效地预防骨吸收，从而一定程度上保留了牙槽骨。

目前，修复全口无牙颌的种植义齿类型，主要可以分为三种：不可卸式种植固定义齿；可卸式种植固定义齿；各种形式的种植覆盖义齿。利用后两种种植义齿修复单颌或双颌无牙颌患者已经有大量的文献报道。种植体支持的全口固定可卸式义齿，通常都是螺丝固位的，患者不可以自行取下义齿，但是可以定期由医师取下进行义齿的维护和修理。种植覆盖义齿根据所采取的固位装置不同，通常分为杆卡式、球帽式、套筒冠式和磁性附着体式覆盖义齿，这几种固位方式也可以相互结合使用。然而，对于种植体支持的不可卸式固定义齿修复全口无牙颌病例却鲜有文献报道。这类义齿通常是粘接固位。

二、全口咬合重建的关键问题

无牙颌患者采用种植全口固定义齿修复的过程也是一个咬合重建的过程。需要明确的是，这是个复杂的序列治疗过程，为了获得理想的修复效果，必须重视咬合重建的每一个环节和步骤，循序渐进。首先，医师需要仔细的研究患者颌骨的质量和骨量，利用多学科的治疗经验确定咬合重建患者的最终修复体形式、修复方法和步骤。这需要医师从美学、发音、功能恢复、义齿维护和经济成本等多方面进行评估。这其中需要明确解决以下几个问题：

1. 咬合重建的治疗顺序

对于全颌牙齿缺失种植固定修复，可以分区治疗，也可以上下颌分开治疗，或是上下颌同时治疗。笔者推荐上下颌同时修复，这样咬合设计会更为容易，更为合理。

2. 咬合重建的颌位关系

种植固定义齿进行咬合重建中，会遇到患者需要重新建立一个新的上下颌相对关系，这是咬合重建序列治疗中的关键一步。这一步骤可以借鉴全口义齿咬合重建，即在什么位置重新建立患者的咬合。笔者建议采取长正中建𬌗，具体来讲，就是首先取得患者的重复性好的后退接触位（RCP），然后再前伸下颌，在达到牙尖交错位（ICP）的长正中之间的一个最适位，建立全口种植固定义齿的咬合。这其中重建咬合垂直距离十分关键。咀嚼系统的健康与咬合垂直距离密切相关。垂直距离过高，咀嚼肌肉酸疼和疲劳。由于传统全口义齿颌位关系的确定已经十分成熟，笔者在这里不再赘述。

3. 咬合重建的咬合设计

咬合是影响种植体稳定性和使用寿命的关键因素之一，咬合设计得当，能够减少机械和生物并发症，从而提高种植体的生存率。而负荷过重会导致种植体周围的骨吸收甚至骨整合的失败（Esposito M 1999，van Steenberghe D 1999，Misch CE 2005）。并可导致多种机械并发症，如烤瓷冠崩瓷、修复体脱落及基台固位力的丧失等（Schwarz MS 2000，Kim Y 2005，Berglundh T 2002）。

目前，关于种植义齿咬合设计研究的文献很少。大多数种植义齿咬合设计主要是参照常规修复原则，依靠医师的主观判断和临床经验，或是依据体外动物实验或有限元分析结果，缺少客观量化的临床实验研究和证据支持（Taylor TD 2005）。值得庆幸的是，利用这些理论进行种植固定义齿修复在临床上已经取得了可靠的长期效果。在进行全口咬合重建时需要遵循这些设计理念。

3.1 全口种植固定义齿咬合设计

对于全口种植固定义齿的咬合重建（图25-1～图25-38），其咬合设计与混合牙列建𬌗有所不同，这种咬合设计要格外重视。因为种植体缺少牙周膜，所以，种植体系统比自然牙对侧向力更为敏感。患者口内不良应力环境，如非轴向受力、悬臂梁受力、过大的冠高空间、口内副功能活动等，这些会导致种植体系统受力不合理，增加种植体系统的生物学和（或）机械并发症的发生率。

理想的咬合设计为在正中咬合时达到双侧均衡的牙尖交错𬌗，非正中关系时为尖牙保护𬌗或者组牙功能𬌗。同时，种植固定义齿的咬合设计原则包括：平坦的沟窝结构，利于正中𬌗时活动自由，咬合解剖结构浅，咬合接触面窄，降低牙尖斜度。对于磨牙，咬合面积减少30%～40%，增加种植体轴向受力，降低非轴向受力。牙尖斜度变小，可以降低弯曲力矩，增加种植体的轴向受力，减少种植体和种植体-基台界面的应力。

该类修复体的咬合设计一般有两种方案：相互保护𬌗及平衡𬌗。一般认为，当对颌牙为天然牙时，常采用相互保护𬌗。相互保护𬌗是应用最为广泛的建𬌗方式，即当后牙在牙尖交错位承受𬌗力时，前牙保持不接触或轻接触。当修复体远中存在悬臂梁时，建立交互保护𬌗，避免前伸及侧方运动时悬臂区有接触，且悬臂区的咬合接触应有梯度变化，即沿悬臂长度逐渐减少。Wie H（1995）和Rainer等（2004）也得出相同结论。

平衡𬌗本来源于无牙颌的传统全口义齿修复。一般来讲，当上下颌同时重建时，平衡𬌗被认为是义齿最为稳定的建𬌗方案。在功能状态下，义齿前后向、左右向可以同时接触，最为稳定，能均衡分散𬌗力。当上下颌单颌为天然牙时，很难建立平衡𬌗，主要是因为天然牙齿的排列各异。而且由于平衡𬌗建𬌗技术复杂，时间花费多，其应用有一定限制。

Reitz JV（1994）认为带有前导的舌向集中𬌗是固定种植义齿的理想的咬合设计方案，该𬌗型的𬌗接触集中在舌侧、舌向，均为上舌尖与下牙窝的接触，既保持了解剖𬌗型的自然外观，又在一定程度上消除了侧向力的产生，同时可有效简化口腔内调整步骤，特别适用于颌弓关系不良或下颌骨吸收严重的情况。

种植保护𬌗在全口种植固定修复中也有重要意义。种植保护𬌗的目的为了降低种植体系统受力，以保护种植体。具体做法为：①正中咬合时，后牙全部均匀接触，前牙需要留有30um的咬合间隙；②侧向运动时，后牙咬合打开。前牙种植修复体应当引导下颌运动，打开后牙咬合。③推荐设计前牙组牙功能𬌗，前伸运动时，前牙种植修复体应当引导下颌运动，打开后牙咬合；④前导要比自然牙稍微平坦一些，这样所受侧向力就要小一些。⑤弹性𬌗垫对于种植固定义齿很重要，尤其适用于患有副功能活动的患者。

3.2　全口种植覆盖义齿咬合设计

无牙颌采用种植体与黏膜共同支持的覆盖义齿(图25-39~图25-46),需根据对颌牙情况进行设计。Chapman RJ(1989)认为如果对颌是全口总义齿,建立双侧平衡𬌗;如果上下颌都是种植义齿,采用尖牙保护𬌗,并尽量减小人工牙远端与末端种植基牙的距离,增大远中游离端基托。Kim Y 等(2005)等认为牙槽嵴条件尚可的患者可以用平衡𬌗或者舌向集中𬌗,而牙槽嵴吸收严重的患者可以用单面𬌗。

对于传统意义上的全口义齿,一般主张建立平衡𬌗。而2003年Peroz I 等采用随机对照实验比较了22例分别用平衡𬌗与尖牙保护𬌗的全口义齿患者,结果显示后者更美观,咀嚼效能更好,固位力更强。Wismeijer D 等(1995)认为当患者上颌是传统全口义齿,下颌是由2颗种植体固位的覆盖义齿时建议用舌向集中𬌗。他认为这样侧向运动时义齿更稳定,有助于保护种植体周围骨质。但John M 等(2008)调查评估了少数覆盖种植义齿修复的患者,比较了舌向集中𬌗和生理𬌗,大部分患者认为生理𬌗更好。

因此,关于覆盖义齿,目前并没有统一的结论,笔者认为这主要需要考虑义齿的稳定性,如果稳定性较好,也不必一定采用平衡𬌗、舌向集中𬌗和单面𬌗。但只要上下颌义齿任何一个固位较差,就要考虑采用这些𬌗设计。医师需要根据临床情况合理运用上述原则,并对每个患者进行个性化的设计。

三、全口咬合重建的临床操作步骤

现以一例全口咬合重建病例简要介绍种植固定义齿咬合重建的操作步骤。

患者女性(图25-1),19岁,主诉口内多牙缺失,进食和社交障碍。患者自换牙期开始,就发现多颗乳牙没有正常脱落。随着年龄的增长,患者希望解决牙齿缺失的问题,同时对治疗效果有较高的美学期望,希望通过种植义齿恢复美观,提高咀嚼效率。

临床检查显示口内A区1、7,B区1、6、7,C区7,D区7恒牙萌出建𬌗,乳牙A区2、4、5,B区2、3、4,C区1、2、3、4,D区1、2、3、5滞留(图25-2~图25-4)。影像学检查结果显示滞留乳牙牙根短小,牙槽骨内无相应的恒牙(图25-5)。牙列稀疏,前牙散在间隙。乳牙外形瘦小,冠高不足,萌出的恒牙𬌗龈距低,上下颌咬合距离过低。临床诊断为先天少牙症伴乳牙滞留。

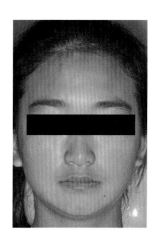

图25-1　患者术前正面照

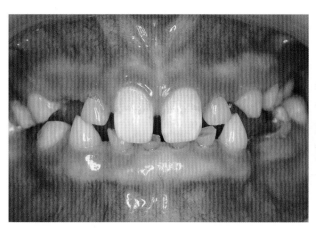

图25-2　患者术前口内正面照

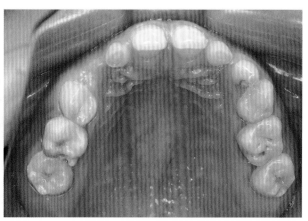

图25-3　患者术前上颌𬌗面观

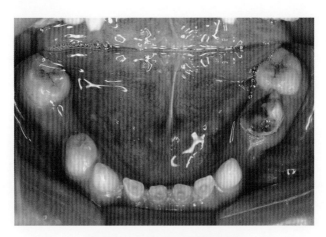

图 25-4 患者术前下颌殆面观

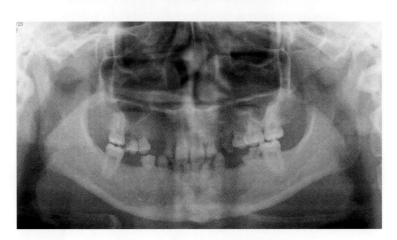

图 25-5 患者术前全口曲面断层片

表 25-1 患者存在的主要问题和应对方案

	患者口内存在的问题	治疗应对方案
1	口内大量滞留乳牙	拔除口内所有滞留乳牙
2	多颗恒牙缺失	利用种植义齿恢复牙列缺损
3	颌间距离低;垂直距离低	增加颌间距离,增加垂直距离 余留自然牙通过全冠修复加高临床冠高度 咬合设计为种植义齿为主的混合牙列建殆
4	牙槽突发育不足	种植位点采用骨增量技术
5	中切牙间间隙	A1、B1 瓷贴面修复,关闭中切牙牙间隙

治疗步骤如下:

1. 拔除乳牙

患者的滞留乳牙牙冠外形小,牙根大部分吸收,仅剩少部分与牙槽骨粘连,这些乳牙没有保留价值。与患者沟通后,建议全部拔除。因为先天性的多颗恒牙缺失,导致牙槽骨发育不足,所以微创拔除所有乳牙,尽量保留牙槽骨骨量,维持外形轮廓,为种植外科创造条件(图 25-6 ~ 图 25-8)。1 个月后,拔牙创完全愈合,可见颌间距离较低,左侧后牙反殆,右侧后牙对刃殆。

2. 咬合抬高

此阶段目的为咬合抬高,重建颌间距离,设计利用全口义齿抬高咬合。综合患者面形、息止颌位垂直

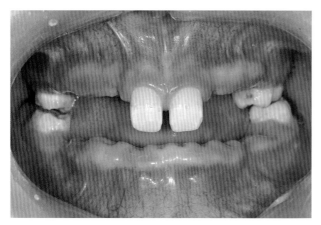

图 25-6　拔除乳牙后一月，口内正面观

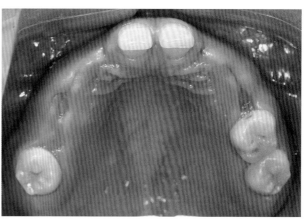

图 25-7　上颌𬌗面观

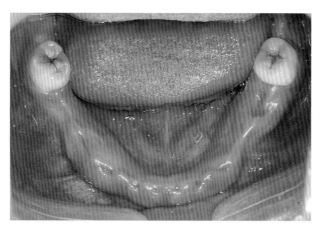

图 25-8　下颌𬌗面观

距离，确定患者的垂直距离。随后，在患者的长正中位找到一个最适位，确定水平关系。转移上𬌗架后，可见后牙区咬合抬高约 3mm（图 25-9、图 25-10）。

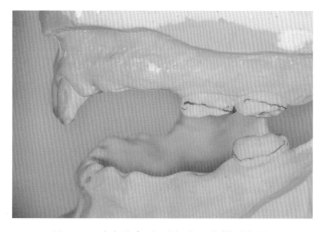

图 25-9　咬合抬高后，𬌗架上工作模型左侧照

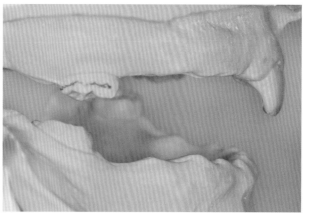

图 25-10　咬合抬高后，𬌗架上工作模型右侧照

由于需要抬高后牙咬𬌗，所以活动义齿需要覆盖双侧磨牙的𬌗面。考虑到今后磨牙需要通过冠修复增加临床冠高度，所以在此阶段就可以预备磨牙𬌗面，平整表面以利于活动义齿严密就位。

在此基础上制作上下颌活动义齿，戴入口内（图 25-11～图 25-13），此时患者面下 1/3 的垂直距离与面中 1/3 高度一致，口唇能够自然闭合，鼻唇沟变浅（图 25-14）。

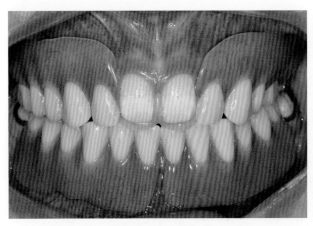

图 25-11　上下颌活动义齿戴入口内,口内正面照

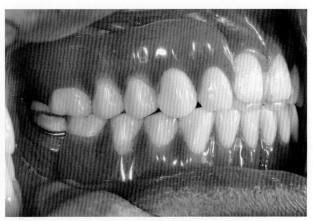

图 25-12　活动义齿抬高咬合,右侧颊面观

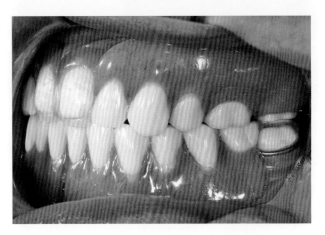

图 25-13　活动义齿抬高咬合,左侧颊面观

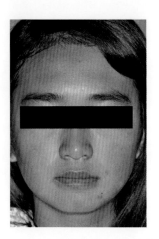

图 25-14　活动义齿抬高咬合后,口外正面照

患者佩戴活动义齿半年,以利于双侧颞颌关节适应加高的垂直距离。半年后复诊,患者已适应现在的咬合距离,双侧颞颌关节区没有出现疼痛、弹响等不良症状。

3. 植入种植体

该患者由于先天缺少恒牙胚,颌骨发育不足,种植治疗所需的骨量不足,多数种植位置需要进行骨增量手术。术前利用 CBCT 检查详细了解上下颌无牙颌区域的牙槽骨量和骨质。

对于上颌缺牙区,可以直接采用种植固定桥修复。上颌 A2,A4,A5,B2,B4 牙位植入 5 颗种植体,设计 A2,A3,A4,A5 固定桥修复体和 B2,B3,B4 固定桥修复体。其中 A2,B2 牙位采用牙槽突扩张术联合 GBR 技术,A4,A5,B4 牙位进行上颌窦提升术,均一期植入种植体,缩短治疗时间。

对于下颌,由于缺牙部分横跨前牙和后牙,分 3 个象限。所以,按照这 3 个象限,设计 3 段种植固定义齿。这种做法的优势在于,将每段种植义齿局限在一个象限内,有利于减少咀嚼过程中下颌骨形变带来的义齿内应力。患者下颌切牙区牙槽骨菲薄,如果在此位点设计种植体,就需要进行一期植骨,大大延长治疗时间,且造成取骨区的二次创伤,增加患者的不适。综合考量后,我们设计在下颌 D3,D4,D6,C3,C4,C6 牙位植入 6 颗种植体,从而避开切牙区菲薄的牙槽骨。设计 C3,C2,C1,D1,D2,D3 前牙固定桥修复体,C4,C5,C6 和 D4,D5,D6 后牙固定桥修复体。

按照术前设计,分 3 次外科手术,在上述缺牙区植入 11 颗种植体,埋植式愈合(图 25-15)。

种植体骨愈合期间,患者继续佩戴先前的活动义齿,以维持现有的咬合距离。半年后,所有种植体均完成骨结合过程。进行二期手术,更换愈合基台,两周后种植体愈合基台周围牙龈完全愈合(图 25-16),开始后期的修复治疗。

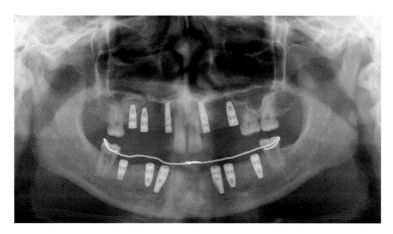

图 25-15　分三次外科手术,上下颌植入 11 颗种植体(Nobel 系统),
全口曲面断层片

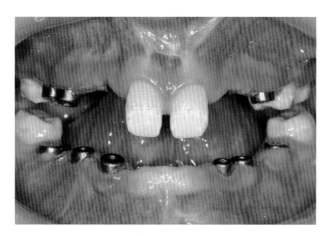

图 25-16　二期手术后,种植体周围牙龈健康

4. 种植修复

该患者种植修复阶段需要重视几个关键问题:

➢ 如何准确地将已建立的咬合关系转移至口外? 因为准确的咬合关系,对于后牙修复体至关重要。

➢ 如何获得良好的牙龈形态,以及如何将牙龈形态转移至工作模型上?

➢ 如何设计前后牙咬合?

常规制取上下颌种植印模,灌注工作模型。由于下颌跨象限前后牙齿缺失,为了准确地转移颌位关系,在 C3、C6、D3、D6 位置利用 4 个临时基台制作树脂殆堤板(图 25-17、图 25-18)。上颌双侧缺牙区则利用高愈合基台作为咬合关系的支撑结构。患者佩戴先前的活动义齿,记录此时颌位关系。随后将下颌树脂殆堤戴入(图 25-19),利用软蜡确定颌位关系(图 25-20)。转移颌位关系至口外,上可调节式颌架(图 25-21)。

在此基础上,制作全口牙齿蜡型,指导最终义齿修复(图 25-22、图 25-23)。由于患者 A1、B1 为氟斑牙,且存在 1.5mm 左右的中切牙间隙,依照最小干预治疗原则,A1 和 B1 采取瓷贴面修复,关闭间隙,增加牙冠长度。A6、B6、B7、C7 磨牙全冠修复增高咬合(图 25-24)。

上颌前牙区修复中特别需要考虑红色美学的问题,即如何获得与邻牙协调一致的牙龈外形。首先在模型上修改穿龈区牙龈形态,然后复制蜡型外形,制作 A2、A3、A4、A5 和 B2、B3、B4 种植体支持固定式临时义齿。将上述固定修复体戴入口内,仔细调整咬合,临时义齿区轻咬合(图 25-25 ~ 图 25-27)。

上颌临时义齿佩戴 3 个月后复诊,上颌牙龈形态良好,色泽健康,龈乳头充盈良好(图 25-28)。随后使用取模柱制取上颌工作模型,利用上颌种植临时义齿,记录口内颌位关系,转移至口外上殆架(图 25-29)。

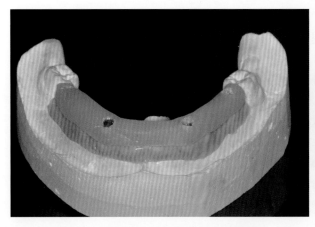

图 25-17 利用 4 个临时基台制作树脂殆堤

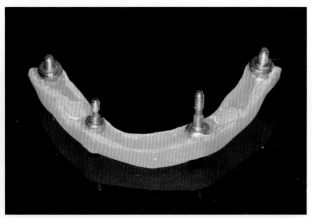

图 25-18 树脂殆堤组织面观

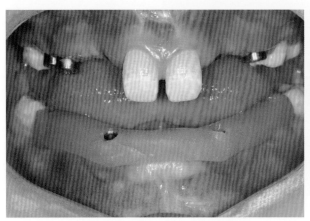

图 25-19 下颌树脂殆堤,口内准确就位

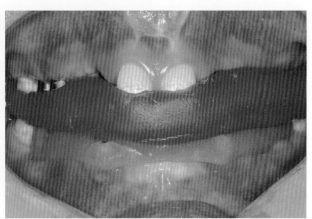

图 25-20 口内利用软蜡记录颌位关系

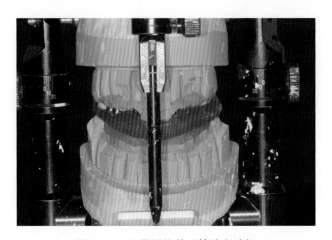

图 25-21 记录颌位关系转移上殆架

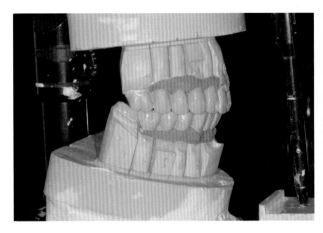

图 25-22　全口牙蜡型,左侧颊面观

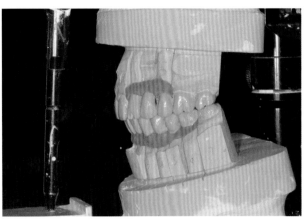

图 25-23　全口牙蜡型,右侧颊面观

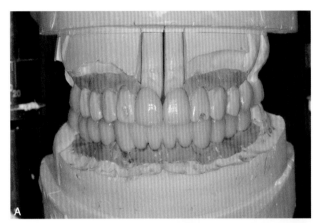

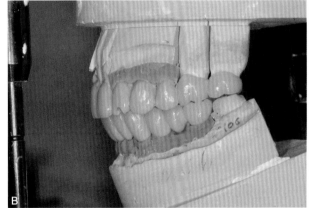

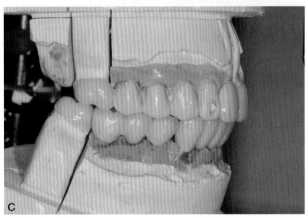

图 25-24ABC　全瓷修复体在𬌗架上就位,依照最小干预治疗原则,A1 和 B1 采取瓷贴面修复,关闭间隙。A6、B6、B7、C7 磨牙全瓷冠修复不仅增高咬合,而且建立了浅覆盖关系。A2、A3、A4、A5、B2、B3、B4 蜡型将用于制作后期的种植体支持临时桥修复体

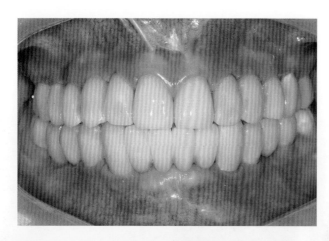

图 25-25　口内粘接铸瓷贴面和全瓷单冠。A2、A3、A4、A5 和 B2、B3、B4 种植临时桥修复体就位,用于牙龈塑形。下颌 3 段种植全瓷桥修复体口内就位后,临时义齿区轻咬合接触

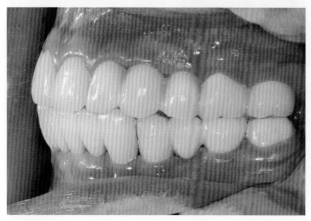

图 25-26　口内右侧颊面观

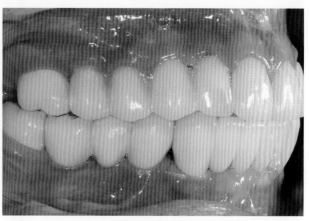

图 25-27　口内左侧颊面观

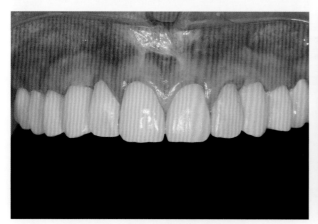

图 25-28　上颌种植临时桥佩戴 3 月后,
牙龈形态良好,龈乳头充盈良好

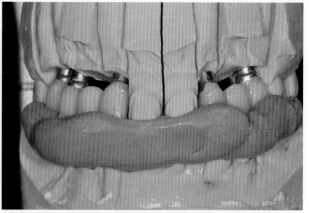

图 25-29　利用上颌临时桥修复体,口内记录
颌位关系,转至口外,上𬌗架

使用口内预先复制临时义齿外形的硅橡胶模板,在石膏模型上翻制出与口内一致的种植区牙龈外形轮廓(图 25-30)。调改修复基台至合适高度,利用先前的硅橡胶模板确认修复基台的高度和厚度(图 25-31)。最终将制作好的 A2、A3、A4、A5 和 B2、B3、B4 种植固定全瓷桥戴入口内,完成全部的种植修复治疗。

　　全部治疗完成后,全口牙修复体外形自然,色泽逼真,牙龈形态自然、健康,咬合接触均匀,患者对于美观效果和咀嚼功能满意(图 25-32 ~ 图 25-37)。

　　该患者的牙槽突内由于缺少恒牙胚,其发育受到影响,种植治疗所需的骨量不足,对这类患者进行种植义齿修复,主要需要解决骨量不足的问题。该患者由于乳牙临床牙冠短小,随着牙冠磨耗的增多,患者

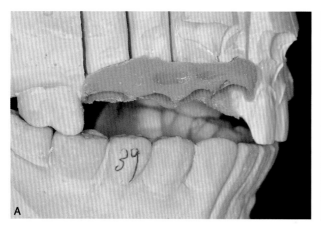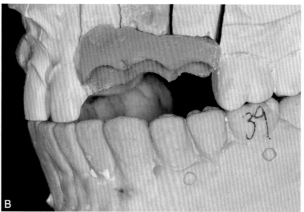

图 25-30AB　使用口内预先复制临时义齿外形的硅橡胶模板,在石膏模型上
翻制出与口内一致的种植区牙龈外形轮廓

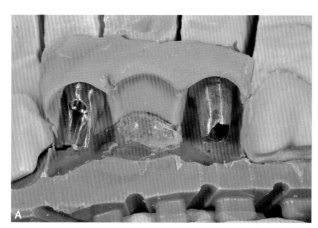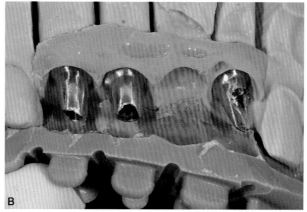

图 25-31AB　利用硅橡胶模板确认修复基台的高度

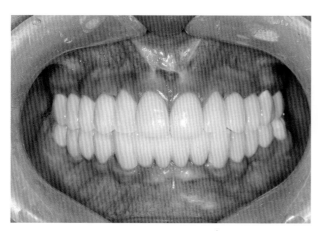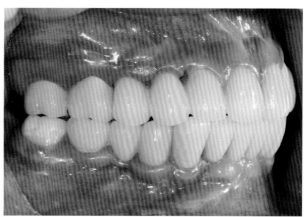

图 25-32　治疗完成后口内正面照

图 25-33　右侧颊面观

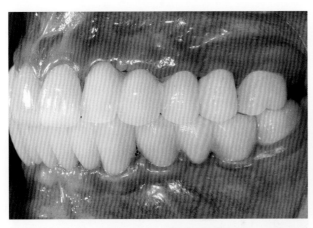

图25-34　左侧颊面观

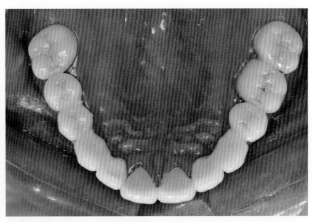

图25-35　上颌𬌗面观

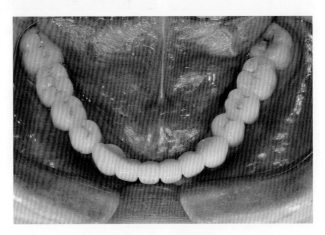

图25-36　下颌𬌗面观

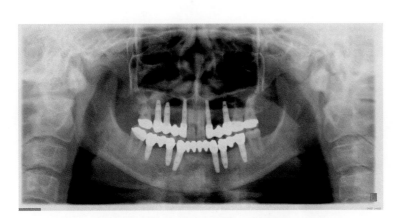

图25-37　治疗完成后全口曲面断层片

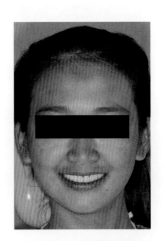

图25-38　治疗完成后
面部微笑像

的颌间距离持续降低。除了牙列缺损的问题外,另一个主要的难题是需要重建咬合。为此,我们首先利用活动义齿抬高咬合,尽管延长了总体治疗时间,但是成功地重建患者的咬合关系,形成正常的𬌗曲线,为最终修复体提供充足的修复空间。最终修复体戴入后,患者的美观要求和咀嚼效率均得到了很大的改善和提高。

全口覆盖义齿的操作步骤相对较为简单,治疗过程可参照图25-39～图25-46,在此不再赘述。

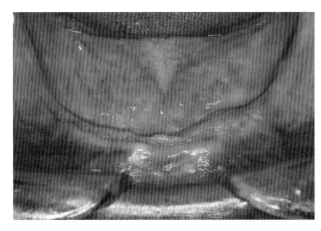

图 25-39 术前口内观

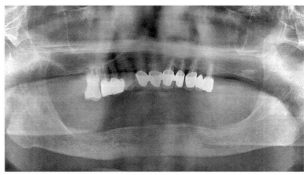

图 25-40 术前曲面断层片

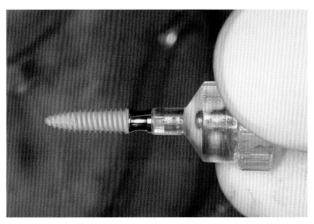

图 25-41 植入的一段式种植体(登腾 Slimline)

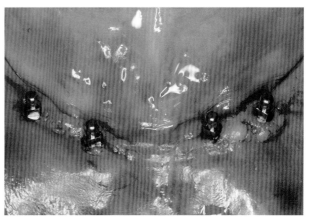

图 25-42 种植手术完成后

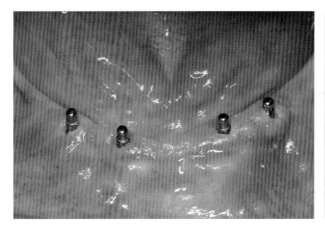

图 25-43 创口愈合 2 周后

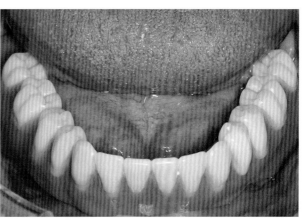

图 25-44 修复体戴入口内

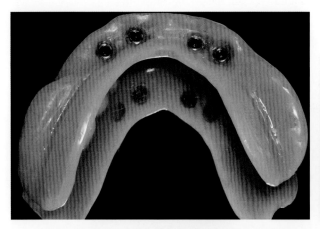

图 25-45　制作完成的修复体

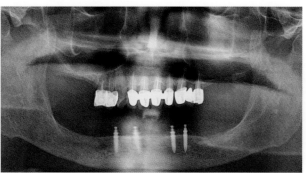

图 25-46　修复完成后 X 线片

　　目前,口腔医学界对牙列缺损缺失的治疗首选方案是种植义齿修复。现代种植修复治疗中存在一个共识,即临床医生需要采用最经济、最小代价、最短治疗时间且创伤最小的手术,来获得最可靠的治疗效果。对于全口咬合重建的复杂病例,只要在治疗前制定缜密的治疗方案,严格遵照治疗步骤进行操作,利用全口种植修复咬合重建是可行的,最终能够获得可靠的治疗效果。

参考文献

1. Berglundh T, Persson L, Klinge B. A systematic review of the incidence of biological and technica complications in implant dentistry reported in prospective longitudinal studies of at least 5 years. J Clin Periodontol, 2002, 29: 197-212.

2. Chapman RJ. Princioles of occlusion for implant proetheses: Guidelines for position, timing, and force of occlusal contacts. OuintessenceInt, 1989, 20(7): 473-480.

3. Esposito M, Hirsch J, Lekholm U, et al. Differential diagnosis and treatment strategies for biologic complications and falling oral implants: a review of the literature. Int J Oral Maxillofac Implants, 1999, 14: 473-490.

4. John M. Aarts BEd, BHealSc, PGDipCDTech, et al. Patients' Evaluation of Two Occlusal Schemes for Implant Overdentures. Clinical Implant Dentistry and Related Research, 2008, 10(3): 140-156.

5. Kim Y, Oh TJ, Misch CE, et al. Occlusal considerations in implant therapy: clinical guidelines with biomechanical rationale. Clin Oral Implant Res, 2005, 16: 26-35.

6. Misch CE, Suzuki JB, Misch-Dietsh FM et al. A positive correlation between occlusal trauma and peri-implant bone loss: Literature support. Implant Dent, 2005, 14: 108-116.

7. Peroz I, Leuenberg A, Haustein I, et al. Comparison between balanced occlusion and canine guidance in complete denture wearers-a clinical, randomized trial. Quintessence International, 2003, 34: 607-612.

8. Rainer Bocklage, DrMedDent DUI. Biomechanical Aspects of Monoblock implant Bridges for the Edentulous Maxilla and Mandible: Concepts of Occlusion and Articulation. Implant Dentistry, 2004, 13(1): 49-53.

9. Reitz JV. Lingualized occlusion in implant dentistry, Quintessence Int, 1994 Mar, 25(3): 177-180.

10. Schwarz MS. Mechanical complications of dental implants. Clin Oral Implants Res, 2000, 11: 156-158.

11. Taylor TD,Wiens J,Carr A. Evidence-based considerations for removable prosthodontic and dental implant occlusion：a literature review. J Prosthet Dent,2005 Dec,94(6)：555-560.

12. van Steenberghe D,Naert I,Jacobs R et al. Influence of inflammatory reactions vs. occlusal loading on peri-implant marginal bone level. Adv DentRes,1999,13：130-135.

13. Wie,H. Registration of localization,occlusion and occluding materials for failing screw joints in the Branemark implant system. Clinical Oral Implants Research,1995,6：47-53.

14. Wismeijer D,Van Waas MA,Kalk W. Factors to consider in selecting an occlusal concept for patients with implants in the edentulous mandible. J Prosthet Dent,1995,74：380-384.